Die Brost-Bibliothek.
Impulse aus dem Ruhrgebiet

Die Brost-Bibliothek.
Impulse aus dem Ruhrgebiet

Herausgegeben von Prof. Bodo Hombach

– Band 3 –

Das Leben vom Ende her denken

Einblicke in die Palliativmedizin

Bodo Hombach & Eckhard Nagel (Hrsg.)

Tectum Verlag

Die Schriftenreihe *Die Brost-Bibliothek. Impulse aus dem Ruhrgebiet* wird herausgegeben von Prof. Bodo Hombach in seiner Funktion als Präsident der Brost-Akademie.

Bodo Hombach & Eckhard Nagel (Hrsg.)
Das Leben vom Ende her denken
Einblicke in die Palliativmedizin

Die Brost-Bibliothek. Impulse aus dem Ruhrgebiet, Band 3

© Tectum – ein Verlag in der Nomos Verlagsgesellschaft, Baden-Baden 2022

ISBN 978-3-8288-4779-8
ePDF 978-3-8288-7885-3
ePub 978-3-8288-7886-0
ISSN 2747-5425

Umschlagabbildung: © mymind | unsplash.com

Gesamtverantwortung für Druck und Herstellung:
Nomos Verlagsgesellschaft mbH & Co. KG
Printed in Germany

Besuchen Sie uns im Internet
www.tectum-verlag.de

Bibliografische Informationen der Deutschen Nationalbibliothek
Die Deutsche Nationalbibliothek verzeichnet diese Publikation in der Deutschen Nationalbibliografie; detaillierte bibliografische Angaben sind im Internet über http://dnb.d-nb.de abrufbar.

Die Brost-Bibliothek. Impulse aus dem Ruhrgebiet

Die Brost-Akademie will Impulsgeber sein für das Ruhrgebiet und darüber hinaus. In ihren Projekten, Veranstaltungen und Publikationen bringt sie Menschen zusammen, die mit innovativen Ideen und kreativen Lösungen neue Akzente setzen und Strahlkraft über die Region hinaus entwickeln. Die besten davon stellt sie mit der *Brost-Bibliothek* einer breiten Öffentlichkeit zur Verfügung.

In der Reihe kommen renommierte Wissenschaftler, Journalisten und Publizisten zu Wort, die sich in ihren Beiträgen aktuellen gesellschaftlichen, politischen und kulturellen Fragestellungen widmen, welche für das Ruhrgebiet besonders relevant sind, aber auch national wie international diskutiert werden. Dabei spüren die Autoren den zugrundeliegenden Herausforderungen nach und entwickeln lösungsorientierte Handlungsempfehlungen für das Ruhrgebiet und darüber hinaus.

Herausgeber der Reihe ist Prof. Bodo Hombach in seiner Funktion als Präsident der Brost-Akademie.

Brost-Ruhr Preis

„Erfolg hat drei Buchstaben – TUN". Mit einer besonderen Würdigung will die Brost-Stiftung all die Mitbürger ermuntern, die sich den Stiftungs-Wahlspruch in besonderer Weise zu eigen gemacht haben. Daher hat der Vorstand 2020 den Brost-Ruhr Preis ins Leben gerufen.

Dieser geht an Persönlichkeiten, Gruppen oder Institutionen, welche sich besonders engagiert, zukunftsweisend und gesellschaftlich relevant für die Menschen im Ruhrgebiet (und darüber hinaus) einsetzen. Auch, oder gerade, wenn diese Ruhr-Unterstützer nicht in der Region beheimatet sind.

Mit der Ehrung würdigt die Stiftung hervorragende Verdienste im Bereich Kultur oder Soziales. Jährlich werden eine oder mehrere Persönlichkeiten ausgezeichnet, die sich im besonderen Maße um das Ruhrgebiet und die Menschen in der Region verdient gemacht haben.

Normalerweise ist die Verleihung des Preises mit einer Dotation in Höhe von 20.000 Euro verbunden. Die Summe erhält eine vom Preisträger ausgewählte gemeinnützige Organisation, beziehungsweise eine gemeinnützige Einrichtung. Aufgrund der besonderen Relevanz des Themas Palliativmedizin hat sich der Vorstand der Brost-Stiftung entschlossen, die Dotation im Jahr 2022 auf die Gesamtsumme von 75.000 Euro zu erhöhen. Jede der drei Preisträgerinnen kann somit die Summe von 25.000 Euro an eine Organisation ihrer Wahl vergeben.

Erster Preisträger des Brost-Ruhr Preises war 2020 der NRW-Innenminister Herbert Reul. Er bekam den Preis aufgrund seiner besonderen Leistung im Kampf gegen die Clan-Kriminalität zugesprochen. Auf ihn folgte der ehemalige WDR-Intendant Fritz Pleitgen im Jahr 2021, der die Region wie kaum ein anderer gefördert hat – nicht zuletzt auch als Macher des Kultur-Hauptstadt-Projekts RUHR.2010.

Preisträgerinnen des Brost-Ruhr Preises 2022

Mit dem Brost-Ruhr Preis werden 2022 mit Frau Dr. rer. nat. Ferya Banaz-Yaşar, Frau Dr. med. Marianne Kloke und Frau Dr. med. Nicole Selbach drei herausragende Medizinerinnen aus dem Bereich der Palliativmedizin ausgezeichnet. Diese Persönlichkeiten haben sich um die Etablierung und qualitätssteigernde Ausgestaltung der Palliativmedizin im Ruhrgebiet verdient gemacht.

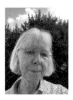

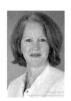

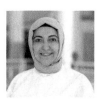

Frau Dr. med. Marianne Kloke

Frau Dr. med. Nicole Selbach

Frau Dr. rer. nat. Ferya Banaz-Yaşar

Inhaltsverzeichnis

Vorwort

Der schützende Mantel

von Bodo Hombach

Die Brost-Stiftung hat sich entschieden, ihren Ruhr-Preis für 2022 Ärztinnen und Ärzten sowie Helferinnen und Helfern zu widmen, die in der Palliativmedizin tätig sind.

Meine persönliche Motivation habe ich Herrn Prof. Dr. Dr. Nagel gestanden, der mir die Augen für die Komplexität des Themas öffnete. Dass er zusammen mit mir dieses Buch für die Brost-Akademie herausgibt, verdient unseren großen Dank.

Wir ehren drei besonders verdiente Persönlichkeiten für herausragenden Einsatz, aber auch stellvertretend für alle, die sich dieser – politisch und öffentlich – noch unzureichend unterstützten Herausforderung stellen. Die Stiftung will Aufmerksamkeit wecken und Wissen vermehren für diesen wichtigen Bereich der medizinischen Versorgung. Dessen Bedeutung wächst allein schon aus demografischen Gründen.

Die Ehrung ist der Anlass, aber das vorliegende Buch geht weit darüber hinaus. In zahlreichen kompetenten Beiträgen bietet es Lesern und Leserinnen einen Über- und Einblick in Fragen und Antworten zu diesem Thema. Ich danke allen, die auf diesem Feld tätig sind und über ihre Einsichten, Erlebnisse und Erfahrung berichten. Ich danke allen, die dieses Buch zur Hand nehmen und sich für seine vielschichtigen Aspekte öffnen. Ob karitativ oder wissenschaftlich, psychologisch oder einfach nur persönlich, hier ist nicht die Rede vom Tod. Hier ist die Rede vom Leben. Es ist bis zu seinem letzten Moment einen „schützenden Mantel" wert.

Ich konnte lesen: Die Palliativmedizin entlehnt ihren Namen aus einem Wort des Lateinischen. Das „Pallium" war ein Schulterumhang, der seinem Träger einen besonderen Schutz versprach. Das einfache, aber wertvolle Tuch ummantelte ihn. Es wärmte, behütete vor Regen und Wind, und nach und nach wuchs ihm eine symbolische Bedeutung zu. Es wurde zum „Hoheitszeichen" für Würdenträger, hob sie aus der Menge heraus, gab ihnen eine Aura von Unberührbarkeit und Respekt.

Menschen werden schwach und wehrlos geboren. Am Beginn ihres Lebens sind sie angewiesen auf andere, die sie versorgen mit Nahrung, Wärme und Schutz, aber auch mit menschlicher Nähe, vertrauten Gesichtern und Stimmen. Mit starken Mitteln sorgt die Natur dafür, dass sich die übliche Distanz zu unseren Artgenossen hier in liebevolle und opferbereite Zuwendung verwandelt. Für ihr Kind können Eltern und Geschwister in rasende Kampfbereitschaft geraten. Jede Katastrophe, jeder Krieg liefert dafür erstaunliche Beispiele.

Für Menschen am Ende ihres Lebens oder in Phasen von Krankheit und Schwäche gilt nicht so selbstverständlich das Gleiche. Aber auch sie haben ein elementares Recht auf Schutz, Hilfe und Pflege. Der Selbstwert einer Gesellschaft steht und fällt mit ihrer Bereitschaft, dem Hilflosen zu helfen, den Schwachen zu stützen und den Sterbenden auf seinem letzten Weg zu begleiten. Wenn Medizin und Therapie trotz erstaunlicher Möglichkeiten an ihr Ende geraten, gehen die Geschichte und Würde des betroffenen Menschen noch weiter. Alles hat bereitzustehen, ihn oder sie oder es zu „ummanteln" gegen Einsamkeit und Schmerzen.

„Die Würde des Menschen ist unantastbar." Artikel 1 des Grundgesetzes geht allen anderen voraus und keine konkretere Rechtssetzung darf ihm widersprechen.

Auch deshalb sind Sterbende nicht „Objekt" eines technischen Vorgangs. Auch in Phasen größter Schwäche und vor der Unausweichlichkeit des Todes sind sie in ihrer unverletzlichen Würde Subjekt des Geschehens. Menschen, die ihnen in der Hospiz-Bewegung oder Palliativmedizin begegnen, haben erstaunliche Erlebnisse von Klarsicht und humaner Kraft.

Ich erinnere mich einer Fernsehsendung der ARD mit dem Titel *Meine letzten Worte an euch.* Dort äußerten sich Todkranke (auch junge) über ihre Erfahrungen. Alle sprachen von ungeheuren Entdeckungen an sich selbst und an der Welt. Viele sagten, es sei überhaupt die wichtigste Phase ihres Lebens, und sie hätten den großen Wunsch, sich anderen Menschen mitzuteilen. Nichts sei schlimmer als die Einsamkeit oder das redselige Schweigen der Besucher, die Angst vor dem Zuhören haben.

Die Stiftung will mit dieser Aktivität ihren Beitrag dazu leisten, diesem so existenziellen Teil der medizinischen Vor- und Fürsorge mehr Aufmerksamkeit zu verschaffen und besser auszustatten. So, wie es sich für eine humane Gesellschaft gehört.

Professor Bodo Hombach

Gedanken zu Beginn

Herausgebergespräch

zwischen Bodo Hombach & Eckhard Nagel,
moderiert von Michael Krons

Michael Krons: *Es gibt ein Zitat, das ich sehr schön finde und gerne an den Anfang stellen würde. Das Zitat ist von dem Philosophen und Menschen-Flüsterer Hans-Georg Gadamer, der angesichts seines 100. Geburtstages gefragt wurde, wie er auf die Endlichkeit des Lebens reagiere und ob er Übung im Abschiednehmen habe, worauf er antwortete: „Den Tod annehmen, das hat uns die Natur mit den schärfsten Mitteln verboten." Das kann man natürlich sehr unterschiedlich sehen. Ich würde sagen, im religiösen Sinne sollte man genau dies nicht tun – dieses Verbieten –, sondern sich wirklich damit auseinandersetzen. Und das ist ja auch das, was Glaubensrichtungen verbindet, dass man sich mit der Endlichkeit auseinandersetzt.*

Prof. Dr. Eckhard Nagel: Sicher hat Professor Gadamer an einer Stelle recht, wenn er betont, dass wir im Alltag uns ganz stark auf das Hier und Jetzt, auf das Leben fokussieren müssen. Es gehört zu unserer Existenz, es gehört zur Biologie des Daseins: Biologie möchte existieren, Zellen wollen sich teilen, Organe möchten sich ausbilden. Schon deshalb ist die Fokussierung und die Konzentration auf das Leben ganz entscheidend für die Entwicklung von Menschen und darüber hinaus von Gesellschaften. Die Konzentration auf das Leben gehört in die DNA des menschlichen Daseins. Das gilt aber nicht nur für Menschen: Es gilt für alle Spezies. Insofern würde ich Herrn Gadamer zustimmen.

Allerdings ist die Konzentration auf das Leben nicht automatisch verbunden mit der Negierung der eigenen Endlichkeit. Hier irrt Gadamer und übersieht, dass es auch zu den Gesetzen der Biologie gehört, dass alle Zellen, die entstehen, auch wieder vergehen. Jede Zelle hat eine spezifische genetische Disposition, mit der vorbestimmt ist, wie und in welcher Weise Zellen ihre Funktion verlieren und absterben. Moderne Forschung zeigt, wie diese Abläufe strukturiert sind, dass man in sie eingreifen kann, dass sie aber nicht umkehrbar, dass sie nicht zu stoppen sind. Insofern ist die Auseinandersetzung mit der eigenen Endlichkeit zu gegebener Zeit aus meiner Sicht etwas ganz Wesentliches. Deshalb hat sich auch die moderne Medizin dieses Themas angenommen. Denn ursprünglich galt die Konzentration des ärztlichen Handelns, ganz in Gadamers Sinne, ausschließlich dem Leben und der Lebensverlängerung. Der gute alte Hippokrates, auf den die Absolvent:innen des Medizinstudiums heute noch einen Eid schwören, hatte – sicherlich historisch bedingt – formuliert, dass sich ein Arzt abwenden solle, wenn er bei seinem Patienten wahrnimmt, dass der Tod sich anmeldet. Sicherlich auch in der Vorstellung, dass Ärzte sich schützen wollten, um nicht verantwortlich gemacht zu werden für den Tod. Das hat sich fortgesetzt bis in das letzte Jahrzehnt des 20. Jahrhunderts. So lange war im Hinblick auf den ärztlichen Behandlungsauftrag klar formuliert, dass die Begleitung zum Sterben nicht in den ärztlichen Behandlungsaufwand gehört. Erst die Einsicht, dass in einer sich verändernden Gesellschaft die Bezugnahme des Sterbenden oder des Sterbeumfeldes auf religiöse Kontexte nicht mehr trägt, haben dazu geführt, dass die Medizin sich in diesem Bereich geöffnet hat. Die Entwicklung und Etablierung der Palliativmedizin war die Folge. 1996 wurde in Deutschland die erste Leitlinie zur Therapiebegrenzung, zum Therapieabbruch und zur ärztlichen Sterbebegleitung von der Deutschen Gesellschaft für Chirurgie unter Rudolf Pichlmayr vorgelegt. Hierin wurde formuliert, dass es eine ärztliche Verpflichtung gibt, Patient:innen bis zur ihrem letzten Atemzug medizinisch vollumfänglich zu begleiten.

Insofern widerlegt die moderne Medizin den Satz von Herrn Gadamer, auch wenn wir nicht übersehen dürfen, dass seine Antwort eine sehr persönliche Konnotation trägt. Wir stellen dementsprechend in unserem Buch kundige Perspektiven vor, die die Integration des Sterbens in unser Leben begründen und erläutern. Die Entwicklung der Palliativmedizin und die Bedeutung, die sie heute erlangt hat, verändern unser Leben bis in den Alltag hinein gravierend: im positiven Sinne. Die bewusste Wahrnehmung der eigenen Endlichkeit macht uns freier. Vor jeder Operation, vor jeder Chemotherapie, vor jeder einschneidenden

Behandlung ist es notwendig, sich mit den Facetten der eigenen Existenz auseinanderzusetzen.

Herr Professor Hombach, das ist ja jetzt die Aussage eines Mediziners, der sich natürlich nicht nur mit der medizinischen Sicht auseinandersetzt, sondern der quasi täglich mit dem Tod konfrontiert ist. Wir „Normalmenschen" erleben das ja eher im persönlichen Bereich. Und je älter man wird, desto häufiger ist das der Fall. Ich finde den Titel „Das Leben vom Ende her denken" sehr schön, weil er genau das meint. Sich damit auseinanderzusetzen. Und zwar nicht dann, wenn das Ende gekommen ist, sondern schon vorher. Wie würden Sie Ihren persönlichen Ausgangspunkt beschreiben?

Prof. Bodo Hombach: Lieber Herr Krons, Sie haben mich mit dem alten Gadamer erwischt. In dem Zitat finde ich mich wieder. Zu unserem Thema bin ich durch eigenes Schicksal gedrängt worden. Als meine Mutter in der Endphase ihres Lebens war, habe ich erlebt, dass sie in der modernen Apparatemedizin sehr gut behandelt wurde. Sie lag in einem Zimmer, das mit Technik vollgestopft war und sie wurde von aufmerksamen Ärzten und Helferinnen betreut. Aber ich habe sie dort als ein hilfloses Wesen vorgefunden. Als man mir eröffnete, dass nicht mehr viel zu machen sei, ist sie in die Hand einer Palliativmedizinerin gekommen. Dort habe ich meine Mutter in einer völlig veränderten Situation erlebt. Sie hatte auf ihrem letzten Weg Würde zurückgewonnen. Sie konnte sich wieder ausdrücken. Sie schien schmerzfrei zu sein. Ich musste ungewöhnliche Dinge entdecken. Die Ärztin hatte mich aufgefordert: „Bringen Sie Ihrer Mutter doch mal Eierlikör mit." Ich fragte verblüfft „Wie kann ich einer Schwerkranken Eierlikör geben?" Die schwer widerlegbare Antwort war: „Glauben Sie, dass es noch schadet?" Ich habe mich bemüht, den besten Eierlikör aufzutreiben. Einen Porzellanlöffel, den ich noch für chinesische Suppe im Schrank hatte, habe ich mitgenommen. Sie hat den gut gefüllten Porzellanlöffel dreimal erkennbar genossen. Ich fragte die Ärztin: „Wie sind Sie darauf gekommen?" Sie sagte: „Ihre Mutter hat mir während der Nacht erzählt, dass sie sich gerne an die Treffen mit ihren Freundinnen erinnert, bei denen es Kirschlikör und Eierlikör gab. Sie habe immer den Eierlikör bevorzugt." Das war ein Stück Rückgewinnung von Individualität in dramatischer Lage. Anschließend habe ich Rat bei Herrn

Prof. Dr. Nagel gesucht, der mir, nicht nur aus medizinischer, sondern auch aus theologisch-philosophischer Sicht, die Komplexität des Themas aufblätterte. Dass man Menschen hilft, indem man Schmerz lindert, ist klar. Es geht aber um mehr. Deshalb habe ich Prof. Dr. Nagel sehr zu danken dafür, dass er es für die Stiftung übernommen hat, durch das Buchprojekt, aber auch durch andere Beiträge, diesem so wichtigen Thema der Palliativmedizin mehr Aufmerksamkeit zu verschaffen. Diese Notwendigkeit war mir so nicht klar. Nun bin ich sicher, das Thema hat einen viel höheren gesellschaftlichen und politischen Stellenwert und auch höhere Zuwendung verdient. Dazu wollen wir unseren Beitrag leisten.

Professor Nagel, der Titel Ihres ersten Kapitels lautet: „Für Sie kann ich leider nichts mehr tun...' – Der ärztliche Behandlungsauftrag und ein langer Weg zur medizinischen Sterbebegleitung." Ist das in dem Sinne gemeint, als dass das der Augenblick ist, in dem der Arzt eigentlich nichts mehr tun kann und wo die Palliativmedizin beginnt?

Nagel: Ich habe ja darauf hingewiesen, dass die Palliativmedizin sich klinisch erst in den 90er Jahren des letzten Jahrhunderts etabliert hat. Selbst habe ich Ende der 80er Jahre mit meiner Facharztausbildung in der Chirurgie begonnen. An der medizinischen Hochschule Hannover, insbesondere in der Leberchirurgie, habe ich damals in der ambulanten Sprechstunde immer wieder Patientinnen und Patienten gesehen, denen durch die bisher versorgenden Ärzte mitgeteilt worden war, ihre Erkrankung sei so weit fortgeschritten, dass man für sie nichts mehr tun könne. In großer Verzweiflung war dies eine häufige Begründung dafür, warum man sich hier an eine Spezialabteilung wandte. Und das, obwohl in vielen Fällen bereits klar war, dass eine Operation gar nicht mehr infrage kam. Das hat uns damals veranlasst, auch in den Fällen, in denen es dem damaligen Stand der Schulmedizin entsprechend keine wirklich großen Handlungsoptionen mehr gab, doch noch weiter zu versuchen, die Menschen zu behandeln, um sie nicht allein zu lassen, um diese doch sehr isolierende und auch enttäuschende Aussage nicht zu wiederholen. Denn die Vorstellung, Menschen allein zu lassen, die sich an einen Arzt, an eine Ärztin wenden, ist per se aus meiner Sicht mit dem ärztlichen Behandlungsauftrag nicht vereinbar. Der römische Philosoph Seneca antwortete auf die Frage: „Was charakterisiert einen

Arzt, wie stellst du dir einen Arzt vor?" mit dem Satz: „Ein wirklich guter Arzt ist ein Freund."

Nehmen wir dieses Bild als Grundlage, so kann man sich von einem Freund ja nicht vorstellen, dass er einen in existenzieller Not alleine lässt. Impliziert hat dies auch positive Auswirkungen auf den medizinischen Fortschritt. Die offensichtliche Handlungsunfähigkeit ist ein beständiger Anlass für Überlegungen, wie die Grenzen des heute Machbaren beständig verschoben werden können. Dieser Fortschritt muss sich dennoch täglich eingestehen, dass wir die Grenzen der Existenz nicht überwinden können. Hier beginnen vielfältige soziale, ethische und theologische Fragen rund um das menschliche Dasein. Beispielhaft möchte ich auf den Terminus „Euthanasie" hinweisen. Er charakterisiert eine internationale Debatte, die wir innerhalb unseres Landes nach dem schrecklichen Verbrechen des Nationalsozialismus lange Jahrzehnte nicht mitgeführt haben. Natürlich tragen wir in Deutschland hier eine ganz besondere Last und Verantwortung auf Grund der menschenverachteten Haltung, auch von Ärztinnen und Ärzten, mit der Negierung von lebensunwertem Leben während des Nationalsozialismus. Es brauchte 50 Jahre bis wir uns vorsichtig an eine Begrifflichkeit wie die ‚ärztliche Sterbebegleitung' drangetraut haben. Ich habe die obenerwähnte Leitlinie damals als Sekretär dokumentiert und meine Gedanken dort einbringen können. Umso erstaunter war ich über die Aussage eines Juristen des damaligen Staatssekretärs und späteren Präsidenten der Universität Göttingen, Hans-Ludwig Schreiber, der sagte: „Was ist das für ein blödsinniger Begriff, das gibt es doch gar nicht, was soll denn das sein?"

Er war völlig entrüstet über unsere Formulierung. Dennoch sind wir aber dabeigeblieben. Und es hat sich dann ja mit der Entwicklung der Palliativmedizin gezeigt, dass sich hier ein ganz neues Handlungsfeld eröffnet, das in die medizinischen Denkprozesse und Handlungsabläufe integriert werden muss. Heute wissen wir, dass dieser Bereich wesentlich zur modernen medizinischen Erkenntnis beiträgt. Professor Bodo Hombach hat auf das Thema der Schmerztherapie hingewiesen. Die Beantwortung der Fragen zur Behandlung anderer existenzieller Symptome, wie zum Beispiel Luftnot, Unruhe, Ängste – all das sind Symptome, die im Sterbeprozess auftreten können – gehört mittlerweile zu den Grundlagen ärztlichen Wissens. Ärztliches Handeln hilft bei der Realisierung eines würdigen Abschiednehmens. Insofern ist der Satz: „Man kann für Sie nichts mehr tun" heute nicht mehr zu rechtfertigen. Vielmehr plädiere ich für ein offenes Gespräch über Fragen, wie zum Beispiel: Wo stehen wir in der Gesellschaft, wo steht der Patient, die Patientin mit ihrer Erkrankung? Was ist sinnvoll im Hinblick auf ein Therapieangebot, um ein lebenswertes Leben bis zum Ende zu ermöglichen? Wie ist eine Selbstbestimmtheit bis zum Lebensende möglich? Da hat sich die Medizin wirklich grundlegend geändert. Früher war der Tod ausschließlich der Endpunkt wissenschaftlicher Studien. Heute sind der Sterbeprozess, die Sterbebegleitung und die Bedingungen des Todeseintritts selbst Gegenstand medizinisch-wissenschaftlicher Untersuchungen.

Hombach: Sie hörten gerade, was auch mich in das Thema reingezogen hat. Es ist ein Teil dessen, was mir Prof. Dr. Nagel seinerzeit, als ich ihm vom Erlebten berichtete, auch geschildert hat. Dabei ist mir klargeworden: Wir reden, wenn wir über das Thema sprechen, über unser Leben. Also nicht über Tod, sondern über Leben.
Das Thema kommt nicht schicksalhaft über uns. Es ist gestaltbar und organisierbar. Unsere Haltung dazu entscheidet. Wir alle „erleben" es. Wir müssen uns mit dem Lebensende beschäftigen. Sterben gehört so zu uns wie das Geborenwerden. Ich finde es auffällig, dass die Hilfe, die ein Neugeborenes braucht, automatisch in uns angelegt zu sein scheint. Jeder und jede springt sofort bei, wenn es gilt, ein Neugeborenes zu schützen, zu betüddeln, zu pflegen und anzunehmen. Ich bin nicht sicher, ob es einen gleichen automatischen Reflex bei uns allen gibt, so zugewandt mit dem Sterbenden umzugehen. Das muss sich entwickeln. Das gehört zu einer humanen Gesellschaft. Ich erinnere mich an Mythen, die erzählt werden, dass der vom Tod Gezeichnete einsam vor die Hütte geht, um aus dem Leben zu scheiden. Er soll und will niemanden mehr mit seinem Ende beschäftigen. Das ist ein schrecklich queres Bild. Sie haben mich eben nach meinem persönlich Erlebten gefragt. Dazu erzähle ich eine weitere Anekdote. Die behandelnde Ärztin hatte mir geraten, bestimmte CDs mitzubringen, von denen ich nicht ahnte, dass meine Mutter sie schätzt. Ich erfuhr zu meinem Erstaunen, dass sie die Texte der Lieder mitsingen konnte. Es ging um mehr als nur die erwähnte Schmerzhilfe oder Pflege, sondern es geht um Würde durch Akzeptanz für die individuelle Persönlichkeit.

Ich habe das lernen dürfen, und Sie haben von Prof. Dr. Nagel wichtige Beispiele gehört.

Nagel: Ich würde gerne noch mal aufgreifen, was Professor Hombach hier geschildert hat. Der Hinweis, dass die Begleitung der Sterbenden über die medizinische Betreuung hinausgeht, verdeutlicht die Komplexität, mit der es umzugehen gilt. Parallel zur Etablierung der Palliativmedizin haben wir eine eindrucksvolle ehrenamtliche Bewegung bei uns in Deutschland erlebt – die Hospizbewegung – die genau hier ihre Grundlage hat. Ob diese sich so umfassend ausgebildet hat, weil es eine immer stärkere Verdrängung des Todes aus dem Alltag gegeben hat oder sich unsere Wahrnehmung vom Handhalten während des Abschieds aus dem Leben verändert hat, dazu gibt es Erläuterungen in diesem Buch. Aber es ist sicher bereits an dieser Stelle festzuhalten, dass die Ausgrenzung des Lebensendes nicht nur ein Phänomen der Neuzeit ist. Es gibt Kulturkreise, in denen die Isolation der Sterbenden und der Toten für selbstverständlich, wenn nicht gar für geboten gehalten wird. Ich hatte eine Diskussion mit Muslimen aus dem Iran, die mir deutlich gemacht haben, dass alleine die Erwähnung des Todes oder das Gespräch über das Sterben ein gesellschaftliches Problem darstellt, weil man der Auffassung ist, jedenfalls in weiten Teilen der Glaubensgemeinschaft, dass man den Tod förmlich herbeirufe, ihn im wahrsten Sinne des Wortes herbeirede. Das heißt mit anderen Worten, man muss ihn auch stark von sich trennen, man muss ihn ausgrenzen und die schicksalhaft Betroffenen auch. So ist die Ausgrenzung der Sterbenden nicht nur auf die gesellschaftlichen Veränderungen der letzten Jahrzehnte zurückzuführen, sondern stets ein Abbild unseres jeweiligen kulturellen Umfeldes. Insofern ist es auch sehr verdienstvoll, wenn sich die Brost-Stiftung Gedanken bezüglich einer regionalen Wahrnehmung dieses Themas in einer Region wie dem Ruhrgebiet macht. Denn hier werden Veränderungen besonders deutlich und Fragen pointiert hervorgehoben, die sich bei aller Diversität an die Palliativmedizin stellen. Wie Professor Hombach das gerade gesagt hat, eine humane Gesellschaft braucht eine sorgsame inhaltliche Auseinandersetzung mit diesem Thema. Und die Tragweite dieser Auseinandersetzung für jeden Einzelnen von uns erleben wir, wenn wir in die direkten Nachbarländer zum Ruhrgebiet blicken, z.B. in die Niederlande oder nach Belgien und die dortigen Entwicklungen zur „Euthanasie" wahrnehmen.

Herr Professor Nagel, ich würde da gerne nochmal drauf eingehen, aus zwei Gründen: Erstens aufgrund Ihres persönlichen Hintergrunds im Rahmen Ihrer Tätigkeit für die Evangelische Kirche und zweitens, weil ich glaube, dass wir alle stark damit konfrontiert sind, dass wir eine inzwischen sehr diverse Gesellschaft haben, was eben auch einschließt, dass wir mit verschiedenen Kulturen und religiösen Hintergründen zu tun haben. Bischof Overbeck, den ich von der Bischofskonferenz gut kenne, weil ich über diese immer wieder berichte, ist jemand, der auch immer gesagt hat, dass er mitten in Essen mit der Realität immer sehr direkt konfrontiert ist – und das bezieht er natürlich auch auf all das, was er mit den verschiedenen religiösen Zusammenhängen beschreiben will. Professor Nagel, könnten Sie noch mal aus Ihrem persönlichen Hintergrund, aber eben auch aus dem, was Sie gerade erläutert haben, nämlich den Unterschieden von der kulturellen Sicht unterschiedlicher Religionen, beschreiben, wie man damit am besten umgeht? Wir müssen ja auch gerade für diese letzten Momente eine Form finden, in der man adäquat, dem kulturellen und religiösen Hintergrund entsprechend, handelt und reagiert.

Nagel: Alle Religionen geben Antworten auf die Frage, bieten eine Perspektive, wie es nach dem materiellen Tod weitergeht, also nach dem Sterben und dem Eintritt des Todes auf der Erde. Und sie vermitteln Bilder davon, was dann passiert, wie das Jüngste Gericht, wie ein Paradies, wie das Leben nach dem Tod aussehen kann. Da gibt es eine ganz große Bandbreite von sehr heterogenen Vorstellungen. Alle verbindet – und das ist meiner Meinung nach das Eindrücklichste für uns Menschen – dass wir tatsächlich hinter die Grenze des materiellen Todes nicht schauen können. Selbst wenn es Menschen gibt, die über Nahtoderfahrungen berichten, dann sind es doch häufig Bilder, die wir im Kontext des eigenen Erlebens einordnen können. Das heißt bis an diese Grenze wirken unsere Vorstellungen, unser Denken, unsere Bilder. Was danach kommt, wissen wir nicht. Wenn ich persönlich gefragt werde, wie ich mir das vorstelle, kann ich nur mit den Achseln zucken, da eine Vorstellung außerhalb von Raum und Zeit – und so muss man die Existenz nach dem Tod ja erwarten – für unser Denken, für unser Träumen nicht möglich ist.

Religionen verdeutlichen uns, welche zentrale Bedeutung die Endlichkeit des Lebens auf dieser Erde für uns Menschen hat, spielt diese Tatsache doch die entscheidende Rolle: All unser irdisches Leben läuft auf den Tod hin zu. Im Christentum ist die Überwindung des Todes und die Auferstehung dann auch der Ausdruck der Verbundenheit Gottes mit uns Menschen. Das zeigt ja sehr eindrücklich, dass im Glauben die schärfste, die existenzielle und wichtigste Grenze das Ende des materiellen Seins ist, die es zu überwinden gilt. Und indem man sich einem Gott anvertraut, der in der Lage ist, eben diesen Tod, den größten Feind des Menschen, tatsächlich zu überwinden, finden wir eine Erlösung, eine Erlösung von der Endlichkeit, die als aussichtslos und dunkel verstanden wird. Ich habe wiederholt erlebt, wie und in welchem Umfang Menschen in der Situation des Sterbens selbst davon zutiefst getröstet sind. Ich habe erlebt, welche große, wichtige und zentrale Hilfe ein solcher Glaube sein kann. So würde ich es auch einordnen, wenn Professor Hombach davon erzählt, dass seine Mutter am Ende ihres Lebens Paul Gerhardt-Lieder gesungen hat. Daran kann man sehen, dass tiefe Glaubensüberzeugungen diesen Weg sicher erleichtern, indem sie ganz zentral in den Mittelpunkt des Erlebens rücken. Dabei gibt es sicherlich eine große Bandbreite von Erlebnissen und Ritualen. Hierzu gehört z. B. die letzte Ölung in der katholischen Kirche, die damit eine gewisse Form von Begleitung für den Sterbenden als Sakrament institutionalisiert hat. Religion ist sich also durchaus bewusst, dass Menschen nicht alleine gelassen werden sollten. Nun kann man aus evangelischer Perspektive durchaus überlegen, ob dieses Sakrament die grundlegende Hilfsbedürftigkeit tatsächlich adäquat aufnimmt. Ohne jetzt auf Luthers Kritik daran eingehen zu wollen, ist hier natürlich aus meiner Sicht eine Handlung vorgesehen, die durchaus in die richtige Richtung geht. Von daher ist Religion im Kontext des Sterbens und in der Wahrnehmung der Endlichkeit des Menschen eine ganz wesentliche Grundlage für das Menschenbild, mit dem jede und jeder den eigenen Lebensweg beschreiten kann und das sich in einer Gesellschaft widerspiegelt. Mit dem Hinweis allerdings, den Sie gegeben haben: Das wir heute eine in vielerlei Hinsicht sehr heterogene Gesellschaft sind, ist eine Grundübereinstimmung, die allgemeinverbindliche Rituale institutionalisiert, nach denen sich alle richten und an denen sich alle festhalten, orientieren können, nicht mehr gegeben. Insofern spielt es heute eine sehr viel stärkere Rolle, dass die Medizin, die für alle zugänglich ist, hier auch Strukturen entwickelt, an die man sich wenden und an die man sich anlehnen kann.

Hombach: Herrn Prof. Dr. Nagel folge ich bei seinen theologischen und philosophischen Reflexionen gerne. Er kann mich mit auf die Reise nehmen und mich neugierig und nachdenklich machen. Ich setze mich gerne damit auseinander. Mein Zugang ist etwas profaner. Der Sterbende lebt ja noch, er ist lebendig. Daraus resultiert eine irdische Verpflichtung, wie wir sie aus anderen Bereichen der Medizin oder der Für- und Vorsorge ja kennen. Da ist etwas gestaltbar und organisierbar. Da ist Handlungsdruck. Da ist ein politischer Auftrag. Nach meiner Erfahrung mit dem Sterben meiner Mutter hing die Frage, wie sie den letzten Weg geht, von dem ab, was man um sie herum gestaltet und organisiert hat. Ich frage also, wie man den Prozess unterstützen kann, dass die Palliativmedizin einen breiteren Raum, mehr Aufmerksamkeit und mehr Investitionen bekommt, damit die Angebote besser, breiter und menschenwürdiger sind. Ich habe Unterschiede und Mängel gesehen. Unsere Kultur kennt nicht die Idee, der Tod sei ansteckend. Die Beschäftigung mit ihm könne ihn hervorlocken, ihn herbeirufen. Wenn man an die Bilder denkt, wie wir mit Corona umgehen, ist der Satz „Tod ist nicht ansteckend" aber geeignet, im Halse stecken zu bleiben. Selbst für solche Extremsituationen müssen wir eine neue Form des Umgangs lernen. Dass Angehörige ihre Schwerstkranken nicht mehr sehen konnten und wenn überhaupt, dann nur über den Bildschirm, ist inakzeptabel. Das sind auch Herausforderungen für unser Projekt.

„Tod ist nicht ansteckend" ist ein sehr guter Satz. Er ist aber eigentlich eine Beschreibung dessen, wie wir nicht mit etwas umgehen wollen, was wir lieber verdrängen als bewusst ansprechen und mit dem wir uns dann nicht beschäftigen wollen. Was Professor Hombach im Zusammenhang mit Corona sagte, ich glaube, das sind Bilder, die deswegen auch so furchtbar gewesen sind, weil dort ein Sterben in dieser Form im Zweifels-

fall auch passiert ist, wie wir es auf keinen Fall erleben und auch sehen wollen. Und ich glaube, das war auch ein Einschnitt für viele.

Nagel: Das würde ich unbedingt unterstreichen. Ich glaube, es gehört wahrscheinlich zu den wesentlichen Traumatisierungen unserer Gesellschaft in dieser Pandemie, dass wir in vielfacher Hinsicht Situationen erlebt haben, in denen Menschen ihre Nächsten und Liebsten ins Krankenhaus einweisen mussten, an der Tür des Krankenhauses als Begleitende abgewiesen wurden mit der schlichten Anweisung: „Nein, Sie können hier jetzt nicht rein, wir melden uns bei Ihnen." Zum Teil haben die Angehörigen dann tatsächlich tageweise keine Informationen erhalten und unter Umständen ist dann eine Situation entstanden, in der sie ihren Verstorbenen noch nicht einmal mehr wiedersehen konnten, sondern praktisch einem verschlossenen Sarg, der nicht mehr geöffnet werden durfte, gegenüberstanden. Diese Situation hat es so in dieser Art und Weise und in dieser Häufigkeit zu meiner Kenntnis vorher niemals gegeben. Hier erlebe ich regelmäßig, dass schwere emotionale Verletzungen bei den Hinterbliebenen zurückgeblieben sind. Schmerz, Irritationen, Fragen, die noch nicht beantwortet sind. Hier müssen wir als Gesellschaft kollektiv etwas tun und dies kreativ und empathisch aufarbeiten. Deshalb habe ich auch ein gemeinsames Buch mit Elke Büdenbender unter dem Titel: *Der Tod ist mir nicht unvertraut...* geschrieben, in dem wir gerade hierzu auffordern und das Sterben als Teil des Lebens beschreiben. Nur wenn es gelingt, die Betroffenen in unserem Gemeinwesen hier abzuholen, werden wir die Wunden heilen können, die die Pandemie in vielfacher Hinsicht in unserem Land hinterlassen hat. Und mit den verletzenden, schockierenden und verstörenden Bildern aus dem Krieg in der Ukraine geht es uns nicht anders.

In all dem kann das Gespräch über die Palliativmedizin und medizinische Angebote, die es für sterbende Menschen gibt, für die aktuell und zukünftig Betroffenen ein Trost sein: Die Zusage, dass am Ende Menschen da sind und wohl auch waren und die Verstorbenen bis zum Schluss in einem mitmenschlichen Sinne begleitet werden. Das ist etwas, was ins Gespräch kommen muss!

Professor Hombachs Zielrichtung wird natürlich damit umso stärker unterstrichen, dass die Angebote, die die Palliativmedizin macht, sehr viel stärker und flexibler werden müssen. Denn wir haben ja nicht nur in den Krankenhäusern Menschen, die begleitet werden müssen. Palliativmedizinische Einrichtungen verstehen sich ja so, dass Menschen dort primär nicht sterben, sondern auch nach Hause gehen können und dort noch lebenswerte Zeit verbringen. Es gibt eine ambulante palliativ-medizinische Versorgung, die hochqualifiziert Patient:innen zu Hause begleitet und mithelfen kann, den Wunsch vieler Menschen in den eigenen vier Wänden sterben zu dürfen, realisiert.

An all diesen Stellen gibt es tatsächlich viel zu tun. Es ist eine andere Bewusstheit, eine andere Form der Offenheit zu erzielen, um sowohl mit dem Thema der Pandemie, aber auch mit dem Thema des Sterbens alleine nochmal anders umgehen zu lernen. Und deshalb ist auch die Initiative der Brost-Stiftung an dieser Stelle so bedeutsam und hervorzuheben. Zumal wir ja parallel zu unserer Diskussion und zu dem Thema Pandemie in einer Gesellschaft leben, die immer stärker vereinzelt, wo Menschen häufig nicht mehr in familiären Kontexten eingebettet sind und darum natürlich auf das eigene Ende in noch größerer Sorge und mit noch größeren Vorbehalten blicken, weil sie sich schon im Alltagsleben alleine und isoliert fühlen.

Professor Hombach, ich würde gerne noch mal auf Ihr Beispiel zurückkommen. Ich fand das sehr eindringlich, dass die Sorge für das Neugeborene groß ist, dass man genau weiß, was man doch tun muss, aber dass man sich nicht wirklich präventiv damit beschäftigt hat, was wir denn mit denjenigen tun, die am Lebensende stehen. Ich glaube, perspektivisch ist auch Ihr Hinweis wichtig, dass wir da eine Form finden müssen, dieses Lebensende auch zu gestalten und nicht nur zu verdrängen oder in einer Intensivmedizin abzuhandeln.

Hombach: Sie haben mich sehr gut verstanden, Herr Krons. Ich bin Tastender und Suchender. Das ist auch der Sinn des Projektes der Brost-Stiftung, dass wir uns Rat holen bei denen, die mehr davon verstehen, die eigene Praxis haben, die die Komplexität des Themas auch geistig durchdringen können. Wenn Kirchen ihre Bedeutung definieren, müssten sie die auch da besonders intensiv suchen. Wer sonst soll uns Antworten geben über Leben und Tod und die großen Fragen des Lebens, die so schwierig und ambivalent sind, wie Professor Nagel es hat aufscheinen lassen, aber gleichwohl von uns Menschen ja immer regelmäßig hinterfragt werden. Was ich natürlich nicht wusste, was auch erschütternder Aspekt ist: Als wir dieses Projekt begonnen haben, hatte keiner von uns eine Ahnung, dass es eine Verschiebung unserer Prioritätenliste geben würde durch eine Zeit, in der es ja jetzt wieder an allen Ecken und Kanten Totmacher gibt, also Aggressoren, die Kriege entfesseln, die wir nicht mehr für möglich gehalten haben. Hier hat der Umgang mit der Ignoranz vor dem Leben und mit dem Tod eine ganz neue, andere Dimension. Als ich darüber nachdachte, ob angesichts der veränderten Prioritäten unser Thema zurückstehen sollte, habe ich entschieden: Nein, denn das prägt unser Menschenbild. Ich finde die religiöse Ansage ‚Du sollst nicht töten‘ oder das Gebot von dem wir gerade gehört haben, den Umgang mit dem Leben, Geburt und Tod human zu gestalten, zeitlos und immerwährend zwingend geboten und richtig. Wir wollen neue Bündnispartner gewinnen. Wir wollen aus guten Beispielen lernen (es gibt international hervorragende Beispiele). Nichts ist so überzeugend wie die erfolgreiche Tat. Aus dem Wissenstransfer wollen wir Ideen schöpfen.

Nagel: Ich kann Professor Hombach nur zustimmen im Hinblick auf die Situation, die wir gerade erleben. Aufgrund der Herausforderungen der Pandemie haben wir uns gesamtgesellschaftlich, ja weltweit dazu entschieden, die Würdigung des Lebens in den Mittelpunkt all unserer Bemühungen, aller Rechte und Pflichten zu priorisieren. Der Schutz des Lebens hat Vorrang vor allen anderen Interessen, Bedürfnissen und Zielen. Ich gebe zu, das war für mich in meiner Berufstätigkeit natürlich ein ganz besonderes, positives Erleben, bei allen Schwierigkeiten, die wir hatten, mit einer unbekannten Krankheit umzugehen. Aber als die Gesellschaft sich weitgehend einig war, dass die Begleitung der Schwersterkrankten absolute Priorität haben sollte, das war ein Hoffnungsschimmer. Keine langwierige Abwägung zwischen Ethik und Ökonomie: Nein, Lebensschutz an erster Stelle als Grundlage zur Sicherung der Würde des Einzelnen und der Gesellschaft.
Das, was wir jetzt hier in Europa tragischerweise, verstörenderweise wieder erleben, konterkariert diese globale Grundausrichtung in einer Art und Weise, wie ich sie mir tatsächlich für unseren Lebenskontext nicht mehr habe vorstellen können. Das steht auch im diametralen Widerspruch zu dem, worüber ich in diesem Projekt oder eben in meinem Gesprächsbuch mit Elke Büdenbender rede, nämlich, dass das Leben und das Sterben in Beziehung zueinander stehen und eben

das Sterben auch ein Ausdruck des Lebens ist. Was wir in jedem Krieg erleben, ist eine Negierung des Menschseins. Alle, die das Tötungsgebot übertreten, machen sich schuldig und handeln im krassen Widerspruch zu allem, worüber wir hier diskutieren und worüber wir uns im Rahmen der Endlichkeit des Menschen Gedanken machen. Die Zerstörung der individuellen Existenz durch Gewalt hat die Zerstörung der mitmenschlichen Ordnung zufolge und negiert alles, was wir zum Leben als Gemeinschaft brauchen. Es stellt das Menschsein grundsätzlich infrage. Das dürfen wir nicht zulassen – sondern wir müssen handeln. Nicht im Sinne einer Beteiligung an der Vernichtung von Leben, sondern indem wir ganz im Sinne des barmherzigen Samariters denen, die unter die Räuber gefallen sind, bedingungslose Hilfe anbieten und das ganz im Einklang mit dem Genfer Ärztegelöbnis von 1948: Ohne jede Form der Diskriminierung. Albert Schweitzer hat es uns ins Stammbuch geschrieben: „das Leben an sich ist uns heilig"!

So kann ich im Hinblick auf das Engagement der Brost-Stiftung nur unterstreichen: Es ist wesentlich, was man tut und wie man es tut. Wir haben eine Studie mit der Brost-Stiftung gemacht über die Gesundheit im Ruhrgebiet und dort ganz besonders auch die Älteren in Augenschein genommen, die aufgrund ihrer sozialen Situation die medizinischen Leistungen nicht so nachsuchen können, wie sie angeboten werden. Zum Teil haben wir auch gesehen, dass Angebote reduziert werden, wenn Menschen sie nur schwer eigenständig wahrnehmen können. Hier gilt es, eine tragfähige Brücke zu bauen zwischen dem palliativmedizinischen Angebot und den sogenannten vulnerablen Gruppen, also den Menschen, die aufgrund ihres Alters, ihrer Herkunft, ihrer Bildung oder ihrer sozialen Stellung verletzlich sind. Denn wenn Menschen bereits den normalen Zugang zur medizinischen Grundversorgung verloren haben, finden sie auch nicht mehr den Weg, den sie bräuchten, zu diesem wichtigen, am Ende des Lebens unterstützenden Bereich. Gerade das Ruhrgebiet ist eine Region, in der über das Thema Palliativmedizin intensiver gesprochen, in der diese intensiver auch in Projekten der Öffentlichkeit dargestellt werden muss, um Menschen zu ermutigen, diese Hilfe sich dann auch tatsächlich zu eigen zu machen oder die Möglichkeit zu haben, sich dorthin zu wenden, wo man diese Hilfe auch erhält.

Hombach: Die Brost-Stiftung bedankt sich bei all denen, die helfen, das zu verstehen. Vor allem jetzt bei Herrn Prof. Dr. Nagel, der so gestaltend ist. Wir wollen das vertiefen. Mir ist klar, das ist kein Beitrag zum großen Frieden, aber es ist ein Beitrag zum kleinen Frieden. Und das ist schon mal ein Schritt. Dafür habe ich all denen zu danken, die dabei sind.

Diese hohe Sensibilität, mit der das Thema von Ihnen beiden aus unterschiedlicher Perspektive, aus der beruflichen Erfahrung und der persönlichen Erfahrung, beschrieben worden ist, steht in so furchtbarem Kontrast zu dem, was wir im Augenblick in der Ukraine erleben. Da findet eine solche Banalisierung des Todes statt, und das ist etwas ganz Furchtbares, wie ich finde. Denn Sie beide haben sehr sensibel geschildert, wie Ihre persönliche Sicht auf den Tod ist.

Nagel: Das unterstreicht, dass wir über den kleinen Frieden dann hoffentlich auch wieder zu einem großen kommen. Aber das aktuelle Geschehen führt uns die Gefahr vor Augen, dass es unverändert absurde Interessen gibt, die tatsächlich das Leben zur Disposition stellen, ganz egal von welcher Seite oder mit welchen Zielen. Das mag evolutionär dem Homo sapiens als Handlungsweise zugerechnet werden können, es bleibt aber archaisch und ist zutiefst unmenschlich.

Hombach: Ich finde gerade spontan Trost in einer zunächst irritierenden Bemerkung meiner Mutter. Ich, der ich ständig und möglichst oft bei ihr am Bett sein wollte, musste mir von der wunderbaren behandelnden Ärztin anhören, dass meine Mutter ihr gesagt hätte: „Der soll nicht immer hier sein, denn der muss ja arbeiten." Das ist für mich eine Metapher, die heißt, das Leben geht weiter. Das ist sicher Grund zu sagen, dass wir trotz – Sie haben eine furchtbar richtige Formulierung gewählt – der Banalisierung des Todes, angesichts des Krieges, der vor der Haustür stattfindet, dass wir trotzdem und erst recht an der Verbesserung und Humanisierung unseres Zusammenlebens arbeiten.

Tiefenschärfe α

von Marti Faber & Ulrich Harbecke

Die Künstlerin Marti Faber ist in der Hospizbewegung engagiert und hat viele Nächte an Sterbebetten gewacht. Im Einverständnis mit den Patienten entstanden weit über tausend Zeichnungen, oft nur flüchtige Skizzen: Gesten, Konturen, Gesichter. Es ging nicht um Ästhetik oder Kunst, sondern um letzte, authentische Lebenszeichen.

Der Journalist und Schriftsteller Ulrich Harbecke sah eine Auswahl dieser Bilder in einer Ausstellung. Sie berührten ihn tief. In der Nacht darauf schrieb er eine Reihe von Gedichten, die jede dumpfe Pose von Trauer oder Vergänglichkeit vermieden. Stattdessen versuchten sie, den Sterbenden eine Stimme zu geben.

Zeichnungen und Texte wuchsen zusammen. Es entstand ein gemeinsames Buch, das Lesern und Leserinnen Freundschaft anbot, nicht auf dem Ladentisch, nicht als intellektuelle Herausforderung, sondern in einer viel tieferen Schicht des Bewusstseins, auch als Gabe und Weitergabe für Menschen, die vielleicht gerade einen lieben Begleiter verloren hatten.

Ich weiß nicht immer, was mit mir geschieht.
Die Bilder haben schwankende Konturen,
und nur ein Lächeln schreibt zuweilen Spuren,
wenn es ganz nah durch meine Sinne zieht.
Gesichter seh' ich mich begleiten
und höre oft, wie ein Gespräch erlischt,
als hätten mich gesunde Leute
bei einem kranken Wort erwischt.
Ich wandre durch ein nebelweiches Land,
und alles ist so groß und alles klein.
Ich brauch kein Wort. Ich brauche eine Hand,
um in der ganzen Welt daheim zu sein.

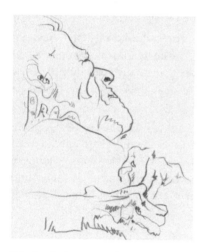

Ich dank dir, Herr, für Spritzen und Tabletten,
die mir der Arzt mit Schwung verschrieben
und für die Rollen unter meinen Betten,
wenn sie mich durch die Gänge schieben.
Ich danke dir für Tupfer und Skalpell,
für Pflaster, Salbe, Tropf, Kanüle
für Abführzäpfchen und für Magenspüle
und für's stabile Laufgestell.
Ich dank dir, Herr, für eine gute Diagnose
und will ertragen manchen Schmerz,

doch den Erfinder der Narkose,
drück ihn im Himmel an dein Herz!
Ich dank dir, Herr, auch für die Röntgenstrahlen,
den Sonographen und das Endoskop,
für Bunsenbrenner und für Petrischalen,
für's Thermometer und das Stethoskop.
Ich dank dir, Herr, für's Blutdruckmessgerät,
für Gips und Schiene und für die Idee
von EKG und EEG
und für den Zwirn, mit dem man Wunden näht.
Ich dank dir, Herr, auch für die Krankenkassen
für BEK und AOK,
die mich in Ruhe krank sein lassen.
Für's Geld sind die Gesunden da.
Ich dank' für Krankenschwestern und für Pfleger,
den Zivi und das Küchenpersonal
und für die Rettungssanitäter,
die Ärzteschaft im Hospital.
Wie manches Rätsel sie entwirren
auf Dauer und in kurzer Frist,
und dass sie sich nicht öfter irren,
obwohl doch Irren menschlich ist.
Und schweren Herzens will ich danken
für Apparate und Maschinen.
Ich glaub, sie helfen manchem Kranken
wo sie nicht herrschen, sondern dienen.
Sie längen meines Lebens Frist,
doch dazu braucht es manchmal Mut.
Und dass da irgendwo ein Schalter ist,
auch das ist gut.

Entwicklung und Selbstverständnis der Palliativmedizin

„Für Sie kann ich leider nichts mehr tun…" – Der ärztliche Behandlungsauftrag und ein langer Weg zur medizinischen Sterbebegleitung

von Eckhard Nagel

Die Angst verhält sich zur Nacht wie die Hoffnung zum Tag

Kennen Sie diese Nächte, in denen die Gedanken so gar nicht aufhören wollen, Untiefen zu beschreiben, Gefahren darzustellen und Verlorenheit als die einzige reale Erfahrung zu suggerieren? Des Öfteren haben wir Menschen durch solche Nächte begleitet, ihnen die Stirn oder die Hand gehalten, ihnen Mut zugesprochen und Hoffnung für die aufgehende Sonne und den beginnenden Tag beschrieben. Die Not am Bett eines schwer Erkrankten kennt bisweilen keine Grenze, weil der körperliche und seelische Schmerz sich häufig auf alle Anwesenden ausdehnt. Dieser Schmerz ist ein Schmerz der Hilflosigkeit, der Realisierung der eigenen Endlichkeit, der Wahrnehmung der Vertreibung aus dem Paradies. Und nicht selten erscheinen diese Nächte endlos und die Trauer unüberwindbar.

„Was hilft?" fragte dieser Tage ein Mann Anfang fünfzig, der seinen Vater verabschieden musste. „Er hilft" habe ich geantwortet und in ein erstauntes Gesicht geschaut: Wer ist er? Sie sind doch hier die Ärztin, die die Entscheidungen trifft, Sie sind doch die letzte Instanz in dem Bereich des medizinisch Machbaren?

Aber es geht nicht mehr um das menschlich Machbare. Oft in unserem Leben erkennen wir, dass unser Dasein so viel umfänglicher ist als das, was wir erklären, was wir verstehen, was wir beeinflussen können. Und damit wir mit dieser Erkenntnis nicht verloren gehen, ist es wichtig hinter die Kulissen zu schauen. Da erkennt man schnell, dass der Mensch mehr ist als ein biologisch mechanischer Apparat. All das Wunderbare, das Wundersame an uns Menschen können wir bestaunen, nicht erklären. Und wir dürfen uns zugestehen, nur einen Ausschnitt unserer eigenen Wirklichkeit zu kennen. Wie dann aber mit dem Unerklärbaren umgehen?

Die Augen des Mannes schauten verzweifelt. Der Weg, der über die Brücke zur Hoffnung führt, heißt Vertrauen: Vertrauen darauf, dass wir auch in dem nicht Verstehbaren nicht alleine sind, dass es eine Hand gibt, die uns hält, auch wenn wir zu fallen drohen, dass auch im Dunkel ein Licht scheint. Für manche bildet diese Brücke der Glaube. Sie spüren, wie Gott niemals die Menschen alleine lässt, sondern sich ohne Unterlass den Herzen der an Mut und Hoffnung Armen zuwendet. Und an manchem Bett, an dem man steht, ist erkennbar, dass Er Trost spendet, gerade da, wo alles Unerklärliche zusammenkommt.

So nehme ich die Hand des Mannes und lese ihm in dieser Nacht die Geschichte von Jesus im Garten Gethsemane vor. Immer wieder in unserem Leben hat diese biblische Geschichte geholfen, den Blick nicht in den Abgrund, sondern zum Himmel zu lenken. In das beginnende Weinen fällt ein Lächeln, der Mann erzählt von seinem Vater und dessen Momenten, in denen er ihn sehr verzweifelt erlebt hat. Dankbar wäre dieser am Ende aber immer geblieben für all die Geschenke des Lebens, für all die Freude, die Mitmenschen, die guten Worte, das gemeinsame Brot und den zusammen getrunkenen Wein. Und wir ahnen in diesem Moment etwas von dem Frieden, der Barmherzigkeit und der Gnade, mit denen uns unsere Schutzengel stets begleiten.

Ein erster Lichtstrahl fällt ins Fenster und er trifft sacht auf das Haupt des Vaters. Dieser sieht friedlich aus, so als sei er schon weit weg auf einer langen Reise, die uns Menschen wohl dann leichtfällt, wenn wir uns innerlich gut vorbereitet haben auf das, was wir nicht kennen können und den guten Geist walten lassen in unserem Gemüt. Nicht nur in existentiellen, nein in allen Lebenssituationen hilft es Vertrauen zu haben, Hoffnung zu hegen und Zuneigung zu teilen. Es gibt der Dankbarkeit ein Fundament und jedem einzelnen von uns einen Sinn. Dann wird auch die eigene Endlichkeit nicht mehr sinnlos.

„Von der Krankheit zum Tode…"

Wer den Film *Antonias Welt* der Niederländerin Marleen Gorris von 1995 (1996 ein Oscar für den besten nicht-englischsprachigen Film) gesehen hat, wird diese besondere Szene nicht vergessen: An einem Morgen schaut die mittlerweile 90-jährige Antonia in den Spiegel und beschließt, dass es nun genug sei. Sie ordnet ihre letzten Angelegenheiten, ruft ihre Freundinnen und Angehörigen bis zur Urenkelin zusammen, die sich um ihr Bett versammeln, auf dem sie munter plaudernd und am Schluss lächelnd in den Tod hinüber gleitet. Zu schön, um wahr zu sein? Was in dieser filmischen Erzählung so leicht und zart daherkommt, hat nur wenig mit dem alltäglichen Sterben in Einsamkeit mit oder ohne Familie, zu Hause oder in Krankenhäusern zu tun. Sterben ist in unserem Land weithin eine abgedrängte Wirklichkeit. Wir wollen leben und mit dem Tod so wenig wie möglich zu tun haben. Der Tod eines anderen Menschen gemahnt immer an die eigene Sterblichkeit. Der Tod eines nahen Menschen ist begleitet von Abschiedsschmerz und Trauer. Das wird heute schnell übergangen – auch in *Antonias Welt*.

Heute soll das Sterben schnell gehen. Haben die Menschen bis ins 19. Jahrhundert noch um einen gnädigen und sanften Tod gebetet, der ihnen Zeit zur Vorbereitung auf den Tod und zum Abschiednehmen gab, so wünscht sich heute ein Großteil der Menschen einen schnellen und plötzlichen Tod, der genau das nicht mehr zulässt. Im Mittelalter galt beispielsweise die *Ars Moriendi* als Kunst des guten Sterbens: Ausgehend von der Annahme, dass im Sterbeprozess der finale und unumkehrbare Kampf um die eigene Seele vollzogen wird und sich dabei entscheidet, ob einen am Ende die Hölle und das Fegefeuer, also die Verdammnis, oder das Heil in Form der Erlösung und des Himmels erwartet, beschreibt die historische *Ars Moriendi* die zentrale Anleitung für den Übergang vom Leben zum Tod. Diese Sterbekultur war geprägt von der großen Sorge vor einem plötzlich eintretenden Tod. Erstrebenswert war es, Zeit für den Sterbeprozess zu haben. In diesem wird der Sterbende aktiv begleitet, um sein Seelenheil finden zu können. Von der Notwendigkeit, den Sterbeprozess in dieser Form zu durchlaufen, waren die Menschen aller Stände überzeugt. Diese Überzeugung reichte bis in die Neuzeit. Diese Tradition ist in unserer

Kultur und unter den Bedingungen einer rationalen Welt mit Hochleistungsmedizin nur schwer zu erlernen. Was macht es uns heute so schwer, mit dem Tod und dem Sterben umzugehen? Die Gründe sind vielfältig. Zu den nachvollziehbaren Stichworten gehört die religiöse Obdachlosigkeit vieler Menschen. Sie macht es ihnen schwer, an das Ende eines irdischen Lebens zu denken. Man muss nicht an Gott glauben, um mit der Frage nach dem Ende dieses Lebens umgehen zu können. Aber an die Stelle der einstmals tragenden, bergenden und orientierenden religiösen Sprache und Symbole ist heute weitgehend Sprachlosigkeit getreten.

Wenn heute das Sterben in die Wahrnehmung der Menschen kommt, dann unter der Maßgabe, dass die moderne Medizin in der Lage ist, das Leben deutlich zu verlängern. Dadurch wächst aber auch das Risiko von und damit auch die Angst vor langem Siechtum und quälendem Sterben. Nicht zuletzt aufgrund der therapeutischen Fortschritte in der Medizin befürchten viele Menschen bei ihrem Durchleben des Sterbeprozesses im Krankenhaus oder Pflegeheim Fremdbestimmung, soziale Isolation und Verlust ihrer Würde. Schließlich verläuft die Verdrängung des Sterbens und des Todes aus der öffentlichen Wahrnehmung parallel zu einer Zunahme an Individualisierung in der Gesellschaft, mit der auch eine soziale Vereinsamung einhergeht. Der hohe Anteil der in Krankenhäusern und Pflegeheimen sterbenden Menschen belegt, dass der Wunsch der meisten Menschen, ihren unvermeidlichen Sterbeprozess würdevoll und geborgen im Kreis der Familie zu durchleben, nicht mehr der Realität entspricht. Deshalb sollen heute die Urängste vor dem eigenen Sterben mit anderen, teilweise sehr rationalen Strategien beruhigt werden.

Ein weiterer Grund für die Verdrängung von Tod und Sterben aus dem Leben ist sicher auch die Vorstellung, Medizin, Technik und Wissenschaft könnten den Menschen (ob Körper und Geist oder nur den Geist) so weit optimieren, dass er tendenziell unsterblich ist – eine technisch-utopische Variante der religiösen Hoffnung auf Unsterblichkeit. Es geht darum, die Kränkung (im doppelten Sinne des Wortes) zu beseitigen, dass wir Menschen biologisch einem Verfallsprozess unterliegen, der irgendwann mit dem Tod des Organismus endet.

Die Schwierigkeit, in unserer Gesellschaft ‚gut' zu sterben, hat nicht zuletzt mit den Unsicherheiten des Sterbeprozesses unter medizinischen, rechtlichen, ethischen und sozialen Aspekten zu tun: Wann ist ein Mensch tot? Wann beginnt das Sterben? Was ist eine das Leben verlängernde – im Unterschied zu einer den Tod aufschiebenden – Maßnahme? Wann macht sich ein Arzt der Unterlassung schuldig und wann ist sein Tun nicht mehr notwendig? Wo liegt die Grenze zwischen passiver und aktiver Sterbehilfe? Wie kann der Wille eines Menschen hinsichtlich seines Sterbewunsches festgestellt und berücksichtigt werden, reicht eine mündliche oder eine schriftliche Willenskundgebung? Kann man davon ausgehen, dass die Verfügung, die in gesunden Tagen geäußert wurde, auch dem Willen des nun nicht mehr artikulationsfähigen kranken Menschen entspricht? Wie weit ist die Verfügung über das ‚eigene' Sterben und die Bestimmung des ‚eigenen' Todeszeitpunktes (nicht im medizinischen, sondern biographischen Sinne) tatsächlich eine individuelle, ‚eigene' Angelegenheit, ein Akt der Selbstbestimmung, und wie weit ist es auch eine Angelegenheit des Umfeldes, der Gesellschaft? Wie weit reicht die Autonomie der Patientin oder des Patienten, wenn zugleich das Ethos der Ärztin bzw. des Arztes oder die Forderung des Rechts betroffen sind?

Die Unsicherheit in diesen Fragen betrifft nicht nur die Sterbenden und ihre Angehörigen, sondern auch die sie umgebenden Systeme und Forschungsfelder wie Krankenhaus, Versicherung, Rechtssystem, Medizin und Ethik. In der Kombination all dieser Faktoren und der allgegenwärtigen Unsicherheit wird Sterben zu einer heiklen und verdrängten Wirklichkeit.

Vom Vertrauen Müssen zum Vertrauen Können...

Der Begriff der Patientenautonomie nimmt dabei in der gesellschaftlichen Diskussion einen besonderen Stellenwert ein. Sie wird im Sinne einer Selbstverfügung des Individuums und eines liberalen Abwehrrechtes des Einzelnen gegenüber paternalistischen Bestrebungen von Institutionen wie Medizin, Staat und Gesellschaft formuliert. Daran ist sicherlich richtig, dass die Frage nach dem Sterben eines Menschen immer eine Angelegenheit dieses Menschen ist und nicht über ihn hinweg von anderen Instanzen verhandelt und entschieden werden darf. Und es ist sicher richtig, dass das in der Geschichte der modernen Medizin häufig genug geschehen ist und immer noch geschieht. In diesem Sinne war es sinnvoll, ja notwendig, dass eine gesetzliche Verankerung der Patientenverfügung umgesetzt wurde und damit dem Recht des Einzelnen einen justiziablen Rang neben der Pflicht des Arztes einräumt, alles zu tun, was in seinen technischen und medizinischen Möglichkeiten steht. Wenn jedoch die Patientenautonomie zum Kern der Menschenwürde erhoben wird, dann besteht die Gefahr, Entscheidendes zu übersehen: Krankheit und auch der Sterbeprozess als *Krankheit zum Tode* (Kierkegaard) sind Momente, in denen der Mensch nicht völlig über sich verfügen kann. Krankheit ist ein Moment der Abhängigkeit und des Vertrauen Müssens – besser: Vertrauen Könnens – auf die Kunst und Sorgfalt anderer.

Der Schriftsteller Milan Kundera hat es ganz lapidar auf den Punkt gebracht: „Bei Zahnschmerzen hört die Philosophie auf." Wer krank ist, unter Schmerzen leidet und auf Rat, Pflege und Therapie angewiesen ist, der ist oft nicht mehr uneingeschränkt Herr oder Frau über die eigene Leiblichkeit, die eigenen Gedanken, Wünsche und Entscheidungen. Es gehört zur Ehrlichkeit in der Debatte, dies offen auszusprechen, ohne dass damit die Würde des Einzelnen in irgendeiner Weise beschädigt wird. Ein recht verstandener ‚Paternalismus' hätte dort seinen guten Sinn, wo ein Mensch sich aufgrund von Krankheit vertrauensvoll in die Fürsorge anderer begeben und damit rechnen kann, dass sein Wille berücksichtigt, mit seinen Ängsten angemessen umgegangen und sein Leben wie sein Sterben in würdiger Weise begleitet werden.

Der Philosoph Robert Spaemann schrieb einst: „Es ist ja wahr, dass das Sterben in unserem Land seit langem menschenunwürdig geworden ist. Es findet immer häufiger in Kliniken statt, also in Häusern, die eigentlich nicht fürs Sterben, sondern fürs Geheiltwerden da sind. In der Klinik wird naturgemäß gegen den Tod gekämpft. Nachdem kranke oder alte Menschen auf alle Art zum Leben gezwungen wurden, bleibt ihnen keine Zeit und kein angemessener Raum mehr, das ‚Zeitliche zu segnen'. Sterberituale verkümmern, Angehörige verdrücken sich, wenn es ernst wird."

Es darf angenommen werden: Wenn sterbenden Menschen dieser angemessene Raum in unserer Gesellschaft zugebilligt würde, stellte sich die Frage nach der Patientenautonomie noch einmal anders. Es ist gut, dass der Wille der Patienten in den zurückliegenden Jahrzehnten justiziablen Rang erhalten hat. Doch die Frage nach einem würdevollen Sterben ist damit noch nicht beantwortet; Würde verbriefen ist das eine, Würde leben das andere.

Sterben und Tod – die Rolle der Medizin

Die Anzahl der in Deutschland Sterbenden hat in den zurückliegenden fünf Jahren signifikant zugenommen. Nachdem in den beiden Jahrzehnten zuvor jährlich etwa 850.000 Menschen, zumeist an Herz-Kreislauf-Erkrankungen oder Krebs, gestorben sind, wurde mit dem Jahr 2021 erstmals die Millionengrenze überschritten, was zum Teil auch auf die SARS-COV-2 Pandemie zurückzuführen ist. Die Allgegenwart der Pandemie hat dazu beigetragen, dass zumindest passager Sterben und Tod stärker in die Wahrnehmung der Bevölkerung getreten sind, nachdem sie seit mehreren Jahrzehnten aus dem Alltag verdrängt wurden. Unverändert wünschen sich etwa 90 Prozent aller Menschen, am liebsten zuhause zu sterben.

Die Wirklichkeit sieht anders aus: etwa 60 Prozent versterben in einem Krankenhaus, weitere 30 Prozent in Alten- und Pflegeheimen. Nur etwa 10 Prozent der Sterbenden verbringen ihre letzten Tage in der eigenen Wohnung oder der von Angehörigen. Die Bedeutung von Familie und Freunden in der Sterbebegleitung tritt also zunehmend in den Hintergrund. Stattdessen wird medizinisches Personal (Ärzte und Pflegekräfte) mehr und mehr in den Sterbeprozess eingebunden.

Umgang mit dem Sterben – Unerfahrenheit und Unbehagen

Schaut man auf manche Ärztinnen und Ärzte, so hat man den Eindruck, dass sie dem Umgang mit Tod und Sterben nicht immer gewachsen sind. Zwar gehören Krankheit und Tod zu einer die Ärzte ständig begleitenden Realität. Dennoch macht der Tod immer wieder

Angst – selbst denjenigen, die täglich mit ihm konfrontiert sind. Und die Ausbildung bereitet in der Regel nur schlecht auf die Sterbebegleitung vor: Der Umgang mit Sterben und Tod spielt im Medizinstudium eine eher untergeordnete Rolle. Gerade junge Ärztinnen und Ärzte fühlen sich deshalb überfordert, wenn sie Sterbende zu betreuen haben. Alle Ärzte haben prägende Erlebnisse mit sterbenden Patienten durchgemacht: emotionaler Stress, Trauer und schwere Betroffenheit, aber auch Hilflosigkeit. Aus Selbstschutz entwickelt das medizinische Fachpersonal daher eine gewisse professionelle Distanz zum Tod und zu Sterbenden. Hinzu kommt die starke Belastung des klinischen Personals: Pflegenotstand und ärztliche Überarbeitung sind hier zwei nur zu geläufige Schlagworte. Dass die Sterbebegleitung überhaupt als ärztliche Aufgabe gesehen wird, ist tatsächlich keine Selbstverständlichkeit, sondern in der jahrhundertealten Geschichte der Medizin und Heilkunst eine recht neue Errungenschaft.

Sterbebegleitung als ärztliche Aufgabe – ein „Novum"

Die hippokratische Tradition, die sich über lange Zeit ausschließlich auf das Heilen und das Lindern von Leid fokussierte, hat einmal definiert, dass es nicht zum Vertragsverhältnis zwischen Ärztin bzw. Arzt und Patientin bzw. Patient gehört, bei den Patienten zu bleiben, wenn eine Behandlung keine Aussicht auf Erfolg hat. In vergleichbarer Weise hat etwa auch schon Sokrates aus anderen Kontexten heraus definiert: „Es gehört nicht zum ärztlichen Handeln den Sterbenden zu begleiten." Die Ärzte haben sich also früher von Sterbenden abgewandt. Erst im aktuellen medizinischen Verständnis hat sich dies grundlegend gewandelt. Bis in die 1990er Jahre war die Sterbebegleitung im überwiegenden Selbstverständnis keine ärztliche Aufgabe. Das war in der arbeitsteiligen Struktur ein Thema für andere Berufsgruppen wie etwa Pfarrerinnen oder Pfarrer. Seit nunmehr ca. 30 Jahren aber versucht die Medizin, sich nun intensiv dem Sterben zu nähern. Das dies ein langer und auch schwieriger Weg ist, liegt in der Komplexität der Sache. Denn wenn Ärztinnen und Ärzte im Zweifel für das Leben und den Lebensschutz argumentieren, dann muss sich jede Patientin und jeder Patient auch darauf verlassen können, dass die Person, der er sich in einem Krankenhaus anvertraut, aus seinem Selbstverständnis niemals auf die Idee käme, ihn auf seinen Wunsch hin zu töten beziehungsweise ihm beim Suizid behilflich zu sein.

Trotz umfangreicher Debatten sucht die Ärzteschaft derzeit noch unverändert eine Integration der grundlegenden Veränderung, mit der sie sich langsam in Richtung Sterbebegleitung bewegt. Dabei kann sie durchaus eine führende Rolle einnehmen: Sowohl unheilbar kranke Menschen, deren Leid nur durch den Tod gelindert werden kann, als auch solche, die aus Angst vor Alter und Einsamkeit ihrem Leben ein Ende setzen wollen, sollten erwarten dürfen, dass ihre Ärztin bzw. ihr Arzt als Wegweiser und Helfer fungiert. Voraussetzungen dafür sind ausreichend Zeit, Zuwendung, Raum und eine eindeutige, verständliche Rechtslage.

Erst mit der Ausformung einer flächendeckenden Palliativmedizin und der so genannten SAPV (spezialisierte ambulante Palliativversorgung) haben sich die Rahmenbedingungen grundlegend geändert. Und dennoch müssen wir bis heute das ambivalente Verhältnis – auch großer Teile der Ärzteschaft – zur Therapiebegrenzung und ärztlichen Sterbebegleitung berücksichtigen. Bis heute bringen nicht zuletzt die großartigen Fortschritte der Medizin es mit sich, dass viele Mediziner unter einem Leistungs- und Erwartungsdruck stehen, Leben zu erhalten. Viele Ärzte empfinden den Tod eines Patienten oft als persönliches Versagen; jemanden in den Tod zu begleiten, das lässt sich schwer als Erfolg „verbuchen". Für Mediziner ist es daher schwierig, den Tod anzunehmen und für den einzelnen einfühlsam zu gestalten.

Es zeichnet sich aber ein Wandel ab. Die Bundesärztekammer und die Deutsche Gesellschaft für Chirurgie haben bereits zur Mitte des letzten Jahrzehnts im ausgehenden Jahrtausend Grundsätze der ärztlichen Sterbebegleitung veröffentlicht. Darin wird deutlich, dass es Aufgabe der Ärzteschaft ist, auch den Unheilbaren und Sterbenden durch menschliche Zuwendung und Linderung von Beschwerden während des Sterbevorgangs beizustehen. Für alle Sterbenden sind menschenwürdige Unterbringung, persönliche Hinwendung, Körperpflege, Lindern von Schmerzen, Atemnot und Übelkeit und Stillen von Hunger und Durst unverzichtbar vorgeschrieben. Die Grundsätze zur ärztlichen Sterbebegleitung machen auch deutlich, dass Maximalversorgung nicht immer notwendige Therapie von Kranken im Endstadium sein muss. Die Entscheidung über die angemessenen Maßnahmen ist dennoch nicht immer einfach.

Zwischen Moral und Machbarkeit

Jeder medizinische Fortschritt macht es schwieriger, zwischen der Machbarkeit und der Notwendigkeit einer ärztlichen Maßnahme zu unterscheiden. Auf der einen Seite stehen die Verheißungen und Hoffnungen der Spitzenmedizin und der Wunsch, nichts, was menschenmöglich war, nicht auch ausgeschöpft zu haben. Auf der anderen Seite ist nicht alles, was technisch machbar ist, auch moralisch geboten. Das findet sich in der weit verbreiteten Angst vor der Apparate- und Schläuche-Medizin wieder. Wie lange soll der Tod mit allen Mitteln bekämpft werden – und wann soll man das Sterben zulassen? Letztlich ist eine Besinnung darauf notwendig, wie man dem Patienten seinen „eigenen Tod" ermöglichen kann. Der Sterbeprozess darf nicht einfach als ein technisches Problem gesehen werden.

Professionelle Sterbebegleitung: Palliativmedizin und Hospiz

Der Nationale Ethikrat hat sich bereits 2005 in seiner Stellungnahme *Selbstbestimmung und Fürsorge am Lebensende* dafür ausgesprochen, das Angebot an Aus- und Fortbildungen für Ärzte und Pflegende im Umgang mit schwerkranken sowie sterbenden Menschen zu verstärken. Und seit Anfang der 1990er Jahre gibt es sogar eine ärztliche Fachrichtung, die sich dieser Aufgabe verschrieben hat: *Die Palliativmedizin.* Sie widmet sich Patienten mit einer unheilbaren Erkrankung und begrenzter Lebenserwartung. Sie strebt nicht die Heilung des Patienten an: Hauptziel ist die Verbesserung der Lebensqualität. Die medizinische Betreuung soll gleichzeitig intensive menschliche Zuwendung zulassen. In der Praxis sind palliativmedizinische Maßnahmen besonders erforderlich bei Krebsleiden, AIDS oder auch schweren Erkrankungen des Nervensystems. Für die palliative Behandlung ist ein umfassendes Team notwendig, zu dem Ärzte und Pflegepersonal,

Sozialarbeiter, Psychologen und Seelsorger gehören. In der Bundesrepublik wurde 1983 in Köln die erste Palliativstation eröffnet; heute gibt es ca. 350 Palliativstationen und ca. 250 Hospize in Deutschland. Eine ausreichende Versorgung aller bedürftigen Patienten ist aber mit den derzeit zur Verfügung stehenden Palliativbetten dennoch nicht zu gewährleisten. Etwa 17000 Menschen versterben jährlich auf Palliativstationen, das ist ein verschwindend geringer Teil der Sterbenden. Etwa doppelt so viele versterben in stationären Hospizen und 35.000 Patienten werden durch ambulante Hospizdienste versorgt. Was Hoffnung gibt: Die Zahl von Palliativstationen und Hospizen steigt weiter.

Sterbebegleitung – Herausforderungen der Zukunft

Es wird deutlich, dass wir über das Sterben und die Bedürfnisse von Sterbenden noch vieles lernen müssen. So müssen wir die Zeit des Sterbens als sinnvollen Lebensabschnitt verstehen lernen: Sie kann als letzte Gelegenheit genutzt werden, um Dinge zu ordnen, Vorhaben abzuschließen, sowie mit Mitmenschen, mit dem Glauben ins Reine zu kommen. Selbstverständlich wissen wir, dass leider nicht jede Sterbephase diese Erlebnisqualitäten hat. Viele Krankheiten gehen auch mit Orientierungslosigkeit und Verwirrung einher, die dann, wie auch Bewusstlosigkeit oder Koma, ein bewusstes Abschiednehmen verhindern können. Grundvoraussetzung ist für medizinisches Personal das Gebot, Sterben nicht als „Betriebsunfall" oder zu verdrängendes Erlebnis des eigenen Versagens zu sehen. Gleichzeitig darf in einem Gesundheitssystem, das unter Kostendruck geraten ist, nicht an der Pflege und Zuwendung der schwächsten Glieder, der Kranken und Sterbenden gespart werden – denn nur so zeigt sich die Menschlichkeit einer Gesellschaft.

Während die Gesundheit heute Voraussetzung für das Bestehen in einer durch Konkurrenz gekennzeichneten sozialen Situation ist, kann das Verständnis dessen, was als Kranksein angesehen wird, sehr unterschiedlich ausfallen: In der kulturellen Vorstellung bedeutet Krankheit eine Störung übergreifender Art. Mit übergreifender Art ist gemeint, dass nicht nur die körperlichen Aspekte dazugehören, sondern, dass auch zum Beispiel seelische Momente eine wichtige Rolle spielen.

Dass auch ökologische und soziale Faktoren krankheitsauslösend sein können, gehört schon zu den Erkenntnissen Rudolf Virchows. Der Hannoveraner Internist und Philosoph Fritz Hartmann unterscheidet zwischen dem *homo patiens* und *homo compatiens*. Als gesund charakterisiert er einen Menschen, der mit oder ohne nachweisbare Mängel seiner Leiblichkeit allein oder mithilfe anderer dazu fähig ist, seine persönlichen Anlagen und Lebensentwürfe so zu verwirklichen, dass er am Ende sagen kann: Dies war mein Leben, meine Krankheit, mein Sterben. Der homo compatiens -das Gegenüber in Pflege und Medizin – hat die Aufgabe, als Mitfühlender und Geduldiger dem Erleidenden und Erduldenden Hilfestellung zu geben.

So ist denn auch der erste Satz des Genfer Ärztegelöbnisses in Fortschreibung des hippokratischen Credos formuliert als: „Die Gesundheit der Patienten wird meine erste Sorge sein." Christus als Heilender, als derjenige, der sich den Entrechteten, den Hilflosen, den Kranken, Schwachen und Alten vordringlich zugewandt hat, hat dieses Prinzip neu begründet, hat aus dem Wohlwollensprinzip die Hinwendung zum leidenden Menschen geformt und damit ärztliches Handeln unveränderlich geprägt. Das begründende ethische Prinzip ist das der Nächstenliebe, so wie es sich in der Bergpredigt in der Formulierung findet: Alles nun, was Ihr wollt, dass Euch die Leute tun sollen, das tut ihnen auch! (Matthäus 7, 12). In der kritischen Philosophie Kants wird hieraus der kategorische Imperativ auch in der Formulierung – Kant spricht von einer praktischen Notwendigkeit, die sich aus der Forderung der Vernunft ableitet. Sie ist Ausdruck der „Autonomie der praktischen Vernunft" und zeigt die Freiheit des Einzelnen.

Nächstenliebe und Mitmenschlichkeit werden zu konstituierenden Elementen der menschlichen Existenz, zur Richtschnur medizinethischen Verhaltens und formen damit das Menschenbild in der Arzt-Patient-Beziehung. Die Medizin wird als Mittel, dem Nächsten zu dienen, gesehen. Ärztliche Therapiefreiheit im wohlverstandenen Sinne findet hier ihren Ursprung. Das Leben wird verstanden als ein Geschenk, nicht im Sinne eines einmaligen Aktes, sondern als ein sich immer wiederholender Prozess – wissend, dass naturgemäß der äußere Mensch verfällt, während, wie Paulus es beschreibt, der innere sich von Tag zu Tag erneuert: „Denn was sichtbar ist, dass ist vergänglich, das Unsichtbare ist ewig" (2. Korinther 4,18).

Die Entwicklungen moderner Naturwissenschaften haben die Praxis des medizinischen Handelns bei Diagnose und Therapie grundsätzlich verändert. Die Frage aber stellt sich, ob sich dadurch der ärztliche Behandlungsauftrag oder gar das Bild der Patientin und des Patienten und der Ärztin, des Arztes gewandelt haben.

Die Diskussion um gentechnologische Entwicklungen, die Stammzellforschung oder die Präimplantationsdiagnostik stellen den vorläufigen Höhepunkt dieser Anfrage dar: Gibt es einen Wertewandel in den Rollen von Arzt und Patient?

Die sogenannte Mechanisierung der ärztlichen Theorie und Praxis hat nicht mit Gentechnik und Stammzellforschung begonnen, aber sie steht in einem Zusammenhang mit dem engsten Fortschritt medizinischer Wissenschaft und Technik: Was den Fortschritt getragen hat, hat auch die Gefährdung gebracht.

Die von Descartes nicht unwesentlich beeinflusste Vorstellung, dass der Mensch als eine hoch differenzierte Apparatur zu verstehen sei, war und ist für das wissenschaftlich-medizinische Denken eine große Versuchung.

An den Grundprinzipien des Lebens verändert sich dadurch aber nichts. Die heute divergent diskutierten Darstellungen menschlichen Selbstverständnisses gehen auf eine andere Veränderung zurück: Francis Bacon und David Hume waren es, die eine zunehmend anthropozentrische Sichtweise des Denkens mit dem Empirismus einführten. Sie haben damit das bürgerliche Selbstverständnis und besonders auch das Selbstverständnis der angelsächsischen Wissenschaft nachhaltig geprägt. Die anthropozentrische Weltanschauung war die ideologische Selbstrechtfertigung des die Welt erobernden, die Natur ausbeutenden und sich selbst in eine Gott ähnliche Position befördernden europäischen Mannes des 19. und 20. Jahrhundert.

Die Veränderung des ärztlichen Behandlungsauftrages und die Rolle der Ärztinnen und Ärzte

Besonders die Rolle der Ärzteschaft steht im Blickpunkt der aktuellen Diskussionen um die Veränderungen der ärztlichen Sterbebegleitung.

Um deren Selbstverständnis und deren daraus resultierende Situation zu verstehen, muss der medizinische Behandlungsauftrag sowie das Verhältnis der Ärzteschaft zum Tod beleuchtet werden.

Der medizinische Behandlungsauftrag beruht auf einer Jahrhunderte alten Tradition der Hinwendung zum und der Heilung des Menschen. Der führenden Transplantationsmediziner in Deutschland im letzten Jahrhundert, Professor Rudolf Pichlmayr, hat das ärztliche Selbstverständnis kurz vor seinem Tod 1997 wie folgt formuliert: „Es gibt heute also in der Ärzteschaft eine Grundeinstellung, in der die offensichtlich auch heute vom sogenannten Zeitgeist ja häufig als altmodisch angesehenen Tugenden wie Pflichterfüllung, außergewöhnlicher Einsatz, Hinwendung zum Menschen, Nächstenliebe oder Leben für eine Aufgabe noch gelten."

Allerdings hatte die Medizin bis weit in das 19. Jahrhundert aufgrund fehlender Möglichkeiten hinein relativ geringe Wirksamkeit erzielt. Erst mit dem technischen und medizinischen Fortschritt ist es gelungen, den medizinischen Behandlungsauftrag konsequent zu erfüllen. Dieser bezieht sich darauf, das Leben eines Menschen zu erhalten, neue Technologien zu entwickeln, das Leben zu verlängern und immer neue Situationen, die früher nicht behandelbar waren, behandeln zu können. Die zweifellos großen und großartigen Erfolge der modernen Medizin haben aber in Bezug auf das Lebensende zur Folge, dass es durchaus Mediziner gibt, die mit dem Sterben Schwierigkeiten haben. So wird es nicht selten als eine persönliche Niederlage angesehen, wenn ein operativer Eingriff nicht den gewünschten Erfolg bringt, wenn die medikamentöse Therapie keine Heilung, sondern Komplikationen nach sich zieht oder wenn trotz aller technischen Aufwendungen keine Erklärung für eine schwerwiegende Erkrankung gefunden wird. Die Spezialisierung birgt dabei in sich die Gefahr, Patienten dann aus dem eigenen Fachbereich zu verlegen, weil die kurative Expertise nicht den gewünschten Erfolg bringt. Auf der anderen Seite fragen sich Patientinnen und Patienten, ob Behandlungen wirklich notwendig sind oder vielleicht doch eher dadurch motiviert sind, dass Mediziner nicht akzeptieren können, dass ein Leben zu Ende geht oder gar aus ökonomischen Motiven handeln. Auch hier erwächst der Wunsch nach Selbstbestimmung und der Kontrolle über das eigene Sterben. Kontrolle ersetzt dann das fehlende Vertrauen in den Arzt und in seine Bereitschaft, dem Patienten die Unterstützung und die Begleitung zu gewähren, die ihm im Moment des Sterbens wirklich wichtig sind.

Gesellschaftliche Verantwortung und Selbstbestimmung

Die kulturelle Dominanz von Selbstbestimmung in modernen Gesellschaften darf nicht darüber hinwegtäuschen, dass Sterben keine rationale Angelegenheit ist, die man nach Belieben kontrollieren und steuern kann. Moderne rationale Gesellschaften, die sich vielfach stark an ökonomischen Zielen orientieren, kommen daher in der Praxis mit ihren Erklärungsversuchen und Lösungsansätzen bei diesem Thema immer wieder an ihre Grenzen. Denn die rationale Grundannahme, dass Kontrolle immer besser sein soll als Vertrauen, ist falsch. Das gilt nicht nur, aber insbesondere auch für das Sterben. Denn ein Mensch stirbt nur dann im Frieden mit sich (und mit Gott), wenn er noch in den letzten Stunden dazu in der Lage war, zu realisieren, dass er mit gutem Grund vertrauen kann. Dementsprechend ist es auch nicht verwunderlich, dass viele Patientinnen und Patienten in der präterminalen Phase bei entsprechender Betreuung in dieser Hinsicht noch einmal sehr positive Erfahrungen machen können.

Zur gesellschaftlichen Verantwortung gehört auch eine breite Akzeptanz dafür, dass Räume für die Sorgen, Ängste und Nöte von sterbenden Menschen geschaffen werden. Das sind auf der einen Seite physikalische Räume in Krankenhäusern und Pflegeheimen, in denen das Abschiednehmen in einer würdigen Umgebung möglich ist. Das sind aber auch die zeitlichen Freiräume, nicht zuletzt in der Pflege und der Medizin, die ausreichend Spielraum für die Hinwendung zum Menschen bieten müssen. Das Hospiz- und Palliativgesetz ist dazu ein erster und wichtiger Schritt, diese Räume zu schaffen.

Ziel muss es sein, gesamtgesellschaftlich einen selbstverständlicheren Umgang mit dem Sterben und individuell mit dem eigenen Tod zu finden. In Verbindung mit dem Ausbau der Hospizarbeit und Palliativmedizin geht es darum, den Menschen individuell, aber auch der Gesellschaft in ihrer Gesamtheit, die Angst vor dem Sterben bewusst zu machen und somit den Umgang damit zu erleichtern. Speziell angesichts der SARS-CoV-2 Pandemie und den zum Teil gravierend veränderten Rahmenbedingungen des Sterbens braucht es zudem eine intensive Debatte mit den Hinterbliebenen und denjenigen in unserer Gesellschaft, die zum Teil traumatische Erlebnisse bei der Verabschiedung ihrer Liebsten erdulden mussten.

Eine neue Kultur des letzten Lebensabschnitts braucht keine neuen Gesetze. Sie braucht Zeit und Zuwendung. Und einen Rahmen, der dies fördert. Das Hospiz- und Palliativgesetz bietet diesen Rahmen für die Begleitung der Sterbenden. Dabei kann es legitim sein, dass Angehörige oder sogar vertraute Fremde einem Schwerkranken Hilfe leisten, um selbständig aus dem Leben zu scheiden. Ärztliches Handeln hingegen darf niemals über Sterbebegleitung hinausgehen. Eine Veränderung dieser Situation würde zu einem massiven Vertrauensverlust zwischen Patienten und Ärzteschaft führen und bestehenden Ängsten zusätzlich Vorschub leisten. Selbstbestimmung ist in Zusammenhang mit dem eigenen Sterben in gewisser Weise auch eine Fiktion. Dies liegt in der biologischen, psychologischen und spirituellen Natur des Menschen. Dem Versuch, diesen Widerspruch aufzulösen, in dem man der Ärzteschaft Pflichten hinsichtlich der Assistenz zum Suizid auferlegt, sollte daher energisch widersprochen werden.

Darüber hinaus gibt es einen weiteren Grund, den man in dieser Diskussion in Deutschland in jedem Fall beachten muss: Gerade aus medizinischer Sicht steht sogenannte Sterbehilfe im Kontext der Perversionen während des nationalsozialistischen Unrechtsregimes. Ärzte haben grausam und unter fadenscheinigen Argumenten Menschen zu Tode gebracht und das Ganze euphemistisch als Euthanasie bezeichnet. Eine solche Historie einer Gesellschaft – davon bin ich fest überzeugt – kann man nicht einfach mit drei oder vier Generationen ausblenden. Das hat Auswirkungen bis in meine, bis in die Generation meiner Schülerinnen und Schüler. Wer sich hier in Deutschland mit diesem Thema auseinandersetzt und Stellung bezieht, sieht den Bereich des Sterbens und der Medizin in einem ganz anderen Spannungsverhältnis, als es in den Niederlanden oder auch in England geschieht. Dort ist der Begriff Euthanasie völlig unbelastet, ein absolut positiv besetzter Begriff. Ebenso in Amerika. In Deutschland kann man den Begriff nicht mehr gebrauchen, auch nicht mehr in einer vielleicht angemessenen Art und Weise seines griechischen Ursprungs.

So braucht es in diesem Bereich stets eine eindeutige Rechtslage. Veränderungen sind nur sehr begrenzt notwendig und hilfreich, zum Beispiel beim Verbot organisierter oder kommerzialisierter Sterbehilfe. Nicht vermeintlich gesetzlich organisierbare Kontrolle, sondern eine neue Kultur des Vertrauens im Arzt-Patienten-Verhältnis sollte das Gebot der Stunde sein. Um dahin zu kommen, ist es gut, dass in Deutschland darüber diskutiert wird, um einen Weg für die Zukunft zu finden.

Die moderne Palliativmedizin und die sich weiterverbreitenden Angebote zur Hospizbetreuung sind Hoffnungsschimmer in einer unverändert schwierigen gesellschaftlichen Lage. Diese Entwicklungen haben es möglich gemacht, dass heute in immer mehr Fällen die bestmögliche Lebensqualität und die Unterstützung der Angehörigen realisiert wird und somit eine persönliche Annahme des Schicksals in aller Regel auch möglich wird. So kann zum Auftakt dieses Buches für die Lesenden resümiert werden, dass die Entwicklung gerade in einer definierten Region wie dem Ruhrgebiet eine glänzende Möglichkeit ist, im Rahmen des Friedens für den Einzelnen uns auch sichtbar besser aufzustellen für einen Frieden im Großen.

Sterben als ein Teil des Lebens – Selbstverständnis und Aufgaben der modernen Palliativversorgung

von Lukas Radbruch, Marta Przyborek & Birgit Jaspers

„Du bist wichtig, weil du eben du bist, und du bist wichtig bis zum Ende deines Lebens. Wir werden alles tun, damit du nicht nur in Frieden sterben, sondern bis zum Tod leben kannst." (Cicely Saunders)

Wann und wie sterben wir?

Aufgrund der bahnbrechenden Entwicklung der modernen Medizin und der besseren medizinischen Versorgung in den letzten 150 Jahren hat die Lebenserwartung in Deutschland kontinuierlich zugenommen. Das Statistische Bundesamt gibt als Lebenserwartung eines neugeborenen Jungen 79 Jahre, für ein Mädchen 83 Jahre an (Destatis 2022a). Dabei besteht in der Bevölkerung normalerweise die Erwartung, dass man dieses hohe Alter gesund und fit genießen kann. Gesellschaftlich ist der rüstige Senior, der sein Leben alleine oder mit den Enkelkindern genießt, die vorgehaltene Norm, die auch in den Medien hochgehalten wird.

Damit im Zusammenhang stehen geänderte Vorstellungen davon, was ein guter Tod ist. In der politischen und gesellschaftlichen Diskussion um die 2015 verabschiedeten Gesetzesentwürfe zur Hospiz- und Palliativversorgung und zur Suizidhilfe zeigte sich dies deutlich. Die Diskussion wurde bestimmt von der Angst, unter Schmerzen, mit Luftnot oder anderen belastenden Symptomen und abhängig von anderen Menschen sterben zu müssen. Der „Qualtod" wurde von Politikern als Begründung für die Forderung nach ärztlich assistiertem Suizid genannt. Qualvoll sterben, verrecken an einer Krebserkrankung, langes Siechtum im Alter oder der Verlust der geistigen Fähigkeiten und damit der Kontrolle bei Demenz sind Schreckgespenster beim Sterben, die unbedingt vermieden werden sollen.

Die Frage nach einem guten Tod wird deshalb von vielen Menschen mit der Vorstellung des Sekundentods beantwortet, also ohne Vorwarnung. Aus vollem Wohlbefinden, vor allem aber auch aus voller Leistungsbereitschaft heraus plötzlich tot umfallen – möglichst natürlich erst im hohen Alter und ohne vorher zu leiden.

Dies steht aber im Gegensatz zur statistischen Erwartung. In Deutschland stehen Herz-Kreislauf-Erkrankungen an der ersten Stelle der Todesursachen, gefolgt von Krebserkrankungen auf dem zweiten Platz. Zusammen stellten diese beiden Diagnosegruppen in Deutschland 58 Prozent aller Todesursachen im Jahr 2020 (Destatis 2022b).

Diese Erkrankungen haben aber oft einen langwierigen Verlauf. Mit der zunehmenden Lebenserwartung werden deshalb nicht nur gesunde Jahre gewonnen, sondern auch mehr Jahre mit chronischen Krankheiten und mit Siechtum. Damit wird das Sterben aus dem familiären Umfeld entfernt und ins Pflegeheim oder Krankenhaus verlagert. In Deutschland war 2014 der Sterbeort bei 47 Prozent aller Todesfälle das Krankenhaus. Bundesweit ist der Anteil der Sterbenden, die bis zum Tod in der eigenen häuslichen Umgebung verbleiben können, nicht erfasst. In einer Studie aus Westfalen starben im Jahr 2011 nur 23 Prozent zuhause, aber 51 Prozent im Krankenhaus, 19 Prozent in Pflegeheimen und 6 Prozent auf Palliativstationen oder in stationären Hospizen (Dasch et al. 2015).

Entwicklung der Hospiz- und Palliativbewegung

Die Hospiz- und Palliativbewegung hat sich aus einem tiefen Unbehagen mit dieser zunehmenden Medikalisierung des Lebensendes heraus entwickelt. Angestoßen durch die Arbeit von Cicely Saunders in England, die 1967 das St. Christopher's Hospice in London als erste moderne Einrichtung der Palliativversorgung gründen konnte, entstanden in Deutschland seit Anfang der 1980er-Jahre die ersten Hospize und Palliativstationen. Mit dem Auf- und Ausbau der Palliativversorgung in Deutschland in den letzten 20 Jahren ist mittlerweile die Schwelle von der Pionierphase zur Regelversorgung überschritten. Im internationalen Vergleich wird die Entwicklung der Palliativversorgung in Deutschland auf dem obersten Niveau eingestuft (Worldwide Palliative Care Alliance 2020). Erleichtert wurde die Entwicklung der Palliativversorgung in Deutschland durch eine Reihe von Änderungen in den gesetzlichen Rahmenbedingungen (Cremer-Schaeffer/Radbruch 2012; Maetens et al. 2017). Das Hospiz- und Palliativgesetz vom Dezember 2015 beinhaltet eine ganze Reihe von weiteren kleinen Schritten zu einer besseren Palliativversorgung, zum Beispiel eine bessere Regelung der Finanzierung von Palliativdiensten oder die Verpflichtung von Pflegeeinrichtungen, ihren Bewohnern eine gesundheitliche Vorsorgeplanung anzubieten.

Mit dem stetigen Ausbau der Versorgung waren im Wegweiser Hospiz- und Palliativversorgung Deutschland zum Jahresende 2020 in Krankenhäusern insgesamt 337 Palliativstationen mit 2801 Betten und 245 stationäre Hospize mit 2490 Betten gemeldet. Für die spezialisierte ambulante Palliativversorgung (SAPV) waren im Wegweiser 312 SAPV-Teams in Deutschland aufgelistet (Wegweiser Hospiz- und Palliativversorgung Deutschland 2022).

Die Gesamtzahl der ehrenamtlichen Mitarbeiter in den mehr als 1440 ambulanten Hospizdiensten in Deutschland wird auf zwischen 40.000 und 80.000 geschätzt. Diese Ehrenamtlichen begleiten nicht nur Schwerkranke und Sterbende und bieten den Angehörigen Trauerbegleitung an, sondern sie reden auch mit ihren Familien, Freunden und Arbeitskollegen über diese Tätigkeit und die erlebten Erfahrungen, die sie damit gewinnen. Die Hospizbewegung kann mit diesem enormen gesellschaftlichen Engagement ihren Anspruch als Bürgerbewegung erfüllen.

Aufgaben

Die Pioniere der Hospiz- und Palliativversorgung sahen von Anfang an die Aufgabe darin, Leid zu lindern und eine möglichst hohe Lebensqualität bis an das Lebensende zu erhalten. In der Definition der Weltgesundheitsorganisation von 2002 sind die vier wesentlichen Säulen für diese Aufgaben benannt: Symptomlinderung sowie die

Unterstützung bei psychischen, sozialen und spirituellen Problemen (Sepulveda et al. 2002).

In dem Weißbuch der European Association for Hospice and Palliative Care wird eine Reihe von gemeinsamen Grundwerten wie Patientenautonomie oder Würde dargestellt, die zusammen die Philosophie der Palliativversorgung darstellen (Radbruch et al. 2009). Dazu gehören die Anerkennung und Respektierung jedes Patienten als autonomes und einzigartiges Individuum. Patienten sollen darin bestärkt werden, Entscheidungen zu ihrer Versorgung selbst zu treffen. Die individuelle Würde wird von jedem Patienten mit eigenen Schwerpunkten und Prioritäten besetzt, und ein respektvoller, offener und sensibler Umgang mit Respekt und Einfühlungsvermögen gegenüber persönlichen, kulturellen und religiösen Werten, Glaubensinhalten und Gewohnheiten kann hilfreich sein, damit Patienten ihre Würde erleben und erfahren können. Zur Philosophie gehört auch die Begleitung und Behandlung in einem multiprofessionellen und interdisziplinären Team sowie in einer partnerschaftlichen Beziehung mit dem Patienten und seinen Zugehörigen, und das wiederum bedingt einen sehr hohen Stellenwert der Kommunikation im Behandlungsteam wie auch mit Patienten und Zugehörigen. Auch eine intensive Öffentlichkeitsarbeit ist Teil der Philosophie mit dem Ziel, die öffentliche Diskussion zu Sterben und Trauer zu fördern und damit zukünftigen Generationen die Angst zu diesen Themen zu nehmen. Palliativversorgung betrachtet den Patienten und sein soziales Umfeld mit Familie oder anderen Zugehörigen als Einheit, und sieht ihre Aufgabe konsequenterweise auch in der Trauerbegleitung der Zugehörigen nach dem Versterben des Patienten.

Konzeptionelle Expansion

In der Anfangszeit war die moderne Palliativversorgung auf das Lebensende und auf Patienten mit Tumorerkrankung fokussiert. In Großbritannien hatte sich der Bezug von „Palliative Care" sogar so sehr auf Tumorerkrankungen eingeschränkt, dass zeitweilig der Begriff der Versorgung am Lebensende (End-of-life Care) neu eingeführt wurde, damit Patienten, Angehörige und Behandler darunter auch die Palliativversorgung bei anderen lebenslimitierenden Erkrankungen außer Tumorerkrankungen verstehen würden (Department of Health 2008). In einer repräsentativen Erhebung sind vor zwanzig Jahren nur drei Prozent der Patienten wegen einer anderen als einer Tumorerkrankung auf den deutschen Palliativstationen versorgt worden.

Erst langsam hat sich die Notwendigkeit der Palliativversorgung auch für andere Patientengruppen durchgesetzt. Mittlerweile werden auch Patienten mit fortgeschrittenen Herz-, Lungen- oder Nierenerkrankungen oder mit neurologischen Erkrankungen in den Einrichtungen der Palliativversorgung betreut. Ebenso wird eine Palliativversorgung bei multimorbiden älteren Menschen oder bei Menschen mit Demenz diskutiert, wenn auch nicht immer in die Praxis umgesetzt.

Mit der aktuellen Covid-19-Pandemie wurde die Diskussion um die Zielgruppe der Palliativversorgung akut erweitert. In der Pandemie wurde schnell klar, dass nicht nur für die Patienten, die wegen einer anderen Erkrankung ohnehin eine Palliativversorgung benötigen, plötzlich aufgrund der Schutz- und Isolierungsmaßnahmen der Zugang zu dieser Versorgung massiv beeinträchtigt war, sondern es wurde deutlich, dass ein Teil der Patienten mit Covid-19 ebenfalls eine Palliativversorgung benötigte. In Deutschland konnte glücklicherweise eine Triage vermieden werden, aber es gab durchaus Patienten, die eine Krankenhaus- oder Intensivbehandlung trotz Covid-19-Infektion ablehnten und dann eine Symptomlinderung zum Beispiel von Luftnot, Unruhe oder Angst benötigten (Nehls et al. 2020).

In diesem Zusammenhang ist der Hinweis interessant, dass in Afrika und Asien unzählige Hospiz- und Palliativdienste als Teil der Kampagnen gegen die HIV/AIDS–Epidemie entwickelt wurden. In den afrikanischen Ländern wird erst mit der Eindämmung dieser Epidemie langsam zunehmend diskutiert, dass es neben den vielen Patienten mit HIV/AIDS oder mit Tuberkulose auch viele Patienten mit fortgeschrittenen Tumorerkrankungen gibt, die eine Palliativversorgung benötigen (Powell et al. 2017).

Die zweite konzeptionelle Ausweitung der Palliativversorgung erfolgte auf der Zeitachse des Krankheitsverlaufs. Während ursprünglich die Versorgung am Lebensende im Vordergrund stand, wird mittlerweile für eine frühe Integration der Palliativversorgung geworben (Hui/

Bruera 2016; Gaertner et al. 2015; Gaertner et al. 2011). Bei Patienten mit Tumorerkrankung sollte zumindest ab einer Metastasierung eine Palliativversorgung angeboten werden. Bei Patienten mit anderen Erkrankungen, die oft mit einem langsamen, sich kontinuierlich verschlechternden Verlauf einhergehen, ist die frühe Integration mindestens genauso wichtig. Bei manchen Erkrankungen, wie zum Beispiel der amyotrophen Lateralsklerose, wird sogar empfohlen, bereits zum Zeitpunkt der Diagnosestellung eine Palliativversorgung anzubieten, da es keinen kurativen Ansatz gibt und die Krankheit sicher in wenigen Jahren zum Tode führen wird. Auch hier sind allerdings deutliche Barrieren bei Patienten, Angehörigen und Behandlern zu überwinden, damit ein solches Angebot akzeptiert werden kann.

Mit der konzeptionellen Ausweitung sowohl im Spektrum der behandelten Erkrankungen wie der Zeitachse kommen aber auch Probleme der Abgrenzung auf. Dies wurde im Rahmen einer Konsentierung einer neuen, überarbeiteten Definition der Palliativversorgung der International Association for Hospice and Palliative Care (IAHPC) deutlich. Die neue Definition der IAHPC lautet: Palliativversorgung ist die aktive und umfassende Versorgung von Menschen jeden Alters mit schwerem gesundheitsbezogenen Leiden infolge schwerer Erkrankung und insbesondere von Menschen nahe am Lebensende. Sie zielt auf eine Verbesserung der Lebensqualität von Patienten, deren Familien und pflegenden Angehörigen ab (Radbruch et al. 2020). Diese neue Definition wechselt von der Vorbedingung einer lebenslimitierenden Erkrankung zu dem Konzept von schwerem gesundheitsbezogenen Leid – und damit von einer zeitlichen Prognose auf eine bedürfnisorientierte Sichtweise und von einer krankheitsorientierten zu einer personenzentrierten Perspektive, bei der die Betroffenen selbst Ausmaß und Umfang ihrer Bedürfnisse festlegen können.

In allen Phasen des Konsensprozesses wurde jedoch klar, dass die Teilnehmenden deutlich unterschiedliche Vorstellungen und Interpretationen des Konzeptes der Palliativversorgung vertraten. Die Spannbreite reichte von Experten, die Palliativversorgung als Mittel zur Linderung allen Leids ansahen (zum Beispiel auch für postoperative Schmerzen), zu solchen, die Palliativversorgung als Aufgabe für Menschen mit sehr geringer verbleibender Lebenszeit sahen. Ebenso wurde der Begriff der schweren Erkrankung, der neu in die Definition aufgenommen war, von allen Seiten kritisiert. Von einigen Teilnehmern wurde der Begriff kritisiert, weil damit Personen mit weniger schwerer Erkrankung von einer Palliativversorgung ausgeschlossen würden, während andere Teilnehmer ihn ablehnten, weil dadurch der Bereich der Palliativversorgung zu sehr ausgedehnt würde, und in der Folge Dienstleister, Entscheidungsträger und Geldgeber verwirrt würden. Die Diskussion zeigte deutlich, dass in den Entwicklungsländern ein konzeptionell breiter Begriff von hoher Bedeutung ist.

Integration ins Gesundheitssystem

Parallel zu den konzeptionellen Veränderungen wird eine zunehmende Integration der Palliativversorgung im Gesundheitssystem angestrebt. In den internationalen Organisationen gehen die Anstrengungen dahin, neben Prävention, Kuration und Rehabilitation auch die Palliation als vierte Säule der Gesundheitsversorgung zu etablieren, zum Beispiel in den nachhaltigen Entwicklungszielen (Sustainable Development Goals, SDG) der Weltgesundheitsorganisation (World Health Organization 2015). Zumindest in einzelnen Bereichen ist dies auch erfolgreich (Pettus et al. 2019; World Health Organization/United Nations Children's Fund 2018; World Health Assembly 2014).

Auf der nationalen Ebene ist in Deutschland diese Integration schon weit vorangeschritten. In der S3-Leitlinie für die Palliativversorgung von Patienten mit einer nicht heilbaren Krebserkrankung wurden nicht nur zur Symptomlinderung, sondern auch zu Kommunikations- oder Versorgungsstrukturen umfangreiche Empfehlungen veröffentlicht (Deutsche Gesellschaft für Palliativmedizin 2019). Für die meisten Bereiche der allgemeinen wie auch der spezialisierten Hospiz- und Palliativversorgung bestehen Finanzierungsmöglichkeiten im Rahmen der gesetzlichen Krankenversicherung. Allerdings gibt es teilweise deutliche regionale Unterschiede. Die Regelungen zur SAPV unterscheiden sich zum Beispiel stark zwischen den Bundesländern bzw. den Bereichen der Landesärztekammern. So sind in der Region Westfalen-Lippe unter einem anderen Vertragskonstrukt 13 Konsiliardienste mit vergleichbaren Aufgaben zu den SAPV-Teams tätig. Ein bundeseinheitlicher Rahmenvertrag für die SAPV wird seit längerem verhandelt, bislang allerdings erfolglos.

Palliativversorgung ist auch im akademischen Bereich mittlerweile als vollwertiger Teil der Gesundheitsversorgung akzeptiert worden. Lehrstühle für Palliativmedizin existieren an zehn medizinischen Fakultäten, und Forschungsförderung und Publikationen aus dieser Forschung haben in den letzten Jahren deutlich zugenommen.

Mit der zunehmenden Integration in das Gesundheitssystem entsteht aber auch Druck, sich den Regelkriterien dieses Systems zu unterwerfen. Damit ist mittlerweile nicht mehr nur die Lebensqualität von Patienten und Angehörigen, sondern auch die wirtschaftliche Entwicklung der Einrichtung von Bedeutung. Palliativstationen, Palliativdienste und SAPV-Teams sind genauso dem internen Leistungs- und Kostendruck unterworfen wie alle anderen Bereiche und Abteilungen. Wenn das Ergebnis nicht stimmt, wird Personal abgezogen oder die Station wieder geschlossen. Die gute Versorgung der Schwerstkranken und Sterbenden durch ein solches Angebot ist nicht mehr moralisches Anliegen wie in der Pionierphase, sondern Teil des wirtschaftlichen Zweckbetriebs. Unter den Einrichtungen entsteht Konkurrenzdruck, so ist zum Beispiel in vielen Bundesländern die Zahl der SAPV-Teams in den letzten fünf Jahren tendenziell rückläufig als Zeichen eines wachsenden Konkurrenzdrucks unter den Teams (Radbruch et al. 2022).

Ebenso entsteht Konkurrenz zwischen der allgemeinen und der spezialisierten Palliativversorgung. Indem der Deutsche Ärztetag beschlossen hatte, die zur Erlangung der Zusatzbezeichnung bisher erforderliche Weiterbildungszeit zu streichen und durch alleinige Weiterbildung in Kursen zu ersetzen, wurde Ärzten der Zugang zur allgemeinen Palliativversorgung erleichtert, ohne eine 6- oder 12-monatige Weiterbildungszeit in einer spezialisierten Einrichtung absolvieren zu müssen (Maier et al. 2019). Wenn damit auch die allgemeine Palliativversorgung in der Breite und Flächendeckung nachhaltig gestärkt werden kann, fehlt dann dadurch doch der Anteil des praktischen Erfahrungslernens, der für die spezialisierte Palliativversorgung wesentlich ist. Konsequenterweise verfolgt die Deutsche Gesellschaft für Palliativmedizin deshalb das Ziel eines eigenen Facharztes für Palliativmedizin (Maier et al. 2019).

Wandel notwendig?

Die positiven Entwicklungen in der Hospiz- und Palliativversorgung und die gelungene Integration ins Gesundheitssystem bieten auch die Gefahr der Ghettoisierung der Sterbenden, indem Sterben und Tod vollständig in das Gesundheitssystem ausgelagert werden. In dieser Vorstellung können nur der besonders qualifizierte Palliativmediziner oder die Palliative-Care-Pflegekraft das Sterben richtig begleiten. Selbst die ehrenamtlichen Begleiter in den ambulanten Hospizdiensten müssen erst richtig geschult werden und lernen dabei zum Beispiel auch, was sie alles nicht dürfen oder sollen. Während es früher zum Beispiel durchaus möglich war, dass ein Ehrenamtlicher bei der Medikamenteneinnahme half oder sogar mal eine subkutane Morphinspritze verabreichte, würde er dies heute ablehnen, weil er im Qualifikationskurs gelernt hat, dass dies medizinische Tätigkeiten sind, die er nicht übernehmen darf.

Eine Alternative wäre die Rückführung von Sterben und Tod aus dem Gesundheitswesen in die Gemeinde. Das Konzept der sorgenden Gemeinschaften (caring communities, compassionate communities) bietet große Chancen. Die Versorgung der Sterbenden wird nicht nur dem Gesundheitssystem überlassen, sondern wird zur Aufgabe der Stadt- oder Gemeindeverwaltung, der Bürgerstiftung vor Ort und der Nachbarschaft im Viertel. Für jeden einzelnen betroffenen Menschen bleibt das Engagement nicht auf die ehrenamtlichen Mitarbeiter des Hospizvereins beschränkt, sondern Nachbarn und Kollegen sind gefordert. Die politische Verwaltung unterstützt dies durch moderne Wohnformen, z. B. generationsübergreifendes Wohnen, oder betreute Wohngruppen. In diesem Konzept sind die Experten der Hospiz- und Palliativversorgung nicht die Koordinatoren, sondern Auftragnehmer, die beraten und zur Verfügung stehen, um die Versorgung zu unterstützen, wo immer dies erforderlich ist.

Im St. Christopher's Hospice in London wurde vor wenigen Jahren überlegt, wie das Hospiz zur Re-Integration von Sterben und Tod in die Gemeinde vor Ort beitragen kann. In der Folge wurde die Tagesklinik aufgelöst und die dort vorgehaltenen Unterstützungsmöglichkeiten wie Kunsttherapie oder Friseur werden jetzt den Patienten zuhause angeboten. Der Eingangsbereich wurde zu einer großen Halle umgebaut, in der Angebote wie zum Beispiel die wöchentliche „Curry Night" nicht speziell für Patienten und Angehörige, sondern auch für die Nachbarschaft allgemein zugänglich gemacht wurden. Die Gedenkhalle kann für Familienfeiern gemietet werden.

Mit solchen Modellen kann in der Gesellschaft verankert werden, dass Sterben und Tod zum Leben dazu gehören. Das ist nicht unbedingt schön und nicht immer angenehm, aber eben immer Teil des Lebens. Leben bis zum Ende des Lebens ist dann eine gemeinsame Aufgabe für Medizin und Gesellschaft.

Literatur:

Cremer-Schaeffer, Peter/Radbruch, Lukas (2012): Palliativversorgung im Blickwinkel gesetzlicher und regulatorischer Vorgaben in Deutschland. *Bundesgesundheitsblatt Gesundheitsforschung Gesundheitsschutz* 55, S. 231–237.

Dasch, Burkhard/Blum, Klaus/Gude, Philipp/Bausewein, Claudia (2015): Sterbeorte: Veränderungen im Verlauf eines Jahrzehnts, *Deutsches Ärzteblatt International* 112, S. 496–504.

Gaertner, Jan/Maier, Bernd-Oliver/Radbruch, Lukas (2015): Resource allocation issues concerning early palliative care. *Ann Palliat Med* 4, S. 156–161.

Gaertner, Jan/Wolf, Jürgen/Hallek, Michael/Glossmann, Jan-Peter/Voltz, Raymond (2011): Standardizing integration of palliative care into comprehensive cancer therapy —a disease specific approach. *Support Care Cancer* 19, S. 1037–1043.

Hui, David/Bruera, Eduardo (2016): Integrating palliative care into the trajectory of cancer care. *Nat Rev Clin Oncol* 13, S. 159–171.

Maetens, Arno/Beernaert, Kim/Deliens, Luc/Aubry, Régis/Radbruch, Lukas/Cohen, Joachim (2017): Policy Measures to Support Palliative Care at Home: A Cross-Country Case Comparison in Three European Countries. *Journal of Pain and Symptom Management* 54, S. 523.

Maier, Bernd O./Radbruch, Lukas/Gerlach, Christina/Alt-Epping, Bernd (2019): Herausforderungen in der Palliativmedizin – Das Schlüsselwort: gut abgestimmte Koordination. *Deutsches Ärzteblatt* 116, S. 23–24.

Nehls, Wiebke/Delis, Sandra/Haberland, Birgit/Maier, Bernd O./Sänger, Kirsten/Tessmer, Günther/Radbruch, Lukas/Bausewein, Claudia (2020): Therapie von PatientInnen mit COVID-19 – Empfehlungen aus der Perspektive der Palliativversorgung. *Pneumologie* 74, S. 652–659.

Pettus, Katherine/Moine, Sebastiane/Kunirova, Gulnara/De Lima, Liliana/Radbruch, Lukas (2019): Palliative Care Comes of Age in the 2018 Declaration of Astana. *J Palliat Med* 22, S. 242.

Powell, Richard A./Ali, Zipporah /Luyirika, Emmanuel/Harding, Richard/Radbruch, Lukas/Mwangi-Powell, Faith (2017): Out of the shadows: non-communicable diseases and palliative care in Africa. *BMJ Support Palliat Care* 7, S. 128–132.

Radbruch, Lukas/De Lima, Liliana/Knaul, Felicia/Wenk, Roberto/Ali, Zipporah et. al. (2020): Redefining Palliative Care – a New Consensus-based Definition. *J Pain Symptom Manage*.

Radbruch, Lukas/Payne, Sheila/Bercovitch, Michaela/Caraceni, Augusto et al. (2009): White paper on standards and norms for hospice and palliative care in Europe part 1- recommendations from the European Association for Palliative Care. *European Journal of Palliative Care* 16, S. 278–289.

Radbruch, Lukas/Schmedding, L./Ates, G. et al. (2022): Infrastruktur der Palliativversorgung – Versorgungspfade von pflegebedürftigen Menschen in der palliativen Phase, in: Jacobs, Klaus/Kuhlmey, Adelheid/Gress, Stefan et al. (Hrsg.) (2022): *Pflege-Report 2022 – Spezielle Versorgungslagen in der Langzeitpflege*. Berlin: Springer.

Sepulveda, Cecilia/Marlin, Amanda/Yoshida, Tokuo/Ullrich, Andreas (2002): Palliative Care: the World Health Organization's global perspective. *J Pain Symptom Manage* 24, S. 91–96.

Internetquellen:

Department of Health, United Kingdom (2008): *End of life care strategy – promoting high quality care for all adults at the end of life, 30.09.2008,* http://www.endoflifecareforadults.nhs.uk/eolc/files/DH-EoLC_Strategy_promoting_high_qualit y_Jul2008.pdf (Zugriff am 01.04.2022).

Destatis (2022a): *Sterbefallzahlen im März 2022 um 6 % über dem mittleren Wert der Vorjahre.* https://www.destatis.de/DE/Themen/Gesellschaft-Umwelt/Bevoel kerung/Sterbefaelle-Lebenserwartung/_inhalt.html (Zugriff am 01.04.2022).

Destatis (2022b): *Hautkrebs führte im Jahr 2020 zu 81 % mehr Krankenhausbehandlungen und 53 % mehr Todesfällen als im Jahr 2000.* https://www.destatis.de/ DE/Themen/Gesellschaft-Umwelt/Gesundheit/Todesursachen/_inhalt.html (Zugriff am 01.04.2022).

Deutsche Gesellschaft für Pallitativmedizin (2019): *Erweiterte S3-Leitlinie Palliativmedizin für Patienten mit einer nicht heilbaren Krebserkrankung*, 18.09.2020, https://www.leitlinienprogramm-onkologie.de/fileadmin/user_upload/Downlo ads/Leitlinien/Palliativmedizin/Version_2/LL_Palliativmedizin_2.01_Langvers ion.pdf (Zugriff am 01.04.2022).

Wegweiser Hospiz- und Palliativversorgung Deutschland (2022): www.wegweiser -hospiz-palliativmedizin.de (Zugriff am 03.04.2022).

World Health Assembly (2014): *Strengthening of palliative care as a component of comprehensive care within the continuum of care.* 11.07.2018, http://apps.who.in t/gb/ebwha/pdf_files/WHA67/A67_R19-en.pdf (Zugriff am 01.04.2022).

World Health Organization (2015): *Health in 2015: from MDGs, Millenium Development Goals to SDGs, Sustainable Development Goals.* 24.04.2019, https://ww w.who.int/gho/publications/mdgs-sdgs/en/ (Zugriff am 01.04.2022).

World Health Organization/United Nations Children's Fund (2018): *Declaration of Astana.* 24.04.2019, https://www.who.int/docs/default-source/primary-healt h/declaration/gcphc-declaration.pdf (Zugriff am 01.04.2022).

Worldwide Palliative Care Alliance (2020): *Global Atlas of Palliative Care at the end of life.* 07.09.2021, http://www.thewhpca.org/resources/global-atlas-on-end -of-life-care (Zugriff am 01.04.2022).

Sicht der Patienten und Angehörigen

„Nein danke – so weit ist es noch nicht." Zur Akzeptanz von Palliativ- und Hospizversorgung

von Marianne Kloke

Einleitung

Gestatten Sie mir, dass ich meine Gedanken zu diesem Thema anhand von Patientengeschichten entwickele, die mir im Laufe meiner fast vierzigjährigen Tätigkeit als Palliativärztin nahegegangen sind. Sie haben mich motiviert, für die Akzeptanz von Palliativ- und Hospizversorgung bei kranken und gesunden Menschen, bei ihren An- und Zugehörigen, aber auch bei Ärzten, Pflegenden, Therapeuten sowie Kostenträgern und Politikern zu werben und gegen die Gleichsetzung von Palliativ- mit Sterbemedizin zu kämpfen. Hierzu werden exemplarisch die Geschichten von drei Patienten jeweils mit einer der großen Volkskrankheiten – Krebs, Herzinsuffizienz und schwere Lungenerkrankung – in anonymisierter Form erzählt, sodass keine Rückschlüsse auf die tatsächliche Person möglich sind. Die zitierte Literatur erhebt nicht den Anspruch auf Vollständigkeit, die Auswahl erfolgte auch unter dem Aspekt ihrer allgemeinen Zugänglichkeit im Internet. Merksätze fassen die Ausführungen der einzelnen Kapitel zusammen.

Teil I
Die Geschichte einer guten Erfahrung von Frau F. trotz einer metastasierten Krebserkrankung

Eine junge Frau sitzt im Wohnzimmer der Palliativstation, das zugleich auch der Wartebereich für die Tagesklinik Palliativmedizin ist. Angespannt beobachtet sie die Patienten, die an den Tischen zu Mittag essen, die von Angehörigen mit dem Bett auf die Terrasse geschoben werden und auch die Halma spielende Familie, bei der die erkrankte Person nicht eindeutig auszumachen ist. Das ihr von der Küchenhilfe angebotene Essen und Trinken lehnt Frau F. ab. Die Ohren spitzt sie, wenn Menschen, die offenkundig zu den Mitarbeitern zählen, sich vorstellen und Patienten oder Angehörige zu sich bitten. Als sie in das Behandlungszimmer gebeten wird, gibt sie die ihr bei Aufnahme ausgehändigten Fragebögen unbearbeitet ab. Als die Palliativschwester ihr erklärt, dass es sehr hilfreich sei, wenn sie in Ruhe die Fragen nach ihren körperlichen Beschwerden sowie sozialen und psychischen Belastungen beantwortet und das Grundlage des Arztgespräches sei, bricht es aus hier heraus: „Ich bin noch nicht so weit. Mein Onkologe hat mich überredet, dass ich hierher kommen soll. Aber auf die Abnippelstation gehöre ich nicht. Da mache ich nicht mit." Es gelingt, Frau F. zunächst einmal zu beruhigen und sie zum Bleiben zu bewegen. Ob sie ihrem Onkologen vertraue, will der Palliativarzt wissen. Diese Frage wird zwar bejaht, aber es hat sich für die junge Frau der Verdacht eingeschlichen, dass sie ja vielleicht deshalb hierhin geschickt worden wäre, weil er sie nicht mehr tumortherapieren möchte, sie abgeschoben, ja aufgegeben habe. Dabei habe sie doch so starke Knochenschmerzen, dass sie nachts nicht schlafen könne, und allein schon beim Riechen der Speisen im Wohnzimmer sei ihr speiübel geworden und sie habe ja auch schon so viel Gewicht verloren. Und außerdem habe sie jetzt auch gar keine Zeit hier herumzusitzen, denn ihre Kinder kämen gleich aus der Schule und der Mann sei wieder einmal auf Montage. Die Not der Patientin ist offenbar groß und es gibt einige „Baustellen", die mit Hilfe der Palliativmedizin angegangen werden sollten. In Rücksichtnahme auf die Kinder und die Not der Patientin wird als Soforthilfe erst einmal nur ein Schmerztherapieplan erstellt und Frau F. angeleitet, wie sie selbst dazu beitragen kann, dass die für sie richtige Dosis der Schmerzmedikamente gefunden wird. Noch vor Ort werden ihr die ersten Medikamente gegen Übelkeit und Schmerzen verabreicht. Gemeinsam wird noch ein Termin vereinbart, an dem die Kinder sicher in der Schule sind und sie über mehrere Stunden in der Tagesklinik betreut werden kann. Hierauf kann Frau F. sich einlassen. Der Palliativarzt verspricht ihr darüber hinaus noch, sich alle onkologischen Behandlungsunterlagen zukommen zu lassen. Die Besprechung der offensichtlich schwierigen familiären Versorgungssituation, des belastenden Gewichtsverlustes und der großen Angst der Patientin, „austherapiert und abgeschoben" zu sein, wird auf den Folgetermin verschoben. Zu diesem werden schon der Sozialdienst und die Ernährungsberatung mit eingeplant.

Beim Folgetermin wirkt Frau F. wesentlich aufgeräumter: „Ja, mir geht es jetzt viel besser. Mein Onkologe hat mich in der Tumorkonferenz besprochen und ich bekomme jetzt eine neue gut verträgliche Tablettentherapie. Aber das wissen Sie ja schon, denn Sie waren ja auch dort. Ja, im Übrigen, die Schmerzen und die Übelkeit sind viel, viel weniger geworden." Der Sozialarbeiter hilft ihr bei der Beantragung von Haushaltshilfen, die Ernährungsberatung bespricht mit ihr Tipps und Tricks zur Appetitsteigerung, der Arzt passt den Therapieplan entsprechend dem von ihr geführten Tagebuch an. Im Wartebereich bekommt sie mit, dass Patienten große Freude bei der Maltherapie haben und sichtlich dabei entspannen – etwas, das sie auch für sich attraktiv findet und daran teilnimmt. Sie spürt den Respekt, der ihr als Person entgegengebracht wird und mit dem auch ihre Entscheidungen akzeptiert werden. In der Sicherheit dieser wertschätzenden Atmosphäre spricht Frau F. die besondere Situation ihrer Kinder an. Es gelingt, eine pädagogisch qualifizierte Begleitung für diese zu organisieren.

Merke: Wechselseitiges Vertrauen und Wertschätzung sind unverzichtbar für Patienten, ihre Angehörigen und ihre Behandler. Zu ihrer Entwicklung muss jede Seite beitragen.

Einige Monate später führt der unangekündigte Anruf der Koordinatorin des Ambulanten Hospizdienstes zu einer großen Vertrauenskrise. Mit den Worten „Jetzt also doch Sterben oder gar Kontrolle, wie ich mit meinen Kindern umgehe!", kanzelt sie die Anruferin ab. Man spürt, die Nerven liegen blank bei der Patientin und im Unterbewusstsein schleicht sich die Angst vor einem nicht abbremsbaren Fortschreiten der Erkrankung ein. Als der Folgetermin nicht wahrgenommen wird, ist die Enttäuschung beim Behandlungsteam groß, was zu einer Besprechung der Situation im multiprofessionellen Palliativteam führt. Im Ergebnis erklärt sich die Physiotherapeutin, die die Patientin seit der Diagnosestellung behandelt und einen „sehr guten Draht" zur ihr entwickelt hat, bereit, diese anzurufen. Bereits im Telefongespräch können Angst und Verunsicherung angesprochen werden. Bei der nächsten Vorstellung zeigt sie sich erleichtert, dass sie trotz ihres Wutausbruches nicht „abgeschrieben" wurde; sie stimmt einer psychoonkologischen Betreuung zu. Die Begleitung durch einen Ambulanten Hospizdienst kann sie trotz Aufklärung über seine Andersartigkeit zu einem stationären Hospiz aus emotionalen Gründen nicht annehmen, zu sehr assoziiert sie mit dem Wort Hospiz das Sterben.

Merke: Die Erfahrung von Kontinuität und Zuverlässigkeit trägt auch in akuten Krisensituationen. Sie ist die Grundvoraussetzung jeder Palliativversorgung (Deutsche Gesellschaft für Palliativmedizin/Deutscher Hospiz- und Palliativverband/Bundesärztekammer 2010).

In der Folgezeit stellt sich die Tagesklinikschwester als wichtigste Bezugsperson für Frau F. heraus. Mit ihr kann sie Gespräche über ihre Wünsche bei fortschreitender Erkrankung und in Situationen, in denen sie selbst nicht mehr entscheiden könnte, führen. Es kommt zur Abfassung einer Patientenverfügung und Vorsorgevollmacht, was von der Patientin und allen Beteiligten als erleichternd empfunden wird. Mit welchem Teammitglied sie spirituelle Bedürfnisse und existentielle Fragen thematisiert, entscheidet sie oft spontan. In den letzten Lebenswochen ist die Pädagogin, die ihre Kinder begleitet, wohl die wichtigste Ansprechpartnerin. Die Begleitung durch einen konfessionsgebundenen Seelsorger lehnt sie aufgrund schlechter Erfahrungen mit der Kirche ab.

Merke: Palliativ- und Hospizversorgung sehen den Menschen als Ganzes, d. h. die körperliche, psychische, soziale und spirituelle Dimension einer Person werden gleichwertig wahrgenommen (Krumm et al. 2015).

Weit über zwei Jahre erlebt die Patientin gleichzeitig Krebsbehandlung und Palliativversorgung. Es gelingt, den Hausarzt nach anfänglichem Widerstand eng einzubinden, ebenso den niedergelassenen Qualifizierten Palliativarzt. Entsprechend den jeweiligen Pflegeanforderungen wird ein ambulanter Palliativpflegedienst hinzugezogen. Als der Zeitpunkt gekommen ist, an dem der zu erwartende Nutzen jedweder Tumortherapie wesentlich geringer als der wahrscheinliche Schaden (schwere Nebenwirkungen) eingeschätzt wird, wünscht sich Frau F. eine ausschließliche Palliativversorgung. Diese ist über viele Wochen zu Hause möglich. Leider treten in der Folge nächtliche Verwirrtheitszustände auf, die auch mit Blick auf die Kinder den Einzug in ein stationäres Hospiz erforderlich machen. Dort gelingt es, diese gut zu lindern, sodass die Kinder in den zwei Wochen bis zum Versterben der Mutter viel Zeit mit ihr verbringen können.

Frühe Integration von Palliativmedizin und Onkologie

So wie dieser jungen Frau geht es vielen Menschen: Das Wort „palliativ" jagt ihnen Angst und Schrecken ein: Wer das erst braucht – der stirbt ganz bald. Dieses Vor- und Falschurteil ist nicht nur bei den Betroffenen und ihren Familien, sondern leider auch noch bei vielen im pflegerischen, therapeutischen und ärztlichen Bereich Tätigen weit verbreitet. Das ist umso weniger verständlich, als dass das Konzept der „Frühen Integration" von Onkologie und Palliativmedizin bereits 2003 von der European Society for Medical Oncology (ESMO) und mittlerweile von allen onkologischen und palliativmedizinischen Fachverbänden als der Goldstandard einer Behandlung für lebensverlängernd behandelte Krebspatienten angesehen wird (Blum/Hertler 2019). In zahlreichen wissenschaftlichen Studien konnte die hohe Wirksamkeit der gleichzeitigen Durchführung von Krebs- und palliativmedizinischer Therapie in Bezug auf eine Verbesserung der Lebensqualität, der Minderung von Angst und Depression, der Linderung von Schmerzen, Luftnot, Übelkeit und anderen körperlichen Symptomen, des Verbleibens in der jeweiligen sozialen Rolle und Funktion bewiesen werden (Hui et al. 2018). In einigen Untersuchungen führte diese intensive doppelgleisige Behandlung sogar zur Lebensverlängerung. Die bahnbrechende Studie wurde von der Arbeitsgruppe um J. Temel an Patienten mit sehr weit fortgeschrittenem Lungenkrebs durchgeführt: In der Gruppe der Patienten, die von Diagnosestellung an gleichzeitig sowohl onkologisch als auch palliativmedizinisch behandelt wurden, war die mittlere Überlebensdauer signifikant länger war als in der rein onkologisch behandelten (11,6 gegenüber 8,9 Monaten) (Temel et al. 2010). Weitere wissenschaftlich nachgewiesene positive Effekte des Konzeptes der frühen Integration sind u. a. die bessere Einbeziehung des Patienten in Therapieentscheidungen, eine Reduktion von Notfalleinweisungen einschließlich der Vermeidung vom Patienten nicht gewünschter und oftmals auch sinnloser Intensivbehandlungen. So gibt es heute an vielen onkologischen Fachabteilungen bereits Handlungspfade für die Einbeziehung von Palliativmedizin in das Behandlungskonzept und die S3-Leitlinien Palliativmedizin gelten im Leitlinienprogramm Onkologie der AWMF als Behandlungsstandard (AWMF 2020).

Merke: Die frühzeitige Einbindung von Palliativmedizin in die Behandlung von Krebspatienten lindert wirksam Leid und führt zu einer besseren Lebensqualität. Sie ersetzt nicht die Tumortherapie, sondern erfolgt gleichzeitig zu ihr.

Vorwegurteile

Trotz dieser Fortschritte kennt jeder Palliativarzt die Situation, in der ihn ein Abteilungsarzt im Krankenhaus mit den Worten abweist: „Die ist noch nichts für Euch. Die stirbt noch nicht!" oder umgekehrt: „Nehmt mal Herrn X. auf die Palliativstation, der stirbt jetzt und da ist er besser bei Euch aufgehoben." Das sind Verhaltensweisen, die auch heute – fast zwanzig Jahre, nachdem der Europarat in der Recommendation 24 eindeutig festlegte, dass Sterbebegleitung selbstverständlich zur Palliativversorgung gehört – diese aber keinesfalls mit dieser identisch ist, noch immer Realität sind (Council of Europe 2003). Auch sind Hausärzte, die die Hinzuziehung von Palliativfachleuten mit dem Hinweis ablehnen, dass sie seit dreißig Jahren Sterbebegleitung machten und das schon könnten, leider keine Seltenheit.

Merke: Sterbebegleitung gehört zur Palliativmedizin, aber sie ist nicht identisch mit ihr. Palliativmedizin umfasst weitaus mehr (Krumm 2015).

Die Steigerung der Akzeptanz von Palliativmedizin setzt eine Analyse der Ursachen solcher Haltungen voraus. In den letzten Jahren hat die rasante Weiterentwicklung der Krebstherapien dazu geführt, dass heute wirksame und gut verträgliche Therapien für Patienten verfügbar sind, die noch vor wenigen Jahren keine sinnvolle Behandlung ihres Krebsleidens mehr hätten erfahren können. Das hat nicht nur bei Patienten, sondern auch bei Ärzten zu einer Hoffnungshaltung mit der Gefahr des Blickverlustes auf den Zeitpunkt der Notwendigkeit von Palliative Care und oftmals auch auf den Zeitpunkt zur Führung von Gesprächen zum und über das Lebensende geführt. Auch haben sich aufgrund der oftmals sehr langen Überlebens- und Behandlungszeiten besondere Bindungen zwischen Ärzten, Pflegenden und Patienten entwickelt, sodass die zum Lebensende hin bei komplizierten Verläufen erforderliche Übernahme des Patienten durch die Palliativmedizin von beiden Seiten als schmerzhafter Verlust erlebt und der Kontakt zur Palliativmedizin deshalb „präventiv" vermieden wird. Leider ist die Sorge um ein Herausdrängen aus der Versorgung des Patienten durch die Palliativmedizin bei vielen Haus- und niedergelassenen Fachärzten nicht immer unbegründet. Hier sind insbesondere mit der Etablierung der Spezialisierten Ambulanten Palliativversorgung erhebliche Fehler in Kommunikation und Kooperation mit diesen oftmals „lebenslänglichen" Vertrauenspersonen gemacht worden. Gerade mit dem Anspruch der Palliativmedizin, auch für die An- und Zugehörigen ein Angebot zu haben, müssen ambulante Pflegedienste, (kirchen-)gemeindliche Besuchsdienste sowie Hausärzte zwingend mit im Boot bleiben.

Eine nicht zu unterschätzende Ursache für die Skepsis gegenüber Palliativmedizin ist die bei vielen BürgerInnen etablierte Bewertung der Palliativmedizin als Sterbemedizin. Hier darf der Einfluss einiger Boulevardmedien nicht unterschätzt werden, in denen Berichte von bahnbrechenden medizinischen Entwicklungen (oftmals nur in den USA und nur für reiche Patienten erhältlich) irreale Hoffnungen schüren und dadurch die Heilbarkeit jeder Krebserkrankung suggerieren. Palliative Care wird dann als Behandlungsoption ganz in den Hintergrund geschoben. Ihre Inanspruchnahme wird als „Aufgeben" von Betroffenen und Angehörigen interpretiert, obwohl eine gute Symptomlinderung oftmals erst die Grundlagen für die Fortsetzung gezielter

Krebsbehandlungen schafft. Auch taucht der Begriff der Palliativmedizin häufig in der Diskussion um die Sterbehilfe auf. Auch wenn das im Prinzip richtig und gut ist, so wohnen dieser Konnotation Gefahren inne: Die Grundprinzipien der Palliativmedizin rücken in den Hintergrund; der Auftrag der Palliativmedizin wird auf die letzte Lebensphase eingeengt und es kommt zu einer Gleichsetzung von End-of-life und Palliative Care.

Merke: Die Palliativmedizin bejaht das Leben und sieht das Sterben als einen natürlichen Prozess an. Sie lehnt aktive Sterbehilfe in jeder Form ab (Deutsche Gesellschaft für Palliativmedizin o. J.).

Teil II
Die etwas andere Geschichte von Herrn C. mit einer weit fortgeschrittenen Lungenerkrankung

Das Telefon des Palliativdienstes läutet und am anderen Ende ist ein verzweifelter Pulmologe: „Können Sie bitte einmal konsiliarisch bei uns auf die Station kommen! Wir haben hier einen 46-jährigen Mann mit einer schwersten ausgebrannten COPD, der nach zwei Tagen zu Hause immer wieder notfallmäßig bei uns eingeliefert wird. Das geht so nicht weiter! Palliativmedizin hat er bis jetzt immer abgelehnt, aber vielleicht versuchen Sie es ja einfach einmal." In Abwägung der ethischen Prinzipien der Patientenautonomie (lehnt Palliativmedizin ab) und der ärztlichen Fürsorgepflicht (Palliativmedizin wird dem Patienten aller Voraussicht nach helfen können) wird das Konsil durchgeführt.

Merke: Ethische Konflikte entstehen oft im Spannungsfeld von Patientenautonomie und ärztlicher Fürsorgepflicht. Diese bedürfen einer offenen Klärung (Geisler 2004).

Schnell stellt sich heraus, dass die palliativmedizinisch qualifizierten Lungenfachärzte bereits ein wirksames Konzept zur Linderung der dauerhaften Luftnot und anfallsweisen Hustenanfälle etabliert haben, auch sind die erforderlichen Heil- und Hilfsmittel einschließlich ambulanter Sauerstofftherapie vorhanden und selbst ein ambulanter Palliativpflegedienst wurde bereits installiert. Herr C. kann mit dem mobilen Sauerstoffgerät täglich mehrmals den Raucherbereich des Krankenhauses selbstständig aufsuchen. Weder im Labor noch beim Röntgen ergibt sich ein Hinweis für einen akuten Grund der Notaufnahme. Herr C. stellt sich im Gespräch als sehr kooperativ dar, auf Nachfrage berichtet er von Gewichtsverlust und Verstopfung. Am Ende des Konsils lächelt er den Palliativarzt freundlich an: „Schön, dass ich Sie kennengelernt habe. Wenn es dann einmal so weit ist, können Sie ja wieder kommen." Was nun? Weiter so? Eine relevante Angst- oder Depressionserkrankung als Ursache der wiederkehrenden Noteinweisungen lässt sich diagnostisch ausschließen. Pulmologe und Palliativarzt vereinbaren, dass der im Prinzip entlassungsfähige Patient noch einige Tage auf der Station verbleiben kann und das Palliativkonsil wiederholt wird.

„Sie sind ja hartnäckig! Was kann ich für Sie tun?", wird der Palliativarzt beim Rekonsil begrüßt. Auf die Frage nach dem Ambulanten Palliativdienst antwortet Herr C. ausweichend: „Ja, ach so, die. Die nerven und kommen immer, wenn es nicht passt. Und überhaupt, was wollen die, können ja auch nur die 112 rufen, wenn ich keine Luft bekomme. Das kann ich auch alleine. Und die haben mit dem Hospiz gedroht." Im Gespräch stellt sich heraus, dass Herrn C. die Lebensbedrohlichkeit und die sehr eingeschränkten ursächlichen Therapiereserven seiner fortgeschrittenen Lungenerkrankung bewusst sind. Aber er will weiterleben, und seine Erfahrung heißt, in der Pulmologie hat man ihn bis jetzt immer gerettet. Alles, was an das Sterben erinnert, wird gemieden. Es gelingt schließlich, die Spezialisierte Ambulante Palliativversorgung (SAPV) mit dem Argument, dass diese im Notfall rund um die Uhr kommen, bei der Entlassung zu organisieren. Diese macht zunächst zweitäglich Hausbesuche. Am Ende der zweiten Woche geht ein Notruf ein: Massive Hustenanfälle mit viel Schleim hatten zu einem akuten Erstickungsanfall geführt. Der Palliativarzt trifft einen deutlich luftnötigen und angstgetriebenen Patienten. Sofort werden Medikamente zur Linderung von Luftnot und Angst gegeben, die Sauerstoffzufuhr angepasst und der Patient entsprechend sparend gelagert. Unklar bleibt zunächst, warum Herr C. diese Maßnahmen trotz Verfügbarkeit der Medikamente und sicherer Einweisung in deren Handhabung nicht selbst ergriffen hat. In der Küche läuft eine ältere Frau auf und ab, notvoll aus dem Koran betend. Sie war bis dato nicht in Erscheinung getreten. Ist das der Schlüssel zu den Notfallein-weisungen? Als die akute Situation ausreichend beherrscht ist, kommt diese als Mutter vorgestellte Frau ins Wohnzimmer und bietet Tee und Süßwerk an. In dieser entspannten Situation ergibt sich ein Gespräch:

Herr C. ist als Nachkömmling türkischer Immigranten in Deutschland geboren. Seine Mutter ist praktizierende Muslima, sein Vater früh an Steinstaublunge gestorben. Das Mutter-Sohn-Verhältnis ist sehr innig, wobei sie unter der säkularen Lebensweise ihres Sohnes leidet. Herr C. möchte seiner Mutter das erneute Miterleben eines Erstickungs-todes und den Verlust eines geliebten Menschen ersparen. Und so wird die Kaskade Hustenanfall–Luftnot–lähmende Angst–Erstickungs-anfall–Notfalleinweisung immer wieder von neuem gestartet, ohne dass die vor Ort gegebenen Möglichkeiten ergriffen würden.

Merke: Spirituelle Fragen und existentielle Nöte sind häufig bei Patienten mit lebensbedrohenden Erkrankungen. Sie werden aber selten aktiv vom Patienten angesprochen (EAPC-Referenzgruppe für Seelsorge 2020).

Auf der Basis dieser Informationen wird ein neues Betreuungskon-zept erarbeitet: Einsatz von Pflegenden mit einer Qualifikation in transkultureller Pflege, Gesprächsangebote zur Vertrauensbildung, Re-spektierung des Autonomiebestrebens des Patienten und vorsichtiges Herantasten an Gespräche über die Situation, in der keine sinnvol-le pulmologische Therapie mehr möglich ist (Schweizerisches Rotes Kreuz 2021). Obwohl nur rudimentär vorhanden lässt die religiöse Rückbindung des Patienten die Abfassung einer Patientenverfügung nicht zu. Eine therapeutische Sedierung bei anderweitig nicht ausrei-chend beherrschbarem Leiden, wie z. B. Erstickungsanfällen, schwerer Atemnot, kann Herr C. als ärztliche Behandlung für sich akzeptieren.

Im weiteren Verlauf wird der Patient noch einmal notfallmäßig bei einer akuten Verschlechterung aufgrund einer bakteriellen Superinfek-tion in Absprache mit Palliativ- und Lungenfacharzt aufgenommen, was beim Patienten das Vertrauen in die Palliativmedizin deutlich stärkt. Als es im häuslichen Umfeld erneut zu einem massiven the-rapieresistenten Erstickungsanfall kommt, wird entsprechend dem Wunsch des Patienten eine therapeutische Sedierung eingeleitet. Die Mutter kann das vielleicht auch aufgrund der besonderen Rolle des Arztes im Islam akzeptieren. Herr C. stirbt wenige Stunden später zu Hause im Beisein der Mutter ohne Erstickungsnot. Die Tiefe der Sedierung wurde so gewählt, dass er ihre Gebete offensichtlich noch wahrnahm und dadurch immer entspannter wirkte.

Fortgeschrittene Nicht-Tumorerkrankungen als Indikation für Palliativmedizin

Die WHO definiert, dass Palliative Care nicht auf Krebserkrankungen beschränkt ist, sondern grundsätzlich für jeden Patienten mit einer lebensbedrohlichen Erkrankung verfügbar ist (World Health Organisation 2002). Es gibt erst wenige wissenschaftliche Untersuchungen, die den Nutzen ihrer Einbeziehung bei fortgeschrittenen Lungenerkrankungen nachweisen. Dieser liegt zumeist nicht in einer besseren Linderung körperlicher Symptome, sondern in einer umfassenderen Begleitung, die die transkulturellen, sozialen und religiösen Lebensumstände aktiv ins Behandlungs- und Begleitungskonzept einbezieht (Broese 2021).

Teil III
Die Geschichte des selbstbestimmten Lebens von Frau B. mit Herzinsuffizienz

Frau B. hat in der Frauengruppe, deren Vorsitzende sie lange Zeit war, von der Möglichkeit einer Palliativversorgung auch bei fortgeschrittener Herzerkrankung gehört. Als Betroffene begibt sie sich im Internet auf die Suche und wird fündig (Arbeitsgruppe Nicht-Tumorpatienten der DGP 2021). Als sie ihren Kardiologen daraufhin anspricht, hält dieser ihr einen Vortrag über die neuen kardiologischen Behandlungsmöglichkeiten, die die Erkrankung absolut beherrschbar machen. Ihre persönliche Erfahrung ist aber eine andere: Sie leidet unter Luftnot schon in Ruhe, ist dauerhaft erschöpft und hat ein ständiges Durstgefühl. Allein im letzten Jahr hatte sie fünf stationäre Krankenhausaufenthalte aufgrund von massiver Wasseransammlung im gesamten Körper. Mittlerweile hat sich eine Depression eingeschlichen, soziale Aktivitäten sind kaum noch möglich, der Bewegungsradius maximal eingeschränkt. Als Witwe ist sie viel alleine, die Kinder wohnen weit entfernt, lediglich eine Haushaltshilfe kommt zweimal die Woche für wenige Stunden. Frau B. gibt nicht auf und spricht ihren Hausarzt an. Dieser hat selbst oft darunter gelitten, dass seine Herzpatienten keine ausreichende Linderung ihrer Beschwerden erfahren haben und dass Intensivbehandlungen einschließlich Reanimationen auch ohne Eruierung des (mutmaßlichen) Willens des Patienten durchgeführt wurden. Somit kann er sich gut auf die Hinzuziehung eines Palliativarztes einlassen.

Bei der Palliativvorstellung äußert die Patientin dann doch Bedenken: „Ich hoffe nicht, dass ich meinen Kardiologen verliere, er hat sich doch immer so gut um mich gekümmert." Die Zusage, dass dieser dauerhaft mit an Bord bleiben müsse, beruhigt. Im Rahmen eines Basisassessments werden zunächst einfach einmal nur die körperlichen Beschwerden sowie sozialen, psychischen und spirituellen Belange erfasst (Bundesinstitut für Arzneimittel und Medizinprodukte 2021). Die Frage, ob sie schon auf die Möglichkeit der vorausschauenden Therapieplanung zum Lebensende hin angesprochen worden sei, löst bei der Patientin eine heftige Reaktion aus: „Deshalb bin ich aber nicht hier!" Aber es wird ein zweiter Termin vereinbart, für den bereits ein Taxischein ausgestellt wird.

Merke: Eine schwere Herzinsuffizienz verursacht viele Symptome, die durch eine palliativmedizinische Betreuung gelindert werden können.

Die erfolgte Rücksprache mit dem Kardiologen bestätigt den Verdacht einer weit fortgeschrittenen Herzinsuffizienz mit beginnendem Nierenversagen. Die letzte Kontrolle hat gezeigt, dass der Defibrillator oft aktiv wird; eine Situation, die mit dem Risiko eines plötzlichen Herztodes vergesellschaftet ist. Angst und Depression der Patientin sind dem Kardiologen sehr wohl aufgefallen, eine medikamentöse Therapie hält er in der aktuellen Situation für zu risikoreich. Somit ist er sehr dankbar, als eine psychologische Mitbehandlung durch die Palliativambulanz angeboten wird, und kann sich auf ein Miteinander einlassen.

In der Folgezeit nehmen Schwäche und Müdigkeit bei Frau B. weiter zu, es treten dauerhaft Ödeme auf, das Konzentrationsvermögen wird deutlich schlechter, es kommt zu wechselnden Schmerzzuständen. „Ich muss nichts mehr essen, ich kann mich von meinen Pillen ernähren.

Aber ich will auch nicht mehr. Wie geht es denn weiter?", leitet sie das Gespräch über ihre Behandlungswünsche am Lebensende ein. Es stellt sich heraus, dass Frau B. sich über den möglichen Erkrankungsverlauf informiert hat, aber ein Gespräch mit dem Arzt schmerzlich vermisst. Es werden eine Patientenverfügung und eine Vorsorgevollmacht erstellt, in der sie für sich u. a. eine Dialysebehandlung bei Nierenversagen ablehnt und eine Inaktivierung des Defibrillators in der letzten Lebensphase verfügt. Es wird vereinbart, dass ab jetzt die Versorgung durch die SAPV erfolgt und eine Ehrenamtliche des Ambulanten Hospizdienstes sie begleitet. Patientenverfügung und Vorsorgevollmacht werden in Kopie jeweils an den Hausarzt, den Kardiologen sowie die kardiologische Abteilung des Krankenhauses geschickt.

Merke: Es ist unverzichtbar, dass alle mit der Behandlung betrauten Einrichtungen zumindest über die Existenz einer Patientenverfügung und Vorsorgevollmacht informiert sind.

Wider Erwarten stabilisiert sich der Gesundheitszustand von Frau B. noch einmal über einige Monate, sie kann sogar kleinere Unternehmungen mit der Ehrenamtlichen machen, der Psychologe ruft sie zweiwöchentlich an, der Hausarzt besucht sie wöchentlich, der Kardiologe setzt die Weiterbetreuung teils persönlich, teils telefonisch fort. Als eines Tages die Ehrenamtliche auf ihrem Display sieht, dass Frau B. sie anruft, sie diese aber nicht mehr verstehen kann, informiert sie umgehend die SAPV. Es wird deutlich, dass die letzte Lebensphase begonnen hat und diese nicht angemessen im häuslichen Umfeld begleitet werden kann. Nach Information des Rettungsdienstes über die Erkrankungssituation und die Wünsche der Patientin wird sie in „ihr" Krankenhaus gebracht. Dort nimmt sie noch wahr, dass ihre Lieblingsnachtschwester Dienst hat, dann trübt sie ein. Der Defibrillator wird entsprechend ihrer Patientenverfügung inaktiviert und Maßnahmen zur Symptomlinderung initiiert. Frau B. stirbt im Beisein ihrer Kinder wenige Tage später in „ihrem" Krankenhaus.

Kardiologie und Palliative Care als dauerhaftes Tandem bei terminaler Herzinsuffizienz

Es ist wissenschaftlich bewiesen, dass sich durch die Einbeziehung von Palliativmedizin bereits in frühen Stadien der Herzinsuffizienz Lebensqualität und Zufriedenheit von Patienten und Angehörigen deutlich steigern lassen (European Society of Cardiology 2020). Leider hat diese hohe wissenschaftliche Evidenz noch nicht dazu geführt, dass das Prinzip der frühen Integration von Palliative Care und kardiologischer Behandlung in die Leitlinien aufgenommen wurde. Und so bleibt es dem individuellen Engagement von Betroffenen, Angehörigen, Kardiologen und vor allem Hausärzten überlassen, Zugang zur Palliativversorgung herzustellen, auch wenn es bereits einige Leuchttürme gibt, die dieses Miteinander zum Wohle ihrer Patienten praktizieren.

Merke: Palliativversorgung trägt bei Herzinsuffizienz zu einer frühzeitigen, individuellen Patientenaufklärung, einschließlich der Vorsorgeplanung bei und erleichtert die rechtzeitige Organisation von Unterstützungssystemen.

Zusammenfassung

Jeder Mensch hat das Recht auf eine angemessene Palliativversorgung. So lautet der erste Satz der 2010 verabschiedeten Charta zur Betreuung schwerstkranker und sterbender Menschen in Deutschland. Vieles hat sich seitdem zum Positiven entwickelt. Dennoch bedarf es noch ungeheurer Anstrengungen, die Vorurteile gegenüber Palliativmedizin und Hospizarbeit bei Betroffenen, Beteiligten und in der Bevölkerung abzubauen. Anders ist die von der Charta geforderte Zugangsgerechtigkeit nicht zu erreichen. Die erzählten Patientengeschichten mögen belegen, dass, sich dieser Aufgabe zu stellen, bedeutet, für das Leben zu votieren, ohne das Sterben zu leugnen!

Literatur:

Broese, J./Van der Kleij, Rick/Verschuur, E. et al. (2021): Bereitstellung von Palliativmedizin bei Patienten mit COPD: Eine Umfrage unter Pneumologen und Allgemeinmedizinern. *International Journal of Chronic Obstructive Pulmonary Disease* 16, S. 783–794.

Bundesinstitut für Arzneimittel und Medizinprodukte (2021): *Standardisiertes palliativmedizinisches Basisassessment.* Medizinische Klassifikationssysteme, OPS Version: Deutscher Ärzteverlag.

European Society of Cardiology (2020): Palliative care for people living with heart failure: European Association for Palliative Care Task. *Card. Vas. Research* 116, S. 12–27.

Geisler, Linus S. (2004): Patientenautonomie – eine kritische Begriffsbestimmung. *Deutsche Medizinische Wochenschrift* 129, S. 453–456.

Hui, David/Cherny, Nathan/Wu, Jimin/Liu, Diane/Latino, Nicole J./Strasser, Florian (2018): *Indicators of integration at ESMO Designated Centres of Integrated Oncology and Palliative Care.*

Krumm, Norbert/Schmidlin, Esther/Schulz, Christian/Elsner, Frank (2015): Kernkompetenzen in der Palliativversorgung – ein Weißbuch der European Association for Palliative Care zur Lehre in der Palliativversorgung. *Zeitschrift für Palliativmedizin* 16, S. 152–167.

Maio, Giovanni (2019): Sorgerationalität als identitätsstiftendes Moment von Palliativmedizin. *Zeitschrift für Palliativmedizin* 18 (04), S. 175–178.

Temel, Jennifer S. et al. (2010): Early Palliative Care for Patients with Metastatic Non–Small-Cell Lung Cancer. *N Engl J Med* 2010, S. 363, S. 733–742.

Internetquellen:

Arbeitsgruppe Nicht-Tumorpatienten der DGP (2021): *Palliativversorgung bei Herzinsuffizienz,* https://www.dgpalliativmedizin.de/images/Palliativversorgung_bei_Herzinsuffizienz.pdf (Zugriff am 01.02.2022).

AWMF (2020): *Erweiterte S3-Leitlinie Palliativmedizin für Patienten mit einer nicht heilbaren Krebserkrankung,* https://www.awmf.org/uploads/tx_szleitlinien/128-001OLk_S3_Palliativmedizin_2021-03.pdf (Zugriff am 01.02.2022).

Blum, David/Hertler, Caroline (2019): *Frühe Integration – Palliative Care und Onkologie,* https://www.rosenfluh.ch/onkologie-2019-05/fruehe-integration-palliative-care-und-onkologie (Zugriff am 01.02.2022).

Council of Europe (2003): *Recommendation Rec – 24 of the Committee of Ministers to member states on the organisation of palliative care,* https://www.coe.int/t/dg3/health/Source/Rec(2003)24_en.pdf (Zugriff am 01.02.2022).

Deutsche Gesellschaft für Palliativmedizin (o. J.): *Über uns*, https://www.dgpalliati vmedizin.de/allgemein/ueber-uns.html (Zugriff am 01.02.2022).

Deutsche Gesellschaft für Palliativmedizin/Deutscher Hospiz- und Palliativverband/Bundesärztekammer (2010): *Charta zur Betreuung schwerkranker und sterbender Menschen in Deutschland*, https://www.charta-zur-betreuung-sterbe nder.de/die-charta.html (Zugriff am 01.02.2022).

EAPC-Referenzgruppe für Seelsorge (2020): *Was ist Spirituelle Betreuung?*, https:// www.eapcnet.eu/eapc-groups/reference/spiritual-care/ (Zugriff am 01.02.2022).

Schweizerisches Rotes Kreuz (2021): *Transkulturelle Pflegeanamnese*, https://miges expert.migesplus.ch/fileadmin/migesexpert/Dokumente/Transkulturelle_Ana mnese_Fragenkatalog.pdf (Zugriff am 01.02.2022).

World Health Organisation (2002): *Definition of Palliative Care*, https://www.dgpa lliativmedizin.de/images/stories/WHO_Definition_2002_Palliative_Care_eng lisch-deutsch.pdf?msclkid=479868c3b9cc11ec8bcd866604315873 (Zugriff am 01.02.2022).

„Die Zuversicht ist wieder da." – Palliativmedizin aus Patienten-Perspektive

Petra und Wolfgang Rostek im Interview mit Ute Schwarzwald

Wolfgang Rostek war 13, als er das erste Mal einfuhr. 33 seiner fast 37 Jahre im Steinkohlebergbau hat der ehemalige Grubensteiger unter Tage gearbeitet, zuletzt auf Zeche Ewald in Herten. Mit 50 ging der gebürtige Dortmunder in den vorzeitigen Ruhestand, fünf Jahre bevor das Bergwerk 2001 stillgelegt wurde. Schon damals litt der heute 75-jährige an einer schweren chronisch-obstruktiven Lungenerkrankung (COPD). 125 „Staubjahre" – das ist die Maßeinheit für die kumulierte Feinstaubdosis, die er einatmete – wurden ihm offiziell anerkannt; eine Silikose als Berufskrankheit (noch) nicht.

Im März 2020 diagnostizierten die Ärzte bei Wolfgang Rostek zudem Lungenkrebs, sie ordneten seinen Tumor ins Stadium „T4" ein, das ist das schlechteste; der Tumor war riesig; viel zu groß bereits für eine Operation. Es folgten 38 Bestrahlungen und ein knappes Dutzend Chemotherapien in verschiedenen Kliniken – doch der Krebs verschwand nicht, wuchs anfangs sogar weiter. Er sei nicht heilbar, sagten die Ärzte. Im Januar 2022 brachte ein Krankenwagen Wolfgang Rostek auf die Palliativstation des Bochumer Knappschaftskrankenhauses. Doch nicht zum Sterben.

Zum Gespräch wenige Wochen darauf laden Wolfgang Rostek und seine Frau Petra (69) ins Wohnzimmer ihres Hauses in Bochum-Werne. Der Rentner sitzt in T-Shirt und Jogginghose in seinem Lieblingssessel, Cockerspaniel Max wuselt um seine Füße. Rostek weist stolz auf den zarten, hellen Flaum auf seinem Kopf hin, „die Haare wachsen schon wieder", erklärt er aufgeräumt. Doch das Reden strengt ihn merklich an, er atmet schwer. In einer Ecke des Raums steht ein Sauerstoffgerät, an der Wand hängt ein großes Foto: Es zeigt Sebastian Rostek, den Sohn des Paars, der vor zwei Jahren völlig überraschend starb, an einem Gehirnschlag. Die Eltern fanden ihr Kind, tot, im Bett seiner Wohnung. Enkel gibt es nicht.

Ute Schwarzwald: *Herr Rostek, wie geht es Ihnen heute – und: Darf man einen so schwerkranken Mann wie Sie, einen womöglich Sterbenden, das überhaupt fragen?*

Wolfgang Rostek *(lacht)*: Natürlich darf man das. Ich bin hart im Nehmen. Heute geht es mir allerdings nicht so gut, ich habe ein bisschen Luftprobleme. Aber sonst ist es gar nicht so schlecht, ich bin meist zufrieden. Ich sehe mich absolut nicht als Sterbenden.

Wie sieht ein guter Tag bei Ihnen aus?

Wolfgang Rostek: An guten Tagen bekomme ich angemessen Luft. An guten Tagen gehe ich in den Keller und bastele an meiner Märklin-Eisenbahn, der ist voll davon. Oder ich setze mich dick eingepackt auf den Balkon an die frische Luft. An guten Tagen gibt es auch mein Lieblingsessen, Bauchfleisch mit Wirsing und Kartoffeln vielleicht, oder Leber mit Sauerkraut und Püree. An guten Tagen hoffe ich, so weit wieder zu Kräften zu kommen, dass meine Frau und ich noch einmal nach Mallorca fliegen können, in unsere zweite Heimat, zu unseren spanischen Freunden in Can Picafort …

Und wie sieht ein schlechter Tag aus?

Wolfgang Rostek: Der wird bestimmt von Luftproblemen, Schmerzen und Fresssucht. Die kommt vom Cortison, das ich nehmen muss, da kann man nichts machen. Aber gegen die Luftnot hilft der Sauerstoff, dann geht die wieder weg. Und gegen die Schmerzen nehme ich Novalgin, aber nicht mehr so oft, nur noch gelegentlich. Denn ich habe gar nicht mehr ständig Schmerzen, sondern nur noch ab und zu so ein Stechen auf der Brust.

Die Schmerzen waren schon schlimmer?

Wolfgang Rostek: Ja, das war schon deutlich schlimmer. Früher habe ich sehr starke Schmerzmittel nehmen müssen. Ich habe sogar Morphin bekommen, morgens und abends je 40 Milligramm, dazwischen mehrere Tabletten mit fünf Milligramm und zusätzlich dazu noch Novalgin. Und die Schmerzen waren trotzdem kaum auszuhalten, auf der Brust und im Rücken spürte ich sie, genau an der Stelle, wo der Tumor liegt. Vor allem nachts waren sie da, da habe ich oft wachgelegen und händeringend nur darauf gewartet, dass ich die nächste Tablette nehmen durfte.

Schlafen Sie inzwischen wieder besser?

Wolfgang Rostek: Nach 26 Jahren Nachtschicht bleibt das Thema schwierig, es war immer ein Kampf für mich, in den Schlaf zu finden.

Hält Sie nur das nachts wach oder fängt, wenn Sie zur Ruhe kommen, auch die Grübelei an? Wie groß ist die Angst vor dem, was wohl wird?

Wolfgang Rostek: Ich grübele tatsächlich oft bis vier Uhr früh, bis ich erschöpft endlich umfalle und doch noch einschlafe. Nach dem Tod unseres Sohnes bin ich in ein tiefes Loch gestürzt, das war ein heftiger Schlag für uns. Und natürlich mache ich mir auch Sorgen um meine Frau, was aus ihr werden wird, wenn ich mal nicht mehr bin. Obwohl wir viele Bekannte haben. Wir sind doch jetzt 40 Jahre verheiratet. Wird sie zurechtkommen, allein mit dem großen Haus, dem großen Garten, dem großen Keller, den kranken Eltern, die bei uns leben? Unser Sohn ist ja nun weg … Ich schimpfe ihn nachts regelmäßig aus, dass er uns allein gelassen hat.

Seit wann wissen Sie, dass Ihr Krebs nicht heilbar ist, dass Sie nicht wieder gesund werden?

Petra Rostek *antwortet an Stelle ihres Mannes, der oft mit den Tränen zu kämpfen hat, wenn er von seinem toten Sohn spricht*: Seit März 2020, seit der Diagnose wissen wir das. Der niedergelassene Lungenspezialist, an den wir uns zuerst gewandt haben, hat damals als Einziger mit offenen Karten gespielt. Er hat mir behutsam, aber eindeutig erklärt, dass eine vollständige Heilung wohl nicht mehr möglich ist, auch wenn der Tumor noch nicht gestreut hat. Er sagte, dass es nun darum gehe, möglichst viel Zeit herauszuschinden …

Wolfgang Rostek: Mir gegenüber hat leider niemand so klare Worte gefunden, aber man sieht das sofort an der Mimik des Arztes, dass er schlechte Nachrichten hat. Ich bin trotzdem noch voller Hoffnung, dass der Tumor nicht weiterwächst, sich vielleicht abkapselt. Ich war so lange unter Tage, ich kann was ab. Ich werde kämpfen, nicht aufgeben, mit den Therapien weitermachen, solange meine Ärzte signalisieren, dass das sinnvoll ist. Und das tun sie. Bestrahlung und Chemo habe ich bislang ja auch gut weggepackt, mir war nicht einmal richtig übel. Nur die Haare sind ausgefallen, nach der letzten Chemo. Die, die jetzt nachwachsen, sind zwar weiß, nicht mehr schwarz wie zuvor, aber das ist egal. Wenn der Zeitpunkt da ist zu gehen, ist er da. Es muss nur noch nicht jetzt sein. Ich hoffe noch auf ein paar wunderbare Jahre mit meiner Frau.

Wie haben Sie die Nachricht damals aufgenommen, kam sie für Sie überraschend?

Wolfgang Rostek: Im Oktober 2019, fünf Monate vor der Diagnose im März 2020, war ich noch bei einem Gutachter zur Untersuchung, wegen der Anerkennung der Silikose als Berufskrankheit. Da war vom Krebs angeblich noch nichts zu sehen. Und dann heißt es wenige Monate später: Eigentlich ist es. schon zu spät? Da lässt man schon die Ohren hängen und fragt sich: Warum ich? Und: Wie soll es nun weitergehen? Man denkt ja doch nie ernsthaft daran, dass es einen selbst treffen könnte. Schlimm war es aber auch für andere, die ich dann nach und nach eingeweiht habe. Meinen besten Freund etwa, den kenne ich seit 66 Jahren, der stand mir ein Leben lang zur Seite. Er war wirklich stark betroffen, als er es erfuhr, ist es noch heute. Er ruft mich täglich an ...

Wie hat die Diagnose Ihr Leben verändert?

Petra Rostek: Wir haben sie zum Anlass genommen, unsere Angelegenheiten zu ordnen. Wenn man weiß, womit man es zu tun hat, kann man ja Vorsorge treffen. Wir haben ein Testament gemacht und Patientenverfügungen beim Notar hinterlegt. Außerdem haben wir uns mit Freunden zusammengesetzt – in so einer Situation merkt man rasch, wer die wahren Freunde sind – und haben gemeinsam besprochen, wo wir begraben werden wollen.

Tatsächlich? Wo wollen Sie begraben werden?

Petra Rostek: Unter einem großen Baum im Friedwald in Herten-Westerholt werden wir liegen, mein Mann und ich, zusammen mit unseren besten Freunden. Und unser Sohn wird dahin umgesetzt.

Wolfgang Rostek *(grinsend)*: Ist mir eigentlich zu nah an der Zeche, meinem alten Arbeitsort, da kann ich ja gleich wieder arbeiten gehen …

Petra Rostek *(bestimmt)*: Dafür ist da unten die Barbara *(die Schutzpatronin der Bergleute, Anmerkung der Redaktion)* und passt auf uns auf.

Und wie wollen Sie sterben – wenn Sie es sich aussuchen könnten? Haben Sie auch darüber miteinander gesprochen?

Wolfgang Rostek: Schnell, wenn es wirklich zu Ende geht. Und auf jeden Fall zuhause, das ist mir und meiner Frau sehr wichtig. Noch komme ich mit allem allein klar. Aber dass ich womöglich irgendwann Hilfe beim Duschen oder so brauche, dass ich zum Pflegefall werden könnte, ist keine Horrorvorstellung für mich. Da findet sich sicher jemand, der mich unterstützt, und ich kann damit leben, dass es schlimmer werden könnte.

Der Zustand von Wolfgang Rostek verschlechtert sich trotz Chemo und Bestrahlung im vergangenen Jahr stetig. Er wechselt den Arzt, die Klinik, wird immer wieder stationär behandelt, zuletzt im Dezember 2021 – wegen einer Lungenentzündung. Im Keller seines Hauses in Bochum stehen Toilettenstuhl, Rollator und Rollstuhl bereits für den Einsatz parat. Leber- und Nierenwerte des Schwerkranken sind schließlich so schlecht, dass die nächste für Januar 2022 angesetzte Chemotherapie abgesagt werden muss. Am 7. Januar, just dem Morgen, da das Pflegebett angeliefert werden soll, zwei Tage nachdem das Paar erstmals Kontakt zum Bochumer Palliativnetz aufgenommen hat, ruft Petra Rostek in aller Frühe den Notarzt. Sie weiß nicht mehr weiter: Ihr Mann wirkt seit dem Abend verängstigt, bekommt kaum Luft, ist extrem unruhig und verwirrt – er halluziniert sogar. „Er sah Menschen in unserem Wohnzimmer, die gar nicht da waren", erinnert sich Petra Rostek, noch immer erschüttert. Der Rettungswagen bringt ihren Mann ins Knappschaftskrankenhaus, auf die Palliativstation des Universitätsklinikums.

Frau Rostek, als man Ihnen sagte, Ihr Mann werde auf die Palliativstation gebracht – was war da Ihr erster Gedanke?

Petra Rostek: Ich habe gedacht, den sehe ich gar nicht wieder, das Pflegebett brauchen wir vielleicht gar nicht mehr …

Und was empfanden Sie, Herr Rostek?

Wolfgang Rostek: Mir fehlt ein Stück Erinnerung. Dass mich ein Krankenwagen abholte und in die Palliativmedizin brachte, weiß ich beispielsweise gar nicht mehr. Ich habe erst auch gar nicht mitbekommen, wo ich war. Und als ich es begriff, konnte ich das zunächst nicht richtig einordnen. Ich war so durcheinander. Aber ich hatte bis dahin auch keine Ahnung, was genau das heißt: Palliativstation. Ich wollte anfangs eigentlich nur ganz schnell da wieder weg, bin denen ordentlich auf den Senkel gegangen …

Petra Rostek: Du hast in der ersten Zeit nachts immer wieder deinen Koffer gepackt. Und ich habe ihn am Morgen dann wieder ausgeräumt …

„Akutes Delir" und „schwer luftnötig", heißt es im Knappschaftskrankenhaus nach der Aufnahme-Untersuchung. Entzündungsparameter und andere Blutwerte sind ebenfalls erhöht. Wolfgang Rostek erhält zunächst Sauerstoff und eine Antibiose.

Sie blieben schließlich doch 15 Tage lang in dem Langendreerer Krankenhaus. Wie sieht es aus auf dessen Station 11, der Palliativstation?

Wolfgang Rostek: Nicht viel anders als auf anderen Krankenhaus-Stationen auch. Zwei Betten, ein Bad. Die Zimmer sind vielleicht etwas größer, heller und freundlicher insgesamt. Die Schwestern, Pfleger und Ärzte waren allerdings alle richtig in Ordnung, aber das wollte ich denen eigentlich selbst später noch sagen …

Lagen Sie allein auf Ihrem Zimmer?

Wolfgang Rostek: Nein, im Nachbarbett lag ein anderer Patient, ein sehr, sehr kranker, armer Mann, mit drei verschiedenen Krebserkrankungen. Er sprach kein Wort Deutsch.

War das schwierig für Sie, weil niemand da war zum Reden? Fühlten Sie sich einsam?

Wolfgang Rostek: Zunächst sehr. Ich bin so ein Zuhause-Mensch. Doch die Besuchsregeln waren super. Wann immer meine Frau wollte, durfte sie kommen. Mit Corona-Test natürlich. Aber das war gut, dass das auch in Zeiten der Pandemie überhaupt möglich war. Sonst sitzen

Sie doch nur den ganzen Tag da, im elften Stock am Fenster, und starren runter …

Petra Rostek: In der Palliativsektion dort wird man aufgefangen, die nehmen einem den Kranken nicht einfach weg oder sagen: Sie können ihn gern dienstags zwischen drei und halb vier besuchen, ist ja Pandemie.

Wie sah die Behandlung genau aus?

Wolfgang Rostek: Die Ärztinnen haben meine Medikamente umgestellt. Sie haben gesagt, das Oxycodon, mein Morphin, sei zuletzt überdosiert gewesen. Deshalb sei es mir so schlecht gegangen. Und sie hatten wohl recht, jetzt komme ich ja fast ganz ohne Schmerzmittel aus.

Petra Rostek: Tatsächlich verbesserte sich sein Zustand auf der Palliativstation von Tag zu Tag. Ich war überrascht, wie gut sich mein Mann erholt hat. Und ich bin der Meinung, dass er nun weniger aggressiv ist, viel entspannter als vorher. Irgendwie ruhiger und ausgeglichener.

Wolfgang Rostek: Ich habe mich ja mit den Ärzten und Pflegekräften auch wieder vertragen …

Brost-Ruhr-Preisträgerin Dr. Nicole Selbach leitet die Sektion Palliativmedizin im Knappschaftskrankenhaus, sie hat Wolfgang Rostek und seine Frau betreut. In einem Gespräch nach dem Interview mit Familie Rostek erläutert sie die „toxische" Komponente des Delirs: Die Opiattherapie des Patienten sei zuvor nicht angepasst worden, er habe nach den Bestrahlungen dieselbe Dosis wie zuvor bekommen – obwohl seine Schmerzen tatsächlich abnahmen. „Es dauert allerdings, bis eine Bestrahlung wirkt und man das merkt", erklärt die Expertin. Während der Zeit, die Wolfgang Rostek auf ihrer Station verbrachte, sei die Morphingabe erst reduziert worden, schließlich habe man das Medikament tatsächlich ganz absetzen können.
Die „Vigilanz", die Wachheit, des Patienten verbesserte sich nach einigen Tagen Klinikaufenthalt deutlich: Wolfgang Rostek war nicht mehr verwirrt, sondern wieder orientiert. Doch in der Palliativmedizin, erläutert Selbach weiter, gehe es immer um eine ganzheitliche Betrachtung des Menschen, nicht nur um seine körperlichen Beschwerden. Familie und soziales Umfeld, die Seele oder unbewältigte traumatische Erlebnisse seien bei der Bewältigung einer schweren Krankheit ebenso wichtig.

Auf der Palliativstation ging es aber nicht nur um Ihre Krebserkrankung, sondern auch um deren seelische Folgen?

Wolfgang Rostek: Es war sogar immer jemand da, der sich zu mir setzte, wenn mich am Abend oder in der Nacht mal wieder der Schmerz um das Kind traf, das wir verloren haben. Unser Sohn ist ja nun einfach nicht mehr da ... das ist so schlimm. Es half, mit jemandem darüber zu reden. Ich habe mich auch nie schämen müssen, wenn die Tränen flossen. Manchmal haben wir aber auch nur so nett geplaudert. Mit einer Oberärztin zum Beispiel habe ich einmal lange über meine Goldwing gefachsimpelt, die letzte von einst dreien, die noch bei uns in der Garage steht. Die Ärztin fährt selbst auch Motorrad ... Bei einer Schwester habe ich mich an einem anderen Tag einmal schlecht gelaunt beklagt, ich könnte das öde Krankenhaus-Essen nicht mehr sehen, hätte so gern mal wieder eine leckere Lasagne stattdessen. Da hat sie nur gesagt: Dann bestellen wir Ihnen jetzt doch eine. Und das hat sie tatsächlich auch gemacht.

Petra Rostek: Tatsächlich gab es auch für mich als Angehörige stets Ansprechpartner – und immer einen Kaffee, wenn ich kam. Sonst werden Sie als Ehefrau ja nur vertröstet, wenn Sie mal um ein Gespräch mit einem Arzt bitten. Auf der Palliativstation in Langendreer machten sie das immer sofort möglich. Die haben außerdem gemerkt, dass auch ich ziemlich am Ende war, mit all den Sorgen und wegen der Pflege meiner kranken Eltern. Die hatten darum Verständnis, wenn ich mal schnell wieder weg musste, weil ich sie zu versorgen hatte. Und auch mir wurde Hilfe angeboten ... Dass Menschen im Krankenhaus so ein offenes Ohr für unsere Nöte hatten, das ist uns nie zuvor passiert. Ich hatte immer das Gefühl, hier fühlt man mit uns.

Voraussetzung für die Aufnahme auf der Palliativstation des Bochumer Knappschaftskrankenhauses ist das Vorliegen einer „fortgeschrittene(n) Erkrankung mit begrenzter Lebenserwartung", heißt es auf der Seite der Klinik. Der Patient sei zudem darüber aufgeklärt, dass in der Regel keine lebensverlängernden Maßnahmen erfolgen und nur eine begrenzte Aufenthaltsdauer geplant sei; nach Besserung oder Stabilisierung der Beschwerde werde eine Entlassung nach Hause oder in eine andere Einrichtung angestrebt.
„Wir sprechen mit jedem Patienten über seine Diagnose und Prognose, das ist unsere Pflicht", sagt Selbach, auch wenn Patienten häufig verdrän-

gen wollten, dass ihre Lebenszeit limitiert sei. „Wir klären alle auf, offene Kommunikation ist eines unserer wichtigsten Prinzipien. Wenn jemand nicht darüber reden kann, macht es unsere Aufgabe schwieriger, aber dann versuchen wir, ihn anders zu begleiten."

Haben Sie mit den Ärztinnen darüber gesprochen, wie und wo es weitergehen wird? In den nächsten Tagen, Wochen, Monaten?

Wolfgang Rostek: Natürlich. Die Ärztinnen haben vorgeschlagen, dass ich mir mal ein Hospiz angucke. Aber das ist keine Alternative für mich. Und das wurde akzeptiert, niemand drängt einen auf der Palliativstation zu irgendetwas. Ich will, wenn es so weit ist, wie gesagt, zuhause sterben. Noch bin ich allerdings nicht an diesem Punkt. Deshalb will ich jetzt auch noch alles mitnehmen an Therapie, was machbar und sinnvoll ist. Das haben wir so geklärt. Kommende Woche fahre ich zur nächsten Chemo wieder ins Knappschaftskrankenhaus.

Petra Rostek: Dass die Palliativmediziner sich auch um solche praktischen Fragen kümmern, entlastet uns ungemein. Die Klinik, in der die nächste Chemo eigentlich stattfinden sollte, in der mein Mann zuvor behandelt wurde, ist auf Lungenerkrankungen spezialisiert, aber weit entfernt. Deren Ärzte hatten uns nach Bochum geschickt, damit am Heimatort geklärt wird, wieso die Blutwerte so schlecht sind. Anschließend sollte mein Mann wieder zu denen zurück. Doch die Ärztin im Knappschaftskrankenhaus hier hat nun mit der anderen Klinik gesprochen und herausgefunden, dass die geplante spezielle Art von Chemo tatsächlich ebenso gut im Knappschaftskrankenhaus stattfinden kann. Wir klären das, hat sie uns nur gesagt – und es wirklich geklärt. Uns erspart das so viel Hin und Her. Wir sind nun zudem auf der sicheren Seite, wenn sich die Werte erneut verschlechtern, das erleichtert. Jetzt haben wir bei allen Fragen nur noch einen Ansprechpartner.

Im Rückblick betrachtet: Was haben Ihnen die zwei Wochen Palliativstation gebracht?

Wolfgang Rostek: Ich fühle mich viel besser, komme ohne Schmerzmittel jetzt sehr gut klar. Für schlimme Tage habe ich ja das Novalgin. Ich weiß darüber hinaus, an wen ich mich wenden kann, wenn es neue Probleme gibt. Und zur nächsten Chemo gehe ich mit einem guten Gefühl. Ich habe mich im Knappschaftskrankenhaus sehr wohl gefühlt

– und mich inzwischen auch bei den Leuten auf der Palliativstation dafür entschuldigt, dass ich anfangs so viel Ärger gemacht habe.

Petra Rostek: Die Zuversicht ist gewachsen. Jetzt ist die Hoffnung wieder da.

Der Palliativbereich des Bochumer Knappschaftskrankenhauses wurde 2011 eröffnet. Zusammen mit den Stationen für Kardiologie, Angiologie, Endokrinologie und Diabetologie befindet er sich auf Station 11 des Universitätsklinikums. Die von der Medizinischen Klinik betreute Palliativstation verfügt über derzeit acht Betten.
Hauptziel ist die Linderung von Beschwerden wie Schmerzen, Übelkeit, Luftnot, Angst oder anderen Symptomen einer schweren, lebenslimitierenden Erkrankung, die ambulant nicht beherrschbar sind. Zum multiprofessionellen Team gehören neben speziell ausgebildeten Pflegekräften, Ärztinnen und Ärzten auch (männliche wie weibliche) Psychoonkologen, Seelsorger, Physiotherapeuten, Ernährungsberater, Sozialarbeiter sowie ehrenamtliche Helfer. Die auf den Aufenthalt folgende ambulante Versorgung der Patienten oder eine daran anschließende vollstationäre Pflege wird über das Palliativnetzwerk Bochum beziehungsweise ähnliche Netzwerke anderer Städte organisiert.
Die Aufenthaltsdauer auf ihrer Station sei unterschiedlich lang, im Schnitt vielleicht um die 14 Tage, erläutert Leiterin Dr. Nicole Selbach. Viele Patienten kämen mehrmals hintereinander wieder, einige seien „Langlieger" – „und manche sterben auch hier nach sehr kurzer Zeit". „Aber Palliativmedizin ist nicht Sterbemedizin, wie viele glauben", sagt die Ärztin. „Wir setzen viel früher an."

Wolfgang Rostek ist dankbar dafür.

Dreieinhalb Wochen nach dem Gespräch starb Wolfgang Rostek. Er schlief friedlich zuhause in den Armen seiner Frau ein.

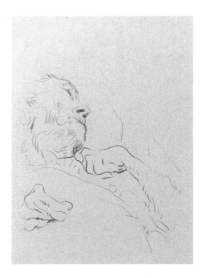

„Wenn der geht, der unersetzlich ist." – Palliativmedizin aus Angehörigen-Perspektive

Wolfgang Schubert im Interview mit Ute Schwarzwald

Als Wolfgang Schubert nach dem Tod seiner Frau Andrea im August vergangenen Jahres nach einem Foto suchte, das er auf der Trauerfeier aufstellen wollte, suchte er vergeblich. Alle Bilder zeigten ausschließlich: sie *und* ihn, gemeinsam, Seite an Seite. „Ihr lebt echt in Symbiose", hatte erst wenige Tage zuvor, auf der Palliativstation des Essener Universitätsklinikums, eine Pflegerin so erstaunt wie anerkennend festgestellt. Doch nun: lebte nur noch einer der zwei, die so unzertrennlich gewesen waren. Und der fand nicht einmal ein Foto, das seine Frau allein zeigte.

Schuberts Sohn Miguel entdeckte schließlich auf seinem Handy einen geeigneten Schnappschuss von Andrea. Er zeigt – leicht unscharf – eine hübsche Frau, die sehr glücklich wirkt. Schwarz gerahmt steht es sieben Monate nach ihrer Bestattung auf dem Fußboden in Wolfgang Schuberts Wohnung in Essen-Bedingrade, angelehnt an ein Regal – da, wo man es leicht übersehen kann. Hinge es an der Wand, fiele der Blick des Überlebenden doch ständig darauf. Das könnte er noch nicht ertragen, sagt Schubert. „Ich habe schon viel geschafft, aber so weit bin ich noch nicht."

Irgendwann aber, hofft der 60-Jährige, „werde ich dieses Foto aufhängen und auch all die anderen Dinge wieder gerne anschauen, die mich an Andrea erinnern – und dabei vielleicht leise lächeln und denken: Weißt du noch?" In Gesprächen mit einer Mitarbeiterin der Hospizarbeit am Universitätsklinikum Essen lernt er gerade wieder, in diese Richtung zu denken.

Sie lernten sich 1994 in einer Kneipe in Essen-Rüttenscheid kennen. Andrea, die damals noch Eickmeier hieß, und Wolfgang Schubert. Bekannte hatten den frisch geschiedenen Vater zweier kleiner Kinder, fünf und sieben Jahre alt, zum Stammtisch eingeladen. Der gebürtige Franke, heute Key-Account-Manager eines Kölner Verkehrstechnik-Unternehmens, lebte damals in Nürnberg. Nur für ein zeitlich befristetes Projekt war er ins Ruhrgebiet gekommen.

Andrea saß ganz am anderen Ende des Tisches in jener Kneipe auf der „Rü", die beiden sprachen kaum ein Wort miteinander. Doch als man auseinander ging, „ich weiß auch nicht, warum", verabschiedete sich Schubert mit einem galanten Handkuss von ihr. Nur von ihr.

„Ich wusste nichts, außer dass sie Andrea heißt und bei der AOK in Essen arbeitet", erzählt er. „Doch ihr Lachen ging mir einfach nicht mehr aus Kopf." Irgendwann rief er bei der Krankenkasse an: Man möge ihn bitte zu Andrea durchstellen. „Die Dame in der Telefonzentrale hat mich ausgelacht, erklärt, das Unternehmen sei nicht ganz so klein, man beschäftige Hunderte Menschen, ein Nachname würde schon helfen …". Nun, es ging tatsächlich ohne: Wolfgang Schubert beschrieb das Aussehen dieser einen Andrea offenbar so plastisch (und sehnsüchtig), dass sie gefunden und er mit ihr verbunden wurde.

Man verabredete und traf sich. Bei einem Rendezvous im Juli 1994 am Baldeneysee, „ganz romantisch, im Mondschein", kam es zum ersten Kuss. „Und das war's dann für 28 Jahre", erinnert sich Wolfgang Schubert. Im September desselben Jahres noch zog er „für immer" ins Ruhrgebiet, zu seinem „Schneckerle", im Jahr darauf wurde geheiratet und in Bedingrade die gemeinsame Wohnung eingerichtet.

Mehr als zwei, drei Nächte, berichtet der Diplom-Betriebswirt, seien er und sein Schatz danach nie mehr getrennt gewesen – bis sie krank wurde. „Wir haben alles miteinander gemacht, keine Redewendung, das war wirklich so", versichert er. Er schwärmt von seiner verstorbenen Frau, mit der er doch mehr als ein Vierteljahrhundert verheiratet war, noch immer wie ein Frischverliebter: Dass sie ein Organisationstalent gewesen sei, „immer top vorbereitet", empathisch, stark, direkt, „wahnsinnig charmant" und zugleich der „Hallo, hier bin ich"-Typ; dass die gelernte Arzthelferin beruflich rasant Karriere gemacht habe, zuletzt Prozessmanagerin einer großen Dortmunder Krankenkasse war, dass sie mehr verdient habe als er – und dass ihn das nicht gestört habe; dass sie „wie eine Löwin" für ihr Team und auch für ihre Familie gekämpft habe; wie fantastisch sie Feiern und Urlaube plante, ihm oft kleine, liebevolle Überraschungen aufs Hotelzimmer schicken ließ, wenn sie wegen einer Dienstreise doch mal für eine Nacht getrennt waren.

Gekocht hätten sie sehr gern gemeinsam und die ganze Welt zusammen bereist, erzählt Wolfgang Schubert. Ein großes Regal im Wohnzimmer bestückte das Paar mit Souvenirs. Ein Kochbuch aus dem Berliner Adlon findet sich dort, ein Modell der Norderney-Fähre und eines der „Aida", eine Mini-Mozart-Büste aus Salzburg, Murano-Glas aus Venedig; ein Stein vom Strand der Virgin Islands und auch eine kleine Flasche Rum aus der Karibik. „Viele andere Dinge musste ich wegräumen", erklärt Schubert die unübersehbaren Lücken zwischen den Erinnerungsstücken. Es schmerzte ihn zu sehr, sie täglich dort stehen zu sehen. Er packte die Souvenirs zusammen mit den Hochzeitsfotos und fast allen anderen Bildern, auf denen seine Frau zu sehen ist, in eine große Stapelbox; auch ihr Geldbeutel, ihr Handy und eine Strähne ihres Haars, die er ihrem Friseur irgendwann „gestohlen" hatte, landeten dort. Dann verpackte der Witwer die Kiste liebevoll und stellte sie in den Keller. Ganz nach hinten.

Natürlich hätten sie auch gestritten, „wie die wilden Hunde" sogar, räumt Wolfgang Schubert ein. Er fand, dass Andrea zu viel rauchte, gelegentlich auch zu viel trank. „Doch wäre sie jetzt hier, ich, der Nichtraucher, würde ihr sofort eine Zigarette anzünden und ein Glas Wein hinstellen." Wenn ein Mensch wie Andrea, „eine, die alle liebten", geht, erklärt er mit wegbrechender, rauer Stimme, „dann verlässt dich jemand, der unersetzlich ist."

Doch nun ist sie tot, seine Andrea, sein „Sicherheitsanker", wie er sagt. Schuberts Frau starb mit nur 53 Jahren – und er muss lernen, mit dem Verlust zu leben. „Dabei war sie doch sechs Jahre jünger als ich. Ich dachte immer, sie überlebt mich um zehn, 15 Jahre. Wenn sie mich nach meinem Herzinfarkt nicht wiederbelebt hätte, wäre ich doch schon gar nicht mehr hier …"

Ende 2020 veränderte sich plötzlich Andreas eine Brust, „ganz komisch", sagt Wolfgang Schubert. Bei ihm schrillten die Alarmglocken. Er wollte seine Frau zum Arzt schicken, doch die wollte nicht gehen. „Sie war schon ewig lange bei keiner Vorsorge gewesen, sie mochte

Arztbesuche einfach nicht. Und wenn Andrea etwas nicht mochte, dann machte sie es auch nicht". „Keine Lust, keine Zeit", erklärte sie ihrem „Wolle". Heute meint dieser, „vielleicht hatte sie auch schon damals Schiss vor dem, was ihr der Arzt zu sagen hatte".

Als irgendwann der Bauch seiner Frau immer dicker und dicker und sie immer schwächer wurde, gab es keine Ausreden mehr. Im Krankenhaus wurde ein fortgeschrittener, hormonbasierter Tumor in der einen und ein zweiter, abgekapselter in der anderen Brust diagnostiziert. Der Krebs, das stand im März 2021 schließlich fest, hatte zudem gestreut. Die Metastasen hatten die Leber bereits sehr schwer geschädigt – das erklärte den Aszites, das Bauchwasser, das Andreas Leib aufschwemmte.

Die Ärzte punktierten alle paar Wochen den Bauch, verabreichten der Patientin Gegenhormone, versuchten es mit einer Tabletten-Chemo, erzählt Schubert. Sie sagten aber auch von Anfang an: Es sieht nicht gut aus. „Doch den einen Moment, da ich begriff, sie wird nicht wieder gesund, den gab es nicht." Im Juli 2021, fünf Wochen vor ihrem Tod, ging Andrea Schubert dann „freiwillig" ins Uniklinikum. Sie landete auf der Palliativstation. „Sonst war nirgendwo mehr ein Bett frei", erzählte sie ihrem Mann. Vielleicht stimmte das, vielleicht ahnte sie da aber auch schon, was er bis fast zum Schluss nicht wahrhaben wollte: dass ihr Leben nicht mehr zu retten war. „Sie wusste, wie emotional ich bin, sie hielt die schlechten Nachrichten von mir fern." Dass Palliativmediziner und -pflegekräfte seine Frau betreuten, bereute er nie. Im Gegenteil: „Allen in der Klinik, die uns geholfen haben, die für uns da waren in unserer Not, bin ich so dankbar, dass ich kaum Worte dafür finde."

Über den Tod hatten die beiden zuvor doch nur einmal gesprochen: nach Schuberts Herzinfarkt 2011. Wie es am liebsten sterben wollte, überlegte das Paar danach und befand: Hand in Hand bei einem Flugzeugabsturz, auf der Rückreise eines herrlichen Karibik-Urlaubs.

Es kam anders. Und Andrea begriff es offenbar früher als ihr Mann. „Ich denke, sie wollte mich schützen und sagte deshalb nichts", sagt Schubert, „und ich, ich hoffte einfach auf ein Wunder, ich bin ein sehr gläubiger Mensch." Wann genau bei seiner Frau „der Groschen fiel", weiß er darum nicht. Nur ihrer jüngeren Schwester habe sie sich anvertraut, die hat ihm das später erzählt – aber über die Details geschwiegen, Andrea hatte es so gewollt. Wolfgang Schubert sagt, stünde er heute noch einmal am Bett der Todkranken, er würde die Augen nicht mehr verschließen vor der Wahrheit, er würde mit seiner Frau sehr viel intensiver, als er es tat, über ihre und seine Ängste reden. „Das hätte es sicher leichter gemacht", weiß er jetzt. Damals ging es einfach nicht. „Ich war nicht stark genug dafür."

Die Essener Palliativmediziner taten, was sie konnten. Sie erklärten aber auch, eine Chemo sei nicht mehr möglich, die Blutwerte der Patientin dafür bereits zu schlecht, erzählt Schubert. „Doch Andrea kämpfte darum, sie wollte diese letzte Chance. Und sie setzte sich durch, wie immer." Obwohl sich die Krankheit da phasenweise auch schon in ihrem Kopf bemerkbar machte, sie manchmal zusammenhanglose Sätze von sich gab, verwirrt schien. „Ich bin nicht mehr Herr meiner Sinne", gestand Andrea Schubert ihrem Mann. Aber sie sagte auch: „Ich weiß, ich bin selbst schuld daran. Ich hätte auf dich hören, früher zum Arzt gehen sollen."

Anderthalb Wochen vor ihrem Tod war es gelungen, die Blutwerte etwas zu stabilisieren, die Chemo konnte in einer abgeschwächten Version beginnen. „Sie tötete Andrea letztendlich", glaubt ihr Mann. „Die Nebenwirkungen waren furchtbar. Andrea konnte gar nichts mehr essen, wurde rasant immer weniger." 40 Kilo habe seine Frau zuletzt noch gewogen. Wolfgang Schubert kochte Gemüsebrühe, flößte sie ihr löffelweise lauwarm ein, half seinem Schatz sogar auf die Toilette, war immer bei ihr. Allein: Nichts konnte mehr helfen.

Einen Tag vor Andreas Tod, an einem Samstag, schob Wolfgang Schubert seine Frau im Rollstuhl ein letztes Mal auf die schöne, große Dachterrasse der Palliativstation des Essener Klinikums. Ihm war inzwischen klar, dass das Wunder, auf das er so hoffte, ausbleiben würde. Der Chefarzt hatte ihm kurz zuvor „reinen Wein eingeschenkt"; ein paar Wochen blieben Andrea noch, einige Monate vielleicht, entgegnete noch an jenem Samstag ein anderer Arzt auf Schuberts Nachfrage.

Doch schon 24 Stunden später war Andrea Schubert tot, sie starb am Sonntag, dem 15. August 2021, um 16 Uhr. „Sie hat bis zuletzt um ihr Leben gekämpft. Aber ich glaube, sie hat gemerkt, es ist vorbei. Und dann sollte es schnell vorbei sei, darum wollte sie gehen." Wolfgang

Schubert nennt, was ihn dann doch so plötzlich und unerwartet traf, eine „Gnade für sie": Auf Dauer von anderen abhängig zu sein, ein Pflegefall zu werden womöglich: „Das wäre nichts gewesen für meinen Schatz. So hätte sie nicht enden wollen."

An ihrem Todestag versammelte sich gleich morgens nach einem dringlichen Anruf der Palliativstation die Familie am Bett der Sterbenden, die da schon nicht mehr ansprechbar war. „Es geht jetzt zu Ende", hatten die Ärzte gesagt, auch sie wohl überrascht davon, wie schnell das nun passierte. Doch tatsächlich passierte gar nichts. Am Nachmittag, Stunden, nachdem sie gekommen waren, schickte eine Schwester die erschöpften Angehörigen heim. „Gönnen Sie sich und ihr eine Pause", schlug sie vor.

„Für Andreas Eltern war das ein ganz schlimmer Moment", erinnert sich Schubert. Doch schweren Herzens verabschiedeten sich schließlich die Besucher – alle, bis auf Wolfgang Schubert, seinen Sohn und Andreas Schwester. Doch auch die drei, die bleiben wollten, mussten irgendwann etwas essen. Andrea Schubert nutzte die wenigen Minuten ihrer Abwesenheit – um zu sterben. Wolfgang Schubert jedenfalls ist sich ganz sicher, dass das kein Zufall war, dass seine Frau es so wollte. Er hätte gern ihre Hand gehalten, als sie starb; auch wenn ihm das ganz sicher furchtbar schwergefallen wäre. „Ich bin kein Mann für den letzten Augenblick, das weiß ich aus meiner Arbeit in der Gemeinde, wo ich schon viele Sterbende begleitet habe." Und Andrea habe das gewusst, ihr Leben daher bewusst ausgehaucht, als sie allein war.

Den Abend danach, die Tage und Wochen, die folgten: Wolfgang Schubert kann sich nicht mehr erinnern, wie er sie durchgestanden hat. „Ich existierte nur noch, war wie in Trance, bis rational die Erkenntnis zu mir durchdrang, Andrea kommt nicht wieder. Und das war noch viel schlimmer. Ich dachte, sie ist tot, nun ist auch dein Leben zu Ende." Er kämpfte gegen Heulkrämpfe, die ihn immer wieder unvermittelt überkamen, gegen den innerlichen Zusammenbruch, den psychischen Ausnahmezustand. „Es gab", sagt er, „immer wieder Augenblicke, wo ich gar nicht mehr wollte, die Lust am Leben komplett verloren hatte, nur noch da sein wollte, wo sie nun ist." Tatsächlich, ergänzt er, habe er dann für sich einen Suizid aber ausgeschlossen. „Das ist nicht der richtige Weg – und meiner Frau würde es auch nicht gefallen!"

Ein simpler Anruf brachte die Wende. Der Hospizdienst meldete sich bei Wolfgang Schubert. Man kannte sich flüchtig von der Palliativstation des Uniklinikums. Koordinatorin Ulrike Ritterbusch, eine Kollegin der diesjährigen Brost-Ruhrpreisträgerin Dr. Ferya Banaz-Yaşar, lud Wolfgang Schubert ein, an einer Gedenkveranstaltung für die jüngst Verstorbenen der Station teilzunehmen, eine Online-Veranstaltung in Zeiten der Pandemie. Schubert sagte zu und erinnert sich noch heute lebhaft an den Moment, als sich auf seinem Bildschirm die Blume mit Andreas Namen und ihrem Todesdatum öffnete, als einen der emotionalsten, den er je erlebt hat. „Wenn ich auf dem Friedhof diese Zahlen auf ihrem Grabstein sehe, dann verstehe ich das nicht wirklich. Aber da, bei der Gedenkfeier, da war es real."

Er verabredete sich danach wiederholt mit Trauerberaterin Ritterbusch für lange Gespräche am Telefon, rief sie auch mal spontan an, wenn es nottat. Sie habe so geduldig zugehört, „ihr konnte ich mich öffnen", sagt der Witwer, „mich endlich fallen lassen". Sein Sohn, Freunde, die Familie seien natürlich auch für ihn da gewesen, auch deren Präsenz habe „gutgetan". „Doch die sind ja alle selbst betroffen, das ist etwas ganz anderes." Wer, wie Ulrike Ritterbusch, tagtäglich mit Sterbenden und ihren Angehörigen zu tun habe und nicht zur Familie gehöre, der könne mehr bewirken. Kaum jemand, der es noch nicht erlebt habe, könne sich zudem die emotionale Achterbahnfahrt, die ihn erschütterte, vorstellen. „Frau Ritterbusch weiß, wovon ich spreche, wie Trauer sich äußert. Sie hat das ja schon oft gehört, sie kennt die Muster, die unterschiedlichen Reaktionen."

Und mit Plattitüden wie *Die Zeit heilt alle Wunden* oder, schlimmer noch, *Sicher findest du bald jemand Neues* komme die ihm ganz sicher auch nicht – wie mancher, der es sicher nur gut meinte, aber mit solchen Sprüchen das Gegenteil ausrichtete.

Der Hospizdienst am Klinikum ist zudem rund um die Uhr im Einsatz. Auf seiner Homepage finden sich die Mobilfunk-Nummern der Mitarbeiter, hinter jeder steht: *24 h.* Dieses Angebot, „Wir sind da", sei ein wirklicher Rückhalt, sagt Schubert. Die Scheu, nachts um halb zwei einen Freund anzurufen, weil der „Herzschmerz" ihn nicht schlafen ließe, sei so groß, dass man das kaum wage. Gerade dann nicht, wenn es ein guter Freund sei.

Schubert freut sich auf ein erstes persönliches Treffen mit Ulrike Ritterbusch in diesen Tagen. Er nennt sie eine „beeindruckende, ungeheuer geduldige Frau", die „viel mehr als nur ihren Job gemacht" habe. „Sie ist ein Mensch, bei dem du spürst, du wirst verstanden, du kannst sein, wie du bist, du brauchst dich nicht für deine Tränen zu schämen". Nach den Gesprächen mit ihr fühle er sich „mutiger", schaue zuversichtlicher in die Zukunft.

Der erste Hochzeitstag ohne sie steht ihm noch bevor, aber das erste Weihnachten und einen ersten Geburtstag ohne Andrea hat Wolfgang Schubert schon überstanden. Vor drei Wochen ist er erstmals auch wieder in den Urlaub gefahren. Bekannte hatten ihn zum Skifahren in die Dolomiten mitgenommen. „Eine tolle Idee", sagt der gebürtige Franke. Auch wenn sich herausstellte: Es funktioniert noch nicht wieder. „Irgendwann saß ich da in Südtirol in der Sonne, auf dieser Hütte, wo ich immer mit Andrea gesessen hatte, und dachte mir: Jetzt sitzt du hier allein und das wird sich nie mehr ändern."

Trauer braucht Zeit, das weiß er. Und der Schmerz, glaubt er, wird nie ganz verschwinden. Aber er wird sich verändern. Er wird lernen, damit zu leben. „Ich bin noch nicht so weit, dass ich dankbar zurückschauen kann", sagt Wolfgang Schubert, „aber ich heule auch nicht mehr jedes Mal, wenn ich an Andreas Bild vorbeikomme." Und seinen „Frieden mit Gott", habe er inzwischen wieder gemacht. Früher, als sie noch lebte, hat er seiner Liebsten jeden Freitag eine weiße Rose in die Vase auf dem Nachttisch gestellt. Jetzt stellt er ihr regelmäßig eine aufs Grab.

Der Witwer überlegt, demnächst eine Trauergruppe zu besuchen, Ulrike Ritterbusch habe ihn dazu ermuntert. Kein Mensch sei ihm mehr so nah, wie es Andrea war. „Doch ein bisschen nah ist vielleicht besser als nichts", meint er. „Etwas partielle Geborgenheit, Sicherheit und Wohlgefühl" erhofft er sich von einem Trauerkreis mit „anderen, die alle im selben Boot sitzen, die alle ihre eigenen Geschichten haben, aber doch dasselbe erlebt haben wie ich".

Ganz sicher aber wird Wolfgang Schubert sich, sobald es geht, selbst ehrenamtlich in der Hospizarbeit engagieren, versichert er. Er weiß jetzt, dass sie einen Unterschied macht. In seiner Gemeinde ist der 60-Jährige seit langem schon seelsorgerisch aktiv. Nun, glaubt er, könne er sich womöglich in andere Menschen, die ähnliche tiefgreifende Erfahrungen wie er machen, noch besser hineinfühlen. „Auf so einer Palliativstation sieht man ja auch die anderen, die sterben, deren Angehörige vielleicht auch Hilfe brauchen. Im Zimmer neben Andrea etwa lag ein junger Kerl, erst 27 Jahre alt, mit einem nicht operablen Tumor an der Wirbelsäule ..." Vor allem aber ist er so dankbar für den Beistand der Palliativmediziner, des Hospizdienstes, den er in seinen schwersten Stunden erfuhr, dass er „der Menschheit dafür unbedingt etwas zurückgeben" möchte.

Sicher, sagt Wolfgang Schubert schließlich, noch müsse er lernen, sich zurechtzufinden in seinem neuen Leben, ohne Andrea. Aber irgendwann, da sei er inzwischen sicher, werde er auch die Box im Keller wieder auspacken, sich all die schönen Erinnerungsstücke anschauen können. „Carpe Diem" steht an einer Wand seines Wohnzimmers. Er und seine Frau hätten danach gelebt, „wir haben unser Leben genossen, so viele großartige Dinge zusammen unternommen". Das, weiß Wolfgang Schubert, wird ihm ein Trost sein. Dann wird er daran denken und sagen: „Ach, war das schön!"

Die Hospizarbeit am Universitätsklinikum Essen, 2007 als ambulanter Hospizdienst gegründet, betreut heute Sterbende sowohl im ambulanten als auch im stationären Bereich – in der Klinik, in Heimen oder zuhause. Gemeinnütziger Träger ist der Förderverein Innere Klinik Tumorforschung. Rund vierzig ehrenamtliche Mitarbeiter unterstützen die drei hauptamtlichen Koordinatoren. Ihr Büro befindet sich auf der 2012 neu gebauten und von Professor Nagel in Betrieb genommenen Palliativstation des Klinikums.

Über den Umgang mit der Endlichkeit

„Im Angesicht des Todes ..."

Reinhold Messner im Interview mit Anja Bröker

Anja Bröker: „*Das Leben vom Ende her denken*" – *was ist Ihre erste Assoziation, die dieser Titel bei Ihnen auslöst?*

Reinhold Messner: Der Titel erinnert mich in erster Linie an die tibetische Haltung. Im tibetischen Totenbuch steht der Satz: „Wer nicht gelernt hat zu sterben, kann nicht leben". Das heißt, wir sollten alle mindestens dann und wann unser Leben vom Ende her denken. Ich mache das schon seit geraumer Zeit, weil ich öfters die Gelegenheit hatte, Nahtoderlebnisse zu erfahren. Wir Menschen haben einen Selbsterhaltungstrieb, der uns so weit am Leben erhält, solange Energie, Können und Geschicklichkeit vorhanden sind. Wenn allerdings das alles schwindet, unter Gefahren oder aufgrund einer Notsituation, dann lässt sich der Mensch in den Tod fallen. Er wehrt sich nicht mehr dagegen, sondern ist damit einverstanden. Je älter wir werden, umso klarer ist es, dass sich der Zeitpunkt des Sterbens immer weiter nähert. Also, ich bin schon lange darauf vorbereitet. Ich denke ganz konkret, täglich mindestens ein paar Mal, an das Ende meines Lebens. Ich betrachte das restliche Leben dann vom Ende her, ohne die geringste Ahnung, wie lange mein Leben noch dauert.

Wir haben Sie immer als einen Menschen erlebt, der das Leben ganz intensiv gespürt hat. Wo und wann war das erste Mal, dass Sie den Tod vor Augen hatten und sich damit auseinandersetzen mussten?

Messner: Schon als Kind bin ich in die Berge gegangen, hauptsächlich in den Dolomiten, wo ich daheim bin. Mit fünf Jahren konnte ich noch keine schwierigen Klettertouren machen, aber ich stieg auf einen 3000er. In dieser Zeit gab es Schreckmomente, aber keine Nahtoderfahrungen. Später sind eine Reihe von Kameraden am Berg ums Leben gekommen, Gleichaltrige. Das waren traurige Momente. Damit war klar: Bei dieser extremen Tätigkeit, die auch noch unnütz ist, kann man wirklich umkommen. Die Möglichkeit des Sterbens ist der Unterschied, ein Schlüssel für das Verständnis, was extremes Abenteuer ist oder nicht.

Später bei meiner ersten 8000er-Expedition – ich war 25 – da gab es eine Notlage mit meinem Bruder. Wir waren auf knapp 8000 Metern nach einer fürchterlichen Nacht ohne Schutz bei 30 bis 40 Grad unter null. Dass wir das überlebt haben, ist schon ein Wunder. Und als wir einen unbekannten Weg abgestiegen sind, habe ich mich kurz als *über mir schwebend* empfunden. Ich habe auf mich runtergeschaut und selber gesehen, dass ich diesen Hang hinunterrollte. Ich sah mich von außen. Es war ein Sterbeerlebnis, in absoluter Verzweiflung, bei Kälte und den Unmöglichkeiten, das Leben retten zu können. Ich habe dann versucht, im untersten Teil, wo der Abstieg komplex ist, eine Route zwischen glatten Eiswänden, Felsen und Gletscherspalten zu finden und dabei mit all meinen Sinnen eine männliche Person wahrgenommen. Sie hat mich geleitet. Ich wusste, ich brauche ihr nur zu folgen. Trotzdem ist mein Bruder dann, kurz bevor wir aus der Gefahr heraus waren, unter eine Lawine geraten. Ich konnte meinen Bruder nicht mit bloßen Händen ausgraben und bin alleine weiter gegangen. Dann kamen Halluzinationen gleich in Serie. Ich habe Reiter auf mich zukommen sehen, die sich dann in Sträucher aufgelöst haben. Ich habe einzelne Menschen gesehen, die mir entgegenkamen, das waren dann irgendwelche Steine, die aus dem Gletscher herausragten: Immer noch Folgen des Sauerstoffmangels, Folgen der Kälte, Folgen der Verzweiflung.

Glauben Sie, dass Sie wieder solche Halluzinationen bekämen, wenn das Leben zu Ende geht?

Messner: Ich kann mir vorstellen, dass Menschen, die unter großen Schmerzen stehen beim Sterben oder kurz davor sind, eine ähnliche Erfahrung machen könnten. Aber normalerweise ist der Mensch am Ende bereit zu sterben. Das ist keine rationale Angelegenheit – sondern, wenn man so will – eine Gesamtkörper-Angelegenheit. Wenn unsere Energie verbraucht ist, ist auch die Bereitschaft da zu sterben.

Ich hatte eine Großmutter, die allein lebte. Jedes Mal, wenn ich sie besuchen ging, sagte sie, sie würde lieber sterben. Aber sie würde warten, bis es so weit ist. Menschen, die am Ende des Lebens stehen, sind einfach bereit zu gehen. Ihr Leben ist abgeschlossen. Sie haben ihr Leben gelebt. Das Leben ist ja auch eine Möglichkeit, die wir ausschöpfen. Wir haben in unserem Leben die Möglichkeit uns auszudrücken, den Sinn selber hineinzulegen. Und wenn wir keinen Sinn mehr in irgendeine Tätigkeit hineinlegen können, weil wir alles schon ausgeschöpft haben, sind wir auch bereit zu gehen.

Wie wurden Sie beim Thema Tod erzogen? Sprach man über das letzte Kapitel überhaupt, oder war das zu Ihrer Zeit, als Sie aufgewachsen sind, eher ein Tabu?

Messner: Nein, zu meiner Zeit war es kein Tabu. Heute ist der Tod ein Tabu. Aber ich bin mit dem Tod aufgewachsen. Noch vor meinen ersten Bergtouren – ich kann mich gut an Begräbnisse erinnern – war der Tod präsent. Ich lebte in einem kleinen Bergdorf in den Dolomiten, ein paar Hundert Einwohner. Die Toten wurden vor allem im Winter mit Pferden von den Berg-Bauernhöfen heruntergebracht. Mit dem Sarg auf einem Schlitten. Die Glocken läuteten und die Menschen, die irgendwie Zeit hatten, gingen diesem Leichenzug entgegen. Sie reihten sich dann in dieses Begräbnis ein und beteten. Wir Kinder wurden da hingeschickt oder sind mit den Eltern hingegangen. Fast jedes Jahr haben wir Tote zum Friedhof begleitet. Dann haben wir die Zeremonien erlebt, wie der Sarg ins Erdreich, in das Grab gelegt wurden. Es war eine Art Selbstverständnis dabei. Die Leute sterben, wir alle sterben. Wenn Verwandte gestorben sind, hat man am Abend die Toten drei Tage lang besucht. Sie waren in der Stube aufgebahrt. Sie lagen da zugedeckt, aber man sah das Gesicht ganz eindeutig. So konnte man sich an diesen Menschen erinnern, der da lag. Es wurde gebetet und man hat Abschied genommen von diesem Toten, bevor er im Leichenzug zum Friedhof gebracht wurde.

Warum hat man heute verlernt, den Tod so anzunehmen als etwas, was dazugehört?

Messner: Weil die Toten versteckt werden. Die meisten Kinder haben gar nicht die Möglichkeit, einen Leichenzug zu sehen. In der Stadt verschwinden die Toten mit den Leichenwagen. Die Autos sind zwar markiert – man sieht, da fährt ein Leichenwagen – aber er ist schnell wieder weg. Die Möglichkeit, alltäglich mit dem Tod umzugehen, ist heute mehr oder weniger verschwunden und damit auch die Möglichkeit, sich mit dem Danach bzw. dem Ende auseinanderzusetzen.

Und das finden Sie bedauerlich …

Messner: …ich finde jedenfalls, dass wir in unseren Bergtälern eine selbstverständliche Art hatten, mit dem Tod umzugehen. Alle, nicht nur meine Familie, hatten solche Leichenzüge begleitet. Die waren zum Teil ein paar Hundert Meter lang und wir Kinder mittendrin.

Palliativmedizin wird heute weiterentwickelt, bekommt immer mehr Aufmerksamkeit. Die Gesellschaft beschäftigt sich mit der letzten Etappe und versteckt sie nicht. Das müssten Sie ja eigentlich befürworten …

Messner: Ja. Das liegt aber vor allem daran, weil wir viel länger leben als früher, vor allem wegen der Hygiene, der Medizin. Wenn ich im Ahnenregister nachschaue, dann sind die Leute vor 200 Jahren schon mit 60 verstorben. Heute werden wir Männer 86 und mehr, die Frauen langsam 90 und mehr. Das verdanken wir im großen Rahmen der Medizin, die immer besser wird und uns die Möglichkeit gibt, einen langen Lebensabend zu genießen.

Aber ich bin der Meinung, dass Sterben befreit sein darf. Wenn Menschen am Ende wegen Schmerzen oder auch Verlust des Gedächtnisses den Wunsch äußern zu sterben, sollte Sterben dank Sterbehilfe möglich sein. Wenn man selbst merkt, dass das Leben zur Last wird und am Leben zu bleiben kaum noch erträglich ist, brauchen wir neue Antworten. Diese Fragen werden in Italien diskutiert, wo sie parlamentarisch nicht durchgegangen sind. Er wird auch in Deutschland diskutiert. Die Kirche hat natürlich ein großes Interesse, dass es nicht dazu kommt, was ich nachempfinden kann. Nach ihrer Definition wird das Leben von Gott gegeben und nur von Gott genommen. Aber ich bin der Meinung, dass das selbstbestimmte Leben auch im Notfall erhalten bleiben soll – nach Beratung, Diskussion und nach intensiven Versuchen, weiterzuleben. Das selbstbestimmte Leben ist mir heilig, weil ich auf dieser Basis mein „exotisches Leben" habe führen können. Es war ja im bürgerlichen Rahmen nicht gerade geduldet, was ich gemacht habe. Ich würde auch jetzt alles tun, damit ich weiterhin am Leben bleiben kann, mich weiter ausdrücken kann. Wenn mir die Mediziner dabei helfen, bin ich ihnen dankbar und gespannt zu erleben, wie es ist, wenn ich aus dieser, meiner Zeit und diesem Raum in eine andere Raum-Zeit rutsche.

Haben Sie schon jemanden begleitet auf der letzten Etappe und damit Palliativmedizin hautnah miterlebt?

Messner: Ich habe einen Freund verloren, der bis zum Ende durchgehalten hat, also mit sehr schwierigen Krankheitssymptomen, die wie aus heiterem Himmel gekommen waren und relativ schnell zum Tod geführt haben. Er hat sich am Ende Hilfe geholt. Aber er hat durchgehalten bis zur Unkenntlichkeit.

Haben Sie in Ihren Nahtoderfahrungen die Angst vor dem Tod gespürt?

Messner: Die Angst vor dem Tod ist vor allem eine *Angst vor der Angst*. Im Grunde ist das Sterben das Problem. Der Tod ist nicht das Problem. Das Sterben ist nicht greifbar, wir wissen nicht wo, nicht wann, nicht unter welchen Umständen. Wenn ich ein großes Abenteuer plane und mich im Voraus vielleicht sechs, acht oder zehn Monate intensiv mit dem Ganzen beschäftige, kommt auch das Wissen dazu, dass ich dabei umkommen könnte. Dagegen kann ich mich wehren, indem ich mich besser vorbereite, die Logistik bis auf das kleinste Detail prüfe. So komme ich langsam in ein Gleichgewicht zwischen Mut und Angst. Nur wenn ich den Mut habe, die letzten Risiken, die immer bleiben, abzuschütteln, kann ich losgehen. Wenn ich die Gabe habe, es auch zu wagen, dann bin ich drin in einem Abenteuer. Je weiter ich drinnen bin, desto weniger kommt die Angst vor dem Sterben. Bevor es wirklich zum Sterben kommt, sind die Ängste vorbei. Meine Erfahrung ist, man lässt sich zuletzt in das Sterben fallen, wo immer es passiert. Das ist mir passiert. Ich bin halt wieder aufgewacht, ich bin heute noch da und ich bin dankbar dafür. Ich hatte bei extremen Fällen abgeschlossen. Aber nicht im Sinne von *jetzt setze ich mich hin und schließe ab* oder ich schreibe noch einen letzten Brief an irgendjemanden, nein, einfach: Das war's. Deswegen sage ich auch: Im Grunde ist am Ende das Sterben gar nicht das Schwierige. Da ist bei uns Menschen Angst vor der Angst. Viele Leute glauben, je näher das Sterben kommt, umso schlimmer wird es – ich glaube das nicht.

Was können wir von Ihren Erfahrungen lernen, damit die letzte Etappe so angenehm wie möglich wird und die Angst nicht so sehr im Fokus steht?

Messner: Ich denke, es ist wichtig, uns nicht in eine Situation zu begeben, in der wir den Sinn von außen in unser Leben gegeben sehen. Ich bin der Meinung, wir Menschen geben unserem Leben selber Sinn, und wer ganz entschieden Sinn stiftet, kann auch viel intensiver leben. Ich kann viel zielgerichteter leben, wenn ich dem Leben einen Sinn gebe und wenn ich damit einverstanden bin, dass es eben ein Ende hat. Damit bin ich noch mehr gefordert, Sinn in mein Leben zu legen. Diesem Sinn auch zu folgen und etwas daraus zu machen ist Lebenskunst. Ich bin überzeugt, es gibt kein gelungenes Leben im Rückblick, also am Ende. Es gibt nur ein gelingendes Leben im Hier und Jetzt – ins Jetzt gedacht, ins Morgen, aber weniger rückwärts gerichtet, also von gestern aus gesehen. Was ist ein gelungenes Leben oder nicht gelungenes Leben? Sagt mir eigentlich wenig. Aber ich kann im Hier und Jetzt – mit 80 – noch fast alles machen und so intensiv einer Sache nachgehen, wie mit 40, mich einer Person nähern, einer Idee folgen. Alles wie in jungen Jahren. Nur das Abgleichen, ob ich die Fähigkeit habe, das zu machen, was ich mir erträume, wird komplexer. Ich lasse das Jenseitige in jeder Hinsicht offen. Das Jenseitige lasse ich mir von niemandem vorgaukeln. Das Jenseitige ist jenseits unserer menschlichen Fähigkeiten, der Erkenntnis. Wir Menschen haben Sinne, wir haben einen Verstand, wir haben Emotionen, wir haben sehr viele Fähigkeiten. Aber wir haben nicht die Fähigkeit, über unser Leben hinauszuschauen, Ursprünge und Ende zu durchschauen. Dafür fehlt uns Menschen ein Instrumentarium, und das muss so sein, das ist gut so. Man wird in den nächsten 100.000 Jahren – der Mensch wird noch eine Zeit lang leben, trotz der Krise, die wir ökologisch und friedenspolitisch auf dieser Welt haben – nicht herausfinden, wie das mit dem Jenseits ist. Aber wenn ich an meine großen Reisen denke, an die Durchquerung einer großen Wüste, wie der Taklamakan oder der Gobi, dann habe ich ab und zu das Gefühl, am Ende in diese absolute Leere, in diese Stille hineinzugehen. Es wäre wie ins Jenseits hineinzugehen. Der Unterschied ist, dass die Zeit sich dabei auflöst. Es gibt keine Zeit mehr – Nullzeit oder unendlich viel Zeit sind genau dasselbe, das ist kein Unterschied. Ich glaube, da liegt der Schlüssel, aber ich habe ihn nicht. Ich habe nur Erfahrungen, die mir Sinnbilder liefern für das Jenseitige. Aber ich habe keine Erkenntnis, sage also nicht, das Jenseits ist eine Wüste mit Stille und Weitläufigkeit. Es ist nur ein Bild, das damit vielleicht verbindbar ist.

Sie haben vorhin beschrieben, dass Sie jeden Tag mindestens einmal an das Ende des Lebens denken. Dass Sie aber auch Vorkehrungen getroffen haben, dass alles gut vorbereitet ist, dass Sie auch ein erfülltes Leben leben und das sinnstiftend ist und Sinn macht. Kann man daraus schließen, dass Sie persönlich diese Angst vor dem Tod gar nicht haben?

Messner: Nein, im Moment nicht. Aber ich hatte die Angst vor dem Tod noch weniger als ich die Nahtoderlebnisse hatte. Mit diesen Erfahrungen, sehr nahe am Sterben gewesen zu sein oder am Tod gewesen zu sein, hat sich meine Todesangst oder meine Sterbensangst verflüchtigt. Im Moment bin ich ein ganz normaler Bürger, der, wie alle anderen auch, ein bürgerliches Leben führt. Ich kann diese extremen Sachen nicht mehr machen, weder als Kletterer noch als Höhenbergsteiger, noch kann ich je noch zweitausend Kilometer weit marschieren mit einem Rucksack, in dem ich alles drinnen habe zum Überleben. Alles nicht mehr möglich in meinem Alter. Ich werde einen Teufel tun, jetzt sozusagen noch etwas drauf zu packen, um irgendjemanden zu beeindrucken. Das habe ich nicht nötig. Ich bin meinen Träumen nachgegangen. Ich habe nicht alle ausleben können, aber doch eine ganze Reihe, und bin heute einfach gerne in der Natur unterwegs.

Sie haben über die Nahtoderfahrung gesprochen, die Sie erlebt haben. Gibt es einen selbstkritischen Blick, den Sie auf sich selbst rückblickend werfen, wo Sie sagen, da habe ich mein Leben aufs Spiel gesetzt, das hätte nicht sein müssen, wie leichtfertig war ich? Als Beispiel persönlich für mich: Jeder ist schon mal freihändig Fahrrad gefahren mitten in der Stadt und da hätte mich jederzeit ein Auto treffen können. Und jetzt bringe ich meinen Kindern bei, dass sie das bitte nicht tun, weil sie ihr Leben nicht riskieren, nicht wegwerfen sollen. Aber gibt es etwas, wo Sie sagen, das war es eigentlich nicht wert, diese Grenzerfahrung?

Messner: Also diese selbstkritische Haltung habe ich vor allem meinem Tun gegenüber, wenn ich an Dritte denke, an meine Kinder, vor allem an meine Eltern. Also Sie müssen sich vorstellen, ich habe 40

Jahre lang extreme Touren gemacht, extreme Klettertouren, extreme Bergtouren, extreme Reisen, alle Achttausender bestiegen und vieles andere mehr. Und ich bin jedes Mal aufgebrochen und habe natürlich der Mutter erzählt, jetzt wage ich wieder ein Abenteuer. Sie hat mich am Ende ja gebeten, weil ich sie nach den vierzehn 8.oooern eingeladen habe nach Nepal, das endlich zu lassen und was Vernünftiges zu tun. Dann habe ich ein neues Abenteuerleben angefangen, Reisen anderer Natur. Das hat sie weniger belastet, weil sie nicht die Absturzgefahr dabei sah. Also diese Überquerungen – Gobi, Antarktis, Grönland. Es waren ganz andere Herausforderungen, mit anderen Gefahren. Ich musste diese andere Welt erst kennenlernen, lernen darin zurecht zu kommen. Aber für mich persönlich – nur subjektiv gesehen, wenn ich allein auf der Welt gestanden hätte – gibt es keine Reue, weil ich mein Leben verschleudert hätte. Es war meine Form, mich auszudrücken. Es war meine Form, mich zu erfahren. Das Leben ist ja auch eine Möglichkeit, sich zu erfahren. Wir erobern ja nicht die Berge, wir können die Berge nicht verändern. Aber die Auseinandersetzung Mensch–Berg führt zu einem Maßnehmen in uns, es geht nur um die Menschennatur und nicht um die Bergnatur. Natürlich benutze ich die Bergnatur oder die Wüstennatur, um Erfahrungen zu machen. Aber nur den Dritten gegenüber ist das Ganze unverantwortlich. Ich mache gerade einen Film zu einer Expedition von 1972, bei der zwei Kameraden gestorben sind, eine tragische Geschichte. Einer dieser beiden Kameraden hatte seine schwangere Frau daheim. Und er kam nicht mehr ins Basislager zurück. In dem Moment, als wir vom Berg zurückkamen, ohne die beiden verstorbenen Kameraden – einer hat sich im Schneesturm verloren, der andere ist verrückt geworden in einer dramatischen Sturmsituation – als wir also zurück waren im Basislager, kam der Postläufer, der schon eine Woche lang zu Fuß unterwegs war von der Hauptstadt Kathmandu, um ins Basislager zu kommen, und brachte einen Brief für diesen Bergsteiger. Im Brief war angekündigt, dass er einen Sohn bekommen hat. Er hat die Nachricht nicht mehr gekriegt. Und in diesem Zusammenhang ist das, was ich getan habe, unverzeihlich, unverantwortlich. Aber ich habe es getan. Im Rückblick kann man das nicht wiedergutmachen. Ich sehe es selbstkritisch. Ich will das, was ich getan habe, nicht propagieren, ich lasse es stehen – ich erzähle davon, propagiere es nicht. Allerdings bin ich der Meinung, so wie Kinder heute vielfach aufwachsen, völlig aus allen Gefahrenzonen herausgehalten, werden sie auch nicht überlebenstüchtig.

Sie glauben, dass man das braucht, um zu überleben?

Messner: Die Menschen sterben heute eher, weil sie mit der Gefahr nicht umgehen können: Im Haushalt, beim Aufhängen von Bildern, die Leiter fällt um und schon ist ein schlimmes Unglück passiert. Wir haben einen Nachbarbuben, drei Jahre alt. Wenn Stadtkinder ihn sehen würden – im Winter zum Teil barfuß im Schnee ohne Schuhe. Aber er hat eine Geschicklichkeit wie Tiere. Ich habe Enkel, einen im fast gleichen Alter. Er ist gebildeter, kann schöner reden – aber wenn es ums Überleben geht, fünf Tage in Eigenregie auf dem Bauernhof, wie würde er sich verhalten?

Und der Nachbarsjunge ist mehr so wie Sie, als sie klein waren?

Messner: Richtig, wir sind so aufgewachsen. Wir haben in Horden gespielt, und zwar auf großen Flächen, nicht in 100 mal 100 Metern, sondern in vielen Quadratkilometern: im Wald, unter Felsen, in den Bächen, wo auch immer. Einmal am Tag kam ein Bus ins Tal und fuhr dann wieder raus, mehr gab es nicht an Verkehr. Wir sind dann über diese Straße – im Winter in langen Zügen – mit der Rodel gefahren, mit hoher Geschwindigkeit. Die Eltern haben es uns nicht verboten. Es war so, wir haben es alle getan. Wir haben aufeinander aufgepasst, wie in einem Clan irgendwo im Urwald oder in den Bergen von Nepal.

Ich würde Sie gerne bitten wollen, uns mal Ihre letzten 24 Stunden zu beschreiben, wie Sie sich vorstellen würden, wie diese letzten 24 Stunden ablaufen sollten? Was würden Sie sich wünschen?

Messner: Wenn ich 24 Stunden hätte bis zum Sterben, würde ich mit meinen Kindern, mit meiner Frau noch einmal zusammenkommen, zum Gedankenaustausch und vielleicht einiges noch zurechtrücken. Wenn ich diese Möglichkeit nicht hätte, würde ich vielleicht eine Art testamentarische Schrift aufsetzen. Ein Testament habe ich schon gemacht, meine Sachen habe ich – mehr oder weniger – alle schon im Vorfeld abgegeben, weil ja jemand Verantwortung dafür übernehmen muss, mindestens für das, was ich geschaffen habe. Ich habe ein sechsteiliges Museum auf die Beine gestellt, das mehr oder weniger abhängig war von mir. Und das muss so weit kommen, dass es nicht mehr von mir abhängig ist, dass es funktioniert. Ich habe erst vor drei Jahren ein Startup gegründet, um wieder ein neues Unternehmen auf die Beine stellen zu können. Und ich würde bis zuletzt nicht unbedingt einen Baum pflanzen, aber ich habe auch schon einen Platz festgelegt, wo meine Asche hinkommt. Wir können hier in Italien einen Platz auswählen, wo die Asche hinkommt. Ich habe einen großartigen Platz. Und vielleicht setze ich mich dorthin und schaue in die Welt und stelle mir vor, was vor meiner Zeit war und stelle mir vielleicht auch vor, was nach dieser Zeit sein könnte.

Sie hatten in einem Interview vor einigen Jahren Folgendes beschrieben: „Die Geier sollten mich holen, denn nichts bleibt mehr übrig von uns." Das ist eine traditionelle Form des Begräbnisses.

Messner: Das ist das tibetanische Himmelsbegräbnis, es ist bei uns aber nicht erlaubt. Ich habe es einmal im Leben erlebt. Ob es das noch gibt, weiß ich nicht. Das gab es in Tibet, nicht häufig, aber zum Teil hatte man weder das Erdreich aufhacken können, das im Winter bis tief runter gefroren ist, oder man hatte kein Holz, um die Toten zu verbrennen. Und damit kam man auf das Eindrucksvollste -kein Sterbeerlebnis, es ist eine Art des Begräbnisses. Der Tote bleibt etwa zehn Tage liegen, wird dann auf einen Kultplatz gebracht – es sind nur wenige Plätze, auf denen das gemacht werden darf – und wird dort auf einen Steinaltar aus aufgehäuften Steinen gelegt. Dann kommt ein spezieller Mensch, bei mir ist es ein Mönch gewesen, der übrigens nichts dagegen hatte, dass ich dabei saß und sogar fotografiert habe. Er ritzt diesen Toten mit hundert Messerschnitten auf. Und in dieser Zeit, das dauerte eine, zwei Stunden, kamen aus den umliegenden Bergen Geier angeflogen, also Riesengeier, größer als unsere Adler. Und die warteten dann am Rand. Alle! Es sind meistens nicht die Angehörigen dabei, sondern Freunde, die diese Geier ein bisschen zurückhalten. In meinem Fall waren es am Ende sicher zwischen 80 und 100 Geier. Und dann gibt dieser Mönch, der das Todesritual ausführt, den Toten frei. Und dann kommen diese Geier und es dauert keine Minute, dann liegt nunmehr nur noch das reine Knochengerüst dort. Die reißen die Fleischfetzen einfach runter und fressen sie dann ein bisschen abseits. Und dann wird dieses Knochengerüst zu Brei zerschlagen, es bleibt nur der Schädel übrig und dann werden die Knochen freigegeben und das alles verschwindet. Zuletzt wird der Schädel zerschlagen, das Gehirn mit den Knochen, die zerstampft sind, gemischt, das Letzte, was die Geier nehmen. Unten bleibt ein gebohnerter Platz zurück, die Steine sind absolut sauber, und die Geier fliegen ganz langsam in die Höhe, bis sie als schwarze Punkte im dunklen Himmel verschwinden. Das Schönste, was es zuletzt von uns gibt. Und wenn man daran denkt, dass der Kot dieser Geier wieder auf die Erde fällt, dass da Pflanzen entstehen, dass die wachsen und sie ein Tier frisst. Und dann isst ein Mensch Yakfleisch... – das ist nicht die Wiedergeburt, es ist nicht so zu verstehen, aber nichts verschwindet und alles lebt weiter. Wenn das erlaubt wäre, hätte ich nichts dagegen. Aber es wird auch in Tibet verboten und man sieht es nur noch zufällig irgendwo am Rande der Welt, wo niemand hinkommt, um es zu kontrollieren. Ich habe das einmal erlebt, reiner Zufall. Als ob mich irgendeine geheime Kraft dorthin geführt hätte. Ich hatte auf einem Klosterhof einen Toten gesehen und wusste, da findet dieses Himmelsbegräbnis statt und bin dann am nächsten Tag den Kultplatz suchen gegangen, wieder genährt aus Erzählungen – Kultplätze sind oben auf einem Felsen – dort habe ich dem Ritus beigewohnt.

Warum, glauben Sie, wird das verboten, jetzt auch selbst in Tibet?

Messner: Es gibt ja noch in Indien diese Türme, wo man die Toten hinlegt. Aber es ist nicht das Gleiche. In diesem Fall ist es wirklich eine ganz bewusste Auflösung, die körperliche Auflösung des Verstorbenen. Und das gab es früher in dieser Form, glaube ich, nur in Tibet. Wenn es dann über die Grenze herüberkam, Bhutan oder auch Nepal, dann, weil die Grenze auch durchlässig ist. Die Menschen sind schon seit Jahrtausenden hin und her gegangen und haben natürlich ihre Bräuche, ihre Erkenntnisse mitgebracht und weitergegeben.

Wenn Sie das so beschreiben, bin ich natürlich erst mal mitgenommen. Wenn man sich das vor Augen führt, dieses Bild, das stellt man sich schrecklich vor. Gleichwohl finde ich, passt das auch zu dem, was Sie beschreiben, wie Sie Natur erleben, wie Sie mit der Natur eins sein möchten. Und deswegen glaube ich Ihnen sehr wohl, wenn Sie es könnten, würden Sie das bevorzugen.

Messner: Ja, ich habe öfters schon erzählt, dass ich das gern machen lassen würde, aber wir in den Alpen haben nicht diese Geier, die dürfen auch nicht importiert werden. Die EU würde das nie erlauben und die Geier könnten ja auch Schaden anrichten an anderen Tieren. Das alles gehört nicht in unseren Kulturkreis, ganz einfach. Aber wenn ich jetzt in Tibet versterben und mich jemand finden würde und diese Form des Begräbnisses wählen würde, ich hätte nichts dagegen.

Wenn Sie die Gelegenheit hätten, mit Palliativmedizinern zusammen zu sein, in den Einrichtungen deren Arbeit mitzuerleben: Was würden Sie gerne von denen erfahren, vielleicht auch lernen? Und was können Sie als Extrembergsteiger, als Mensch, der Sie nun mal mit Ihrer Geschichte sind, was würden Sie denen gerne mitgeben für ihre Arbeit als Palliativmediziner? Wo gibt es da Felder, wo Sie vielleicht noch mehr lernen möchten?

Messner: Also ich kann Laien viel mehr sagen als Medizinern. Ich habe schon das Glück gehabt, dann und wann mit Medizinern zusammenzukommen, in vielerlei Hinsicht. Also gerade beim Auffinden des Ötzi war ich ja als einer der Ersten dabei und habe dann notgedrungen oder glücklicherweise mit den Archäologen, mit den Medizinern, die damit beschäftigt waren, Kontakt aufnehmen können und vieles über ihr Feld erfahren. Ich kann Laien vielleicht etwas helfen, den Tod nicht mehr als etwas Negatives zu sehen. Weil ich da meine Erfahrungen habe, die ganz wenige Menschen machen dürfen oder machen müssen – ich möchte es nicht nochmals erfahren, aber ich habe es erfahren und es waren wichtigste Erfahrungen. Ich bin generell ein neugieriger Mensch, auch wenn ich mit Medizinern zusammenkomme. Ich habe einen Bruder, der die Frühgeburtenabteilung in Bozen aufgebaut hat, also diese ganz kleinen Kinder, die gerettet werden mit fünf Monaten. Und damit habe ich Einblick gekriegt in seine Welt, aber ich habe den Medizinern nichts zu erzählen, weil sie mehr Erfahrung haben als ich. Wir haben alle Menschen sterben sehen, wenigstens haben wir Kontakt gehabt mit Sterbenden und mit ihren Ängsten. Ich habe mit Dritten relativ wenig Erfahrung, ich habe nur subjektiv eine sehr tiefe Erfahrung, was das Ende beziehungsweise das Sterben angeht.

Und ich glaube, Sie können auch unterschreiben, dass wir denen mehr Respekt zollen sollten für die Arbeit, die sie leisten?

Messner: Ja, ich habe einen großen Respekt für die Mediziner. Das hängt nicht nur mit meinem Bruder zusammen, sondern auch mit ein paar Unfällen, die ich hatte. Ich habe mir das Fersenbein zertrümmert und ein ganz junger Arzt hat aus hundert Stücken wieder einen Ersatz zusammengebastelt, wieder eingesetzt, dafür ein Stück aus der Hüfte rausgeschnitten. Und es funktioniert. Mir haben alle Leute gesagt, ich würde nie mehr richtig gehen können. Und ich gehe. Man sieht, dass ich leicht hinke, aber ich gehe jetzt seit damals durch alle Welt. Ich bin seit 1970 Invalide, habe sieben Zehen verloren durch Amputationen, trotzdem habe ich ein Leben als Abenteurer machen können, auch dank der Medizin. Also ich verdanke der Medizin sehr viel, habe großen Respekt vor Medizinern, auch vor Wissenschaftlern, die jetzt an irgendwelchen Impfstoffen arbeiten oder die Medizin weiterbringen. Die Medizin macht riesige Sprünge, zum Glück, aber sie soll uns nicht in die Haltung einwiegen, dass das Leben unendlich sei und das Sterben früher oder später ausgeschlossen würde. Es gibt diese Vorstellung, aber Leben ohne Tod wird es nie geben. Der Mensch hat zu sterben und nur weil wir begrenzt sind, ist das Leben überhaupt erträglich. Wenn wir unbegrenzt wären, das Leben wäre nicht erträglich.

In Ihrer Heimat Italien ist die Sterbehilfe noch nicht erlaubt. Auch in Deutschland wird es sehr kontrovers diskutiert. Würden Sie sich eine klare Unterstützung für die Sterbehilfe wünschen?

Messner: Ja, eindeutig. Die Sterbehilfe ist nach meiner Ansicht, natürlich nur in bestimmten Fällen, ein Zeichen hoher Zivilisation. Der Mensch muss nicht Selbstmord begehen. Der Mensch hat das Recht, auch das Ende selber zu bestimmen. Natürlich nicht in einem Anflug von Angst oder Verzweiflung, sondern nur, wenn es zwischen einem Mediziner oder Medizinern und dem Sterbenden, dazu den Angehörigen, abgesprochen ist. Ich bin eindeutig dafür und hoffe, dass es früher oder später in den sogenannten westlichen Industriestaaten überall erlaubt sein wird. In Italien wird es am längsten dauern, weil die Kirche immer noch viel macht. Um noch mal auf den Anfang zurückzukommen: *Das Leben vom Ende her zu denken* schließt auch die Erkenntnis ein, dass der Tod dazu gehört. Wir sollten den Tod in unseren Vorstellungen, in unseren Gedanken nicht ausklammern. Und wenn ich das Leben vom Ende her denke, kann ich es viel intensiver leben, als wenn ich es unendlich denke.

Partei für sich selbst ergreifen – Subjektivität und der Blick auf die Endlichkeit*

von Markus Gabriel

Wir sind endlich, d. h. sterblich, und wissen darum. Die Tatsache unserer Endlichkeit wird in der philosophischen Tradition seit jeher auf die eine oder andere Weise als eine Wertquelle betrachtet. Weil wir uns unserer Endlichkeit bewusst sind, erscheint unser Leben im Lichte des Todes als gewichtig. Unsere Tätigkeiten und Bindungen verlieren spätestens mit unserem eigenen Ableben ihre unmittelbare Bedeutung für uns. Dieser Umstand wirft ein betrübliches Licht auf die Gegenwart, die stets zwischen unseren Fingern zerrinnt – wie der Sand aus einer Sanduhr.

Unsere Endlichkeit erschöpft sich aber nicht in unserem Tod, d. h. in der Idee und dem Faktum eines endgültigen Endes unseres Lebens (zumindest dieses Lebens, das wir gerade erfahren). Wir sind nicht nur sterblich, sondern in allen Dimensionen unserer Existenz verletzlich und verwundbar. Auch darum wissen wir, wenn wir auch imstande sind, Tod, Verletzlichkeit und Verwundbarkeit – immer nur für einen begrenzten Zeitraum – aktiv von uns fernzuhalten.

Die *allgemeine Ethik* ist diejenige Teildisziplin der Philosophie, in der es um die Frage geht, was wir tun bzw. unterlassen sollen lediglich insofern, als wir Menschen sind.[1] Es gibt neben Menschenrechten Men-

---

* Dieser Aufsatz wurde im Zeitraum eines Fellowships an *The New Institute* in Hamburg fertiggestellt. Ich danke *The New Institute Foundation* sowie der Universität Bonn für die entsprechende Unterstützung meiner Forschung im akademischen Jahr 2021–2022.

1 Davon sind angewandte Teilethiken zu unterscheiden, die erforschen, was wir tun sollen, insofern wir Ärzt:innen, Soldat:innen, Politiker:innen, Eltern usw. sind. Es gibt rollenspezifische moralische Rechte und Pflichten, was man aber nur dann

schenpflichten, die sich in ebenso unbedingt geltenden Wahrheiten ausdrücken. So ist es eine unbedingt geltende Wahrheit mit ethischem Inhalt, dass man keine Raketen auf Kindergärten feuern soll. Ebenso ist es eine entsprechend unbedingt geltende Wahrheit, dass man einer kranken Person, der man helfen kann, auch helfen soll – indem man etwa der an Covid-19 erkrankten besonders gefährdeten Nachbarin Lebensmittel besorgt und sich regelmäßig nach ihren Symptomen erkundet, um notfalls einschreiten zu können. Unbedingt geltende Wahrheiten ethischen Inhalts nenne ich „moralische Tatsachen".[2]

Es ist vor dem Hintergrund solcher Beispiele üblich, den besonderen Fall des Handelns zugunsten anderer als Quelle ethischer Erkenntnis, d. h. der Erkenntnis dessen, was wir als Menschen unbedingt tun bzw. unterlassen sollen, aufzufassen. Demnach wäre ethisches Handeln und Denken wesentlich altruistisch. Auf diese Weise gäbe es einen strengen Gegensatz zwischen Egoismus (dem Handeln zugunsten meiner selbst) und Altruismus (dem Handeln zugunsten anderer) dergestalt, dass nur der Altruismus als ethisch relevant einzustufen wäre. Man hätte demnach keine moralischen Rechte und Pflichten gegenüber sich selbst. Gleichzeitig wird diese Idee, dass Altruismus und Ethik letztlich zusammenfallen, gerne dadurch unterstützt, dass wir den anderen etwas schulden, weil sie verletzlich, endlich und verwundbar sind.

In meinem Beitrag möchte ich dagegen argumentieren und zeigen, dass es nicht nur nicht ethisch verwerflich, sondern unter vielen Bedingungen sogar ethisch geboten ist, Partei für sich selbst zu ergreifen. Die Sorge um sich selbst und die Sorge um andere sind gerade deswegen untrennbar miteinander verzahnt, weil wir alle auf dieselbe Weise endlich, verletzlich und verwundbar sind. Wie wir uns als Individuum zu dieser Tatsache verhalten, bestimmt wesentlich mit, wie wir mit anderen Menschen und dem Wert ihres Lebens umgehen. Unser Selbstverhältnis – Subjektivität – ist deswegen eine ebenso gewichtige Quelle ethischer Erkenntnis wie unsere Erkenntnis der Leidensfähigkeit der

---

angemessen erfassen kann, wenn man akzeptiert, dass es auch allgemeine, menschliche Rechte und Pflichten und damit Ethik gibt.
2 Vgl. dazu ausführlich Gabriel (2020).

Anderen (zu denen auch die sogenannten „Tiere" bzw. „nicht-menschlichen Tiere" gehören).[3]

Dabei nehme ich an, dass es keine alle moralischen Tatsachen umfassende Regel, kein Prinzip der Ethik gibt, dem wir durch Anwendung auf einen besonderen Kontext in mehr oder weniger einfachen deduktiven Schritten entnehmen können, was wir tun bzw. unterlassen sollen. Weder der kategorische Imperativ noch die goldene Regel, die utilitaristischen Kalküle zur Berechnung des größtmöglichen Glücks der größtmöglichen Menge noch irgendein anderes Prinzip erklären insgesamt, was wir einander schulden, wie ein berühmter Buchtitel lautet.[4]

Das hängt auch damit zusammen, dass es nicht eine einzige Quelle moralischer Tatsachen gibt, auf die sie allesamt zurückgeführt werden können (Gott, die Vernunft, die Evolution usw.). Manche moralischen Tatsachen sind Gründe dafür, etwas zugunsten anderer zu tun, andere Tatsachen Gründe dafür, Partei für sich selbst zu ergreifen. Es gibt keine Ethikformel, wohl aber eine Vielzahl an Prinzipien und Regeln, die wir aus den Einzelfällen, in denen wir erfolgreich zu ethischer Erkenntnis gekommen sind, entnehmen können.

Dafür gibt es wohlgemerkt einen Grund, der mit der Subjektivität verwoben ist. Die von der Ethik adressierten moralischen Tatsachen richten sich an uns, sie fordern uns auf, etwas zu tun bzw. zu unterlassen. Das setzt voraus, dass wir frei in dem Sinne sind, dass wir dasjenige, was wir tun sollen, auch unterlassen können und *vice versa*. Moralische Verantwortung und Freiheit hängen zusammen. Wenn wir

---

3 Vgl. kritisch zum Tierbegriff an dieser Stelle Gabriel (2022).

4 Vgl. Scanlon (1998). Freilich entwickelt Scanlon ein eigenes Prinzip der Ethik, das sich daraus ergibt, dass er moralische Urteile für solche hält, die eng an praktische Gründe gebunden sind, sodass es in der Ethik letztlich darum geht, ob ein Akteur Gründe hat, die sich als vernünftig herausstellen. Vgl. die berühmte Formulierung (ebd., S. 4): „This leads me to describe the subject matter of judgments of right and wrong by saying that they are judgments about what would be permitted by principles that could not reasonably be rejected, by people who were moved to find principles for the general regulation of behavior that others, similarly motivated, could not reasonably reject. In particular, an act is wrong if and only if any principle that permitted it would be one that could reasonably be rejected by people with the motivation just described (or, equivalently, if and only if it would be disallowed by any principle that such people could not reasonably reject)".

gar nicht anders könnten, als dasjenige zu tun, was wir tun sollen, gäbe es auch keine Aufforderung, es zu tun. Der begriffliche Kontrast zwischen dem Sein der Wirklichkeit und dem Sollen, zwischen dem, wie es ist, und dem, wie es besser wäre, fiele weg, wenn wir ohnehin immer dasjenige täten, was wir tun sollen (bzw. es niemals täten, weil wir die Ansprüche der praktischen Vernunft aus irgendwelchen Gründen oder Ursachen gar nicht erfüllen können).

I. Subjektivität und Selbstbestimmung

Der viel diskutierte freie Wille, an den sich die moralischen Tatsachen richten, ist kein Phantom. Es gibt ihn wirklich. Es hängt allerdings vieles davon ab, wie wir ihn genau begreifen wollen. Es folgt ein Vorschlag: Der freie Wille besteht darin, dass wir Menschen ein Leben im Licht einer Vorstellung seines Werts führen. Wir stellen uns vor, wer wir sind, und entwerfen dabei ein Bild dessen, wer wir sein wollen. Diese Fähigkeit zur Selbstbildgebung entfalten wir dabei bereits, bevor wir sprachbegabt sind, d. h. im jüngsten Alter. Denn jeder Mensch erfährt sich als Lebewesen einerseits als Teil einer Umwelt und andererseits als irgendwie von ihr unterschieden. Dieser Unterschied führt dazu, dass wir ein Selbstbild entwickeln, das sich zeit unseres Lebens ständig verschiebt. Wir arbeiten deswegen, ob wir dies wollen oder nicht, an uns selbst, indem wir Einstellungen zu uns selbst entwickeln. Jede:r verhält sich dabei immer schon auf irgendeine Weise zu sich selbst, Subjektivität entsteht nicht erst dadurch, dass wir sie benennen.

Die Differenz zwischen unserem Sein und unserem Bild dieses unseres Seins ist eine wesentliche Quelle ethischer Erkenntnis. Das ist die *raison d'être* der sogenannten Tugendethik, d. h. derjenigen Ansätze, die meinen, in der Ethik ginge es um die Praxis, Tugenden auszubilden, die es uns erlauben, in einer mehr oder weniger komplexen Handlungssituation das moralisch Richtige zu erkennen und durch Einübung in moralische Praktiken dann auch wirklich zu tun. Das Urbild der Tugendethik ist Aristoteles' *Nikomachische Ethik*, doch Tugendethik gibt es natürlich auch schon vor Aristoteles und außerhalb dessen, was man später als „griechische Philosophie" eingestuft hat.[5]

Für vieles von dem, was wir tun, haben wir Gründe, manches tun wir hingegen einfach so. Wenn wir etwas deswegen tun, weil wir einen Grund dafür haben, ist der Grund ein Handlungsgrund. Handlungsgründe werden häufig von Ursachen unterschieden, was allerdings leicht in die Irre führt, weil Handlungsgründe mindestens in dem Sinne Ursachen sind, als wir sie anführen, um zu erklären, warum jemand etwas getan hat, tut oder tun wird. Sie sind in vielen Fällen schlichtweg die beste Antwort auf die Frage „Warum?" (König 1978).

Handlungen lassen sich demnach im Unterschied zu bloßen Widerfahrnissen, in die ein Körper verstrickt ist, unterscheiden in solche, die wir mehr oder weniger einfach so, gedankenlos, ausführen (wie aus dem Fenster schauen, vor sich hinsummen, tagträumen usw.), und solche, für die wir Handlungsgründe haben. Nun sind wiederum nicht alle Handlungsgründe moralischer Natur. Es gibt juristische, berufliche, erotische, ästhetische, ökonomische usw. Handlungsgründe. Wir tun vieles aus vielen verschiedenen Gründen. Das wirft die Frage nach den Grundlagen der Ethik in einer klaren Weise auf: Wenn nur einige Handlungsgründe genuin moralisch sind, gibt es dann eine tiefere Erklärung oder einen Grund dafür, warum diese und nicht jene Gründe die moralischen sind?

Dieses Begründungsproblem wird in der Regel unter Rekurs auf eine Instanz gelöst, die partiell von der Ethik unabhängig ist und gerade deswegen eine unabhängige Quelle moralischer Urteile zu sein scheint. Klassische Kandidaten sind Gott, die Vernunft und die Evolution, die uns zu prosozialen Säugetieren gemacht hat, die zu Altruismus fähig sind. Gegen diese Vorstellung von Wertquellen halte ich den Humanismus für den richtigen Ansatz, der die Anthropologie, d. h. die Selbsterfassung der menschlichen Lebensform ins Zentrum stellt. Das

---

5   Vgl. die Abhandlung Halbig (2013) sowie Snow (2018), darin vor allem den Eintrag „Confucianism and Neo-Confucianism", S. 171–189. Im Kontext der gegenwärtigen chinesischen politischen Theorie vertreten Zhao Tingyang und Xuetong Yan den Ansatz, dass Universalismus und moralischer Realismus genuine Machtfaktoren sind, die nicht auf Politik reduzierbar sind. Beide entspringen unabhängig von altgriechischen Theorieentwicklungen in China. Vgl. Tingyang (2020) sowie Yan (2019a) und Yan (2019b).

ist gemeint mit der Wendung, dass moralische Tatsachen paradigmatisch solches betreffen, was wir einander lediglich deshalb schulden, weil wir Menschen sind. Die Anthropologie liefert Grundlagen der Ethik insofern, als sie uns in ein Verhältnis zu uns selbst als geistige Lebewesen versetzt.

Geistige Lebewesen wie wir, d. h. paradigmatisch Menschen und vermutlich auch einige andere der sogenannten „nicht-menschlichen Tiere", sind imstande, etwas zu tun, weil sie darüber nachdenken, wer sie sind und wer sie sein wollen. Wir befinden uns auf Distanz zu uns selbst und können genau deswegen unser Verhalten großflächig und kleinteilig verändern. Je nachdem, welches Menschen-, Natur-, Tier- und Weltbild wir haben, werden uns andere Handlungen als moralisch begründbar und damit als moralisch richtig bzw. falsch erscheinen.

Welche Handlungen uns als moralisch begründbar erscheinen, variiert von Individuum zu Individuum, von Kollektiv zu Kollektiv sowie unter Umständen sogar von Augenblick zu Augenblick, weil niemand von uns insgesamt kohärent urteilt (Kahnemann/Sibony/Sunstein 2021).

Nennen wir das Ganze unseres Menschen-, Natur-, Tier- und Weltbilds, insofern es unsere Ethik betrifft, unsere *Wertvorstellungen*. Diese Wertvorstellungen äußern sich im Einzelnen in konkreten Urteilen bezüglich Handlungsoptionen, die sich unter gegebenen Bedingungen für uns ergeben. Unsere Subjektivität besteht in den Wertvorstellungen, die uns bewusst und nichtbewusst leiten und zu dem machen, wer wir zu einem bestimmten Abschnitt unseres Lebens sind.

Wertvorstellungen sind Teil unserer Selbstbestimmung. Als geistige Lebewesen sind wir solche Lebewesen, die sich teilweise zu dem machen, was sie sind. Welche Wertvorstellungen wir haben, hängt zwar mit Überlieferungen, mit Erziehung, Kultur, Religion und Autoritäten zusammen, zu denen wir emotionale Einstellungen haben. Außerdem sind wir anfällig für Einflüsse, Manipulation, Ideologie, Propaganda und alle anderen bekannten systemischen Kontexte, die unsere Handlungsoptionen prägen. Doch die spezifische Art von Einfluss und das Maß, in dem wir uns bestimmen lassen, hängen stets auch davon ab, wofür wir uns selbst halten, was wir uns zutrauen und welches Bild wir insgesamt vom Sinn unseres individuellen und kollektiven Lebens haben.

Anders gewendet, entwickeln wir unsere Interessen als Lebewesen, die sich zwischen Tod und Leben verorten. Inter-Esse ist eben jenes Zwischen-Sein, das wir als die Ausdehnung unserer Biografie verstehen. Insofern liegt die existentialistische Tradition richtig, die lehrt, dass unser Sein-zum-Tode, unsere Einstellung zu unserer Endlichkeit in jedem Augenblick dazu führt, dass wir Dingen, Personen und Handlungen einen bestimmten Wert auf verschiedenen Skalen zuweisen. Eine Skala ist dabei die Ethik, die als wissenschaftliche Disziplin daran arbeitet, unsere Werturteile zu verbessern.

Auf der individuellen Ebene besteht dies darin, dass wir an uns selbst arbeiten, d. h. dass wir unsere Wertvorstellungen immer wieder auf den Prüfstand stellen. Und genau darin zeigt sich das wichtige Thema der Objektivität von Wertvorstellungen – ein Thema, das der postmoderne, relativistische Zeitgeist viel zu lange unter den Tisch gekehrt hat, bis spätestens seit Beginn der Corona-Pandemie und den nun auf sie folgenden, erwartbaren geopolitischen Katastrophen drastisch klar wurde, dass Werte wirklich sind.

Werte unterscheiden sich dabei von unseren Wertvorstellungen. Unsere Wertvorstellungen äußern sich in Werturteilen, die Handlungen sein können. Eine Handlung aus Gründen ist ein praktisches Urteil, eine gefällte Entscheidung. Werturteile können richtig bzw. falsch sein. Wer urteilt, dass es moralisch verwerflich ist, in einem Krieg Zivilisten zu beschießen, die durch einen humanitären Korridor zu fliehen versuchen, erfasst damit eine moralische Tatsache und urteilt richtig. Zu glauben, Werturteile seien letztlich Geschmacksurteile oder Ausdruck von individuellen oder kollektiven Präferenzen, die so oder eben auch anders ausfallen können, behauptet damit, dass es keine Ethik, d. h. kein systematisches, rationales Nachdenken darüber gibt, was wir tun sollen – eine absurde ‚Position‘, die nicht einmal den hehren Titel des Nihilismus verdient.

Wenn es also eine moralische Wirklichkeit gibt, die aus moralischen Tatsachen besteht, für die es ethische Erkenntnis gibt, dann folgt daraus, dass unsere individuellen Wertvorstellungen, über die wir uns selbst bestimmen, ihren Wert nicht ausschließlich aus eben dieser Selbstbestimmung erlangen. Und das bedeutet, dass unsere Subjektivität moralisch bewertbar ist, dass wir also in unserer eigenen Urteils-

und Persönlichkeitsbildung korrigierbar und folglich fallibel sein müssen.

Die These, dass es moralische Tatsachen gibt, anhand derer wir unsere Wertvorstellungen unabhängig davon bemessen können, dass wir uns unter Rekurs auf eben diese Wertvorstellungen selbst bestimmen, ist eine Form des moralischen Realismus. Dieser besagt in aller Kürze, dass es moralische Tatsachen gibt, die der Grund dafür sind, dass unsere Werturteile richtig (d. h. hier: wahr) bzw. unrichtig (d. h. hier: falsch) sind. Das bedeutet, dass unsere Wertvorstellungen, die wir durch Selbstbestimmungen erlangen und in sozialen Praktiken der wechselseitigen Beurteilung unseres Handelns objektivieren, nicht dadurch allein erfolgreich sein können, dass wir an uns selbst, an unserer Subjektivität arbeiten. Es reicht auch nicht hin, bereit zu sein, sich von anderen, die anders urteilen, korrigieren zu lassen, weil die Korrektur nur Sinn hat, wenn es einen unabhängigen Maßstab, also Normen gibt, die darüber richten, ob unsere Wertvorstellungen richtig liegen.

II. Die Sorge um die anderen

An dieser Stelle kommen die anderen und damit eine weitere Objektivitätsstufe ins Spiel. Ein prominenter Strang der existenzialistischen modernen Tradition (insbesondere Kierkegaard, Nietzsche und Heidegger können hier genannt werden) betrachtet Subjektivität aus dem Standpunkt eines Individuums, das sich seiner eigenen Endlichkeit bewusst wird. Unser je eigener, unvertretbarer Tod individuiert uns auf eine radikale Weise und eröffnet damit einen Spielraum der Selbstbestimmung, den uns niemand abnehmen kann. Der je eigene Tod wird damit als eine absolute Wertquelle aufgefasst. Mit der Endlichkeit ist man allein.

Doch dagegen ist umgehend einzuwenden, dass der Tod der anderen nicht nur ein abgeleitetes Phänomen ist, in dem wir uns indirekt mit unserem eigenen Tod auseinandersetzen. Es gibt vielmehr gute Gründe dafür, dass der Altruismus einen solchen ethischen Stellenwert erlangt hat, dass viele das Handeln zugunsten anderer als die Grundform der Ethik ansehen. Dieser Grund liegt darin, dass wir imstande sind, das Leiden anderer und damit ihre Endlichkeit als Aufforderung dazu zu verstehen, das Leiden zu lindern, indem wir Trost spenden, medizinisch tätig werden oder irgendetwas anderes unternehmen, um Hilfe zu leisten. Die Endlichkeit der anderen betrifft uns existenziell, wobei unsere Betroffenheit keineswegs nur Ausdruck unserer Sorge um uns selbst ist. Wir sind imstande, uns in unserer Selbstbestimmung um andere zu kümmern. Diese elementare ethische Intersubjektivität muss nicht aus der Subjektivität hergeleitet werden. Das Mitsein mit anderen ist keine Variante unseres Selbstseins, das irgendwie um eine fremde Präsenz erweitert werden muss. Die Sorge um die anderen ist, um eine Wendung Heideggers aufzugreifen, gleichursprünglich mit der Subjektivität.

Aus der Sorge um uns selbst folgt unmittelbar, dass es Rechte und Pflichten gibt, die uns in unserem Selbstverhältnis betreffen. Wir schulden einander etwas und damit auch uns selbst, weil wir ebenso auf Abstand zu uns selbst (zu unserer Vergangenheit, Zukunft, zu unseren vielfältigen sozialen Identitäten usw.) existieren wie auf Abstand zu anderen. Weil wir uns selbst Gutes und Schlechtes tun können, ist das Selbstverhältnis, ist Subjektivität ebenfalls ethisch normiert.

Die Normierung, die aus der Begegnung mit anderen herrührt, leitet sich weder aus unseren Pflichten gegenüber uns selbst ab, noch folgt aus der faktischen Andersheit anderer Personen, dass ich aus meiner Haltung ihnen gegenüber ableiten müsste, welche Pflichten und Rechte ich in meinem Selbstverhältnis finde.

Nun ist es allerdings durchaus richtig, dass die Intersubjektivität geistiger Lebewesen, die über ihre jeweilige Endlichkeit informiert sind, eine neue Dimension der Ethik generiert. Es ist kein Zufall, dass das Tötungsverbot sowie das Verbot der Grausamkeit besonders leicht anhand offensichtlich schutzbedürftiger Personen illustriert werden können. Denn darin artikuliert sich unsere irreduzible, unbedingte Sozialität, die darin liegt, dass kein Mensch ohne Liebe und Zuwendung überhaupt lang genug überleben kann, um ein stabiles Selbstbild zu entwickeln. Unsere Subjektivität ist zutiefst, nämlich wesentlich auf die Zuwendung anderer angewiesen.

Subjektivität ist ein Blick auf die Endlichkeit, aus dem sich ethische Erkenntnis speist. Denn paradigmatische moralische Tatsachen betreffen die Extremsituationen des menschlichen Lebens, Geburt, Tod, Liebe,

Krankheit, d. h. Situationen, in denen unser ganzes Dasein als individuelle Menschen und als kollektive Menschheit auf dem Spiel steht.

III. Die Gemeinschaft der Sterblichen

In der Gemeinschaft der Sterblichen ist jede:r berechtigt, Partei für
sich selbst zu ergreifen. Subjektivität und Selbstbestimmung finden
dabei in sozialen Räumen statt, die niemand allein kontrolliert. Das
meiste dessen, woran Menschen gelegen ist, unser Interesse, ist stets
daran gebunden, dass wir etwas gemeinsam bzw. gegen andere unternehmen können. An dieser Stelle ist es besonders aktuell wichtig, dass
wir uns an Hegels wegweisende Diagnose erinnern, die der russisch-
französische Philosoph und Politikberater Alexandre Kojève in seinen
berühmten Hegel-Vorlesungen auf den Punkt gebracht hat (Kojève
1947): Wenn Menschen in sozialen Systemen aufeinandertreffen, geht
es in der wechselseitigen Kalibrierung ihrer Wertvorstellungen immer
um Leben und Tod: „Das Verhältnis beider Selbstbewußtsein[e] ist
also so bestimmt, daß sie sich selbst und einander durch den Kampf
auf Leben und Tod *bewähren*" (Hegel 1989, 148f.). Wertvorstellungen
sind Selbstbestimmungen, die darüber richten, welche Opfer wir füreinander zu bringen bereit sind. Wie die geopolitische Lage, aber auch
jede individuelle Lebenskrise immer wieder aufs Neue vorführt, geht
es in einem endlichen Leben immer um alles und damit auch darum,
wofür es sich zu leben und zu sterben lohnt.

Eine Gemeinschaft von Sterblichen muss scheitern, d. h. in sich kolla-
bieren und Pathologien generieren, wenn sie darauf angelegt ist, dass
sich die vielfältigen individuellen Lebensentwürfe und Wertvorstellungen gegenseitig aufheben. Das ist die existenzielle Grundlage für die
weitverbreitete richtige Auffassung, dass nur solche moralisch relevan-
ten Handlungen ethisch vertretbar sein können, die universalisierbar
sind.

Hierbei bedeutet „Universalisierbarkeit", dass eine Handlung von je-
de:m ausgeführt oder unterlassen werden sollte, der sich in der fragli-
chen Lage befindet. Wer ohne eigenes Risiko ein Kleinkind leicht vor
dem Ertrinken in flachem Wasser retten kann, soll dies tun – und zwar
ganz gleich, wer man selbst und wer das Kind ist. Umgekehrt soll nie-

mand Kriegsverbrechen begehen, ganz gleich, welches übergeordnete Ziel man verfolgt.

Darin liegen zugleich die Härte und die Zumutung der Ethik: Sie richtet sich an uns als Wesen einer bestimmten Art, nämlich als diejenigen geistigen Lebewesen, die imstande sind, ihr individuelles und kollektives Verhalten auf den ethischen Prüfstand zu stellen. Und wir sind dazu aufgefordert, eben dies zu tun, weil wir es – anders als etwa die Löwen – auch können. Weil Menschen Anthropologie, Löwen aber keine Leonologie betreiben, können wir uns die Frage stellen, ob wir vegan leben sollten, während diese Frage für Löwen ebenso wenig in Betracht kommt wie die Probleme der Geschlechtergerechtigkeit bei den Bonobos.

Die Gemeinschaft der Sterblichen ist normativ auf Frieden hin angelegt. Wer einen Krieg beginnt und damit unvorstellbares Leid verursacht, indem unsere Endlichkeit zu einem alltäglichen Problem des terrorisierten Lebens wird, begeht damit aus ethischer Sicht stets ein Verbrechen. Einen Angriffskrieg vom Zaun zu brechen, ist böse, selbst wenn es irgendwelchen kurz- oder langfristigen Zielen der echten oder vermeintlichen Sicherung des Friedens dient. Es gibt keine Kriegsführung, ohne dass moralische Tatsachen missachtet werden, den perfekten, „sauberen" Krieg kann es nicht geben, jedes zivile Opfer ist eines zu viel.

Um eine globale, friedliche Gemeinschaft der Sterblichen zu erreichen, wovon wir unermesslich weit entfernt sind, bedarf es einer Kultur der Arbeit an sich selbst, der Selbstsorge, deren Ziel es ist, Kompetenzen der Sorge um die anderen auszubilden. Nur wer mit sich selbst im Reinen ist, sich selbst Gutes tut und sich um sich selbst kümmern kann, ist auch imstande, soziale Freiheit zu sichern und diejenige Toleranz zu üben, die notwendig ist, damit der eigene Kurs korrigierbar bleibt.

Die Gemeinschaft der Sterblichen ist eine Gemeinschaft, in der wir uns wechselseitig korrigieren, weil wir darüber informiert sind, dass wir nicht nur existentiell, sondern auch epistemisch, d. h. in unseren Wissensansprüchen endlich, d. h. fehlbar sind. Der Standpunkt der Subjektivität, von dem aus wir einen Blick auf unsere Endlichkeit werfen, ist und bleibt fehleranfällig und damit der Korrektur durch andere bedürftig. Eine friedliche Gemeinschaft ist eine, die es zulässt, dass wir uns gegenseitig korrigieren, deren Toleranz sich nicht darin erschöpft, dass man andere überleben lässt, sondern die vielmehr darauf hin angelegt ist, dass wir uns von anderen auch überzeugen lassen können. Wo diese Möglichkeit bestritten wird, herrscht bereits Krieg und damit der besonders furchtbare Ernstfall, dass unser ethisches Handeln, unsere Sorge um uns selbst und um die anderen durch Terror eingeschränkt wird.

Literatur:

Gabriel, Markus (2020): *Moralischer Fortschritt in dunklen Zeiten. Universale Werte für das 21. Jahrhundert.* Berlin.

Gabriel, Markus (2022): *Der Mensch als Tier. Warum wir trotzdem nicht in die Natur passen.* Berlin (i. Ersch.).

Halbig, Christoph (2013): *Der Begriff der Tugend und die Grenzen der Tugendethik.* Berlin.

Hegel, Georg Wilhelm Friedrich (1989): *Phänomenologie des Geistes.* Frankfurt a.M.

Kahneman, Daniel/Sibony, Oliver/Sunstein, Cass (2021): *Noise. A Flaw in Human Judgment.* New York.

König, Josef (1978): „Bemerkungen über den Begriff der Ursache", in: ders.: *Vorträge und Aufsätze.* Hrsg. von G. Patzig, Freiburg i. Br., S. 122–255.

Kojève, Alexandre (1947): *Introduction à la lecture de Hegel. Leçons sur la phénoménologie de l'esprit, professées de 1933 à 1939 à l'Ecole des Hautes-Etudes.* Paris.

Scanlon, Thomas (1998): *What We Owe to Each Other.* Cambridge, MA/London.

Snow, Nancy (Hrsg.) (2018): *Oxford Handbook of Virtue.* New York.

Tingyang, Zhao (2020): *Alles unter dem Himmel. Vergangenheit und Zukunft der Weltordnung.* Berlin.

Yan, Xuetong (2019a): *Leadership and the Rise of Great Powers.* Princeton.

Yan, Xuetong (2019b): *Inertia of History. China and the World by 2023.* Princeton.

Den Weg in meinen Tod bestimme ich selbst – die rechtlichen Rahmenbedingungen der Sterbebegleitung

von Stefan Huster

Das Lebensende als Gegenstand der rechtlichen Regulierung

Der Umgang mit dem Lebensende und damit auch die Fragen der Sterbehilfe, des Suizids und der Suizidbeihilfe gehören zu den Themen, die die Menschen und auch das Recht schon immer beschäftigt haben (Schöne-Seifert 2020; Wittwer 2020). Angesichts der religiös-weltanschaulichen Imprägnierung des Themas kann es nicht überraschen, dass dazu in modernen pluralistischen Gesellschaften sehr unterschiedliche Meinungen und Überzeugungen existieren. Umso größer ist die Herausforderung für die Rechtsordnung, eine Regulierung zu finden, die sowohl den freiheitlichen Prinzipien moderner Verfassungsordnungen entspricht als auch auf politischen Konsens stößt.

Nicht gelungen ist dies dem deutschen Gesetzgeber jedenfalls mit dem Ende 2015 eingeführten Verbot der geschäftsmäßigen Suizidbeihilfe (§ 217 StGB). Die Regelung mit folgendem Wortlaut

> „(1) Wer in der Absicht, die Selbsttötung eines anderen zu fördern, diesem hierzu geschäftsmäßig die Gelegenheit gewährt, verschafft oder vermittelt, wird mit Freiheitsstrafe bis zu drei Jahren oder mit Geldstrafe bestraft.
> (2) Als Teilnehmer bleibt straffrei, wer selbst nicht geschäftsmäßig handelt und entweder Angehöriger des in Absatz 1 genannten anderen ist oder diesem nahesteht."

zielte vor allem auf die (zunehmende?) Aktivität von sog. Sterbehilfevereinen und wurde von Anfang an als missglückt kritisiert (Grünewald

2016; Saliger 2015; van den Daele 2020); insbesondere die Ärzteschaft beklagte eine neue Verunsicherung durch die Norm: Ist ein Palliativmediziner, der mit seiner Tätigkeit seinen Lebensunterhalt verdient, bereits „geschäftsmäßig" unterwegs, wenn er zum wiederholten Male einem Patienten hilft, aus dem Leben zu scheiden? Diese Fragen muss man sich nun aber nicht mehr stellen, weil das Bundesverfassungsgericht durch sein Urteil vom 26. Februar 2020 in überraschend deutlicher Weise den gesamten § 217 StGB für einen unverhältnismäßigen Freiheitseingriff gehalten und die Norm daher für verfassungswidrig erklärt hat (BVerfGE 153, 182), nachdem ein Antrag auf Erlass einer einstweiligen Anordnung noch erfolglos geblieben war (Fateh-Moghadam 2016). Für die Regulierung der Selbstbestimmung am Lebensende im deutschen Recht ist dieses Urteil eine Revolution.

Diese freiheitsfreundliche Verfassungsauslegung, die im Folgenden näher dargestellt werden soll, wird begleitet und beeinflusst von zwei weiteren Rechtsentwicklungen. Zum einen hat bereits 2017 das Bundesverwaltungsgericht entschieden, dass sich aus dem Grundgesetz das „Recht eines schwer und unheilbar kranken Patienten, zu entscheiden, wie und zu welchem Zeitpunkt sein Leben beendet werden soll", ergibt. Daraus könne sich „im extremen Einzelfall ergeben, dass der Staat den Zugang zu einem Betäubungsmittel nicht verwehren darf, das dem Patienten eine würdige und schmerzlose Selbsttötung ermöglicht" (BVerwGE 158, 142). Zum anderen hat der 124. Deutsche Ärztetag im Mai 2021 im Anschluss an die Entscheidung des Bundesverfassungsgerichts mit großer Mehrheit das Verbot der ärztlichen Suizidbeihilfe aus seiner Musterberufsordnung entfernt, das bereits zuvor kritisiert worden war (Prütting/Winter 2020). Damit ist zurzeit der Weg frei für eine liberale, die ärztliche Sterbebegleitung ermöglichende Regelung. Auf der Grundlage der Verfassungsrechtsprechung kann dieser freiheitliche Charakter auch nicht mehr vollständig zurückgenommen werden.

Ganz unabhängig von der inhaltlichen Positionierung ist das Urteil des Bundesverfassungsgerichts auch kritisiert worden, weil das Gericht nun eine liberalere Lösung verlangt, als sie allen (!) im Bundestag zur Abstimmung gestellten Gesetzentwürfen zugrunde lag (Fischer 2020). Tatsächlich ist das mit Blick auf die Kompetenzverteilung zwischen Gesetzgeber und Verfassungsgericht kein unproblematischer Vorgang.

Auf der anderen Seite handelt es sich um eine Konstellation, in der die existenzielle individuelle Betroffenheit einiger weniger auf die eher diffusen, aber dafür nicht weniger entschiedenen Vorbehalte und Stimmungen einer Mehrheit trifft, die sich politisch durchsetzt. Hier findet der gerichtliche Grundrechtsschutz seine originäre Funktion, individuelle Freiheit auch gegen gesellschaftliche Mehrheitsüberzeugungen zu schützen. Ähnlich wie bei dem Schutz missliebiger Meinungsäußerungen, die in einer freiheitlichen Gesellschaft aber ertragen werden müssen, muss auch ein Umgang mit dem eigenen Lebensende, der von Dritten als frivol oder unwürdig empfunden wird, grundrechtlich geschützt werden, solange nicht Rechte anderer verletzt werden, was im Falle eines Suizids schwer vorstellbar ist. Dass die Verfassungsgerichte insoweit zugunsten der individuellen Freiheit entscheiden, ist auch kein rein deutsches Phänomen; parallel hat z. B. in Österreich im Jahre 2020 der dortige Verfassungsgerichtshof das strafrechtliche Verbot der Suizidbeihilfe als Verletzung des Selbstbestimmungsrechts aufgehoben (Bernat 2021; Österreichischer Verfassungsgerichtshof, MedR 2021, 538 ff.) und den Weg für ein „Sterbeverfügungsgesetz" freigemacht, das Endes des Jahres 2021 erlassen wurde.

Die Anerkennung eines Grundrechts auf selbstbestimmtes Sterben

Die erste Weichenstellung des Verfassungsgerichtsurteils von 2020 besteht darin, dass die Möglichkeit, seinem eigenen Leben ein Ende zu setzen, eindeutig unter grundrechtlichen Schutz gestellt wird: Das selbstbestimmte Sterben wird als Bestandteil des allgemeinen Persönlichkeitsrechts eingeordnet (BVerfGE 153, 182 [261 ff.]; Huster 2022).

Nun mag man über die dogmatische Konstruktion streiten, aber überraschend kann das Eingreifen eines grundrechtlichen Schutzes hier jedenfalls im Ergebnis nicht sein: Der Umgang mit dem eigenen Lebensende berührt ersichtlich einen elementaren Bestandteil der Persönlichkeitsentfaltung, so dass es mehr als erstaunlich gewesen wäre, wenn hier überhaupt kein Grundrechtsschutz bestanden hätte (Hufen 2018; Sachs 2019). Zu einem Ausschluss des Grundrechtsschutzes hätte man nur mit religiös-weltanschaulich aufgeladenen Konstruktionen („Das Leben ist ein Geschenk Gottes, über das der Mensch nicht verfügen darf" o. Ä.) kommen können, die man persönlich plausibel finden mag oder auch nicht, die aber in einer Rechts- und Staatsordnung, die in religiös-weltanschaulicher Hinsicht zur Neutralität verpflichtet ist (Huster 2017), zur Rechtfertigung staatlicher Freiheitseingriffe nicht zur Verfügung stehen.

Die Anknüpfung an das allgemeine Persönlichkeitsrecht und damit auch an die Menschenwürde des Art. 1 Abs. 1 GG ermöglicht dem Gericht im Folgenden eine besonders intensive Kontrolle der gesetzgeberischen Entscheidung, die bei einer anderen Verankerung des Rechts auf ein selbstbestimmtes Sterben – etwa in der allgemeinen Handlungsfreiheit (Art. 2 Abs. 1 GG) – nicht nahegelegen hätte, aber im Ergebnis angesichts der existenziellen Bedeutung der Selbstbestimmung über den eigenen Tod alles andere als unplausibel ist.

Überraschend ist ein anderer Aspekt der Entscheidung. Wenn die Bedeutung des Rechts auf ein selbstbestimmtes Sterben betont wird, werden oft Konstellationen herangezogen, in denen es um die Vermeidung von krankheitsbedingtem Leid und schlimmen Schmerzen am Lebensende geht. Das Verfassungsgericht argumentiert dagegen streng freiheitsbezogen: Es geht ihm tatsächlich um den Schutz der Selbstbestimmung, so dass der Grundrechtsschutz weder auf bestimmte „fremddefinierte Situationen" (z. B. schwere oder unheilbare Krankheitszustände) noch auf bestimmte Suizidmotive begrenzt ist (BVerfGE 153, 182, 262 ff.).

Hier und da sind die Formulierungen der Verfassungsgerichtsentscheidung als allzu autonomieverherrlichend und blind gegenüber den realen Bedingungen der Ausübung von Autonomie kritisiert worden (Lang 2020). Darüber kann man natürlich diskutieren, aber es ist kein Problem der Eröffnung des Grundrechtsschutzes, sondern der Regulierung und Beschränkung der Suizidbeihilfe, also der Rechtfertigung von Grundrechtseingriffen. Wer bereits auf der Ebene des Schutzbereiches von vornherein den grundrechtlichen Schutz unter Berufung auf Konzepte relationaler Autonomie oder auf bestimmte Sittlichkeitsvorstellungen versagen will, dürfte den individualistischen Charakter des grundrechtlichen Grundrechtsschutzes verkennen. Überhaupt dürfte die verbreitete Skepsis gegenüber dem autonomen Charakter individueller Entscheidungen nicht selten von dem Entscheidungsinhalt abhängen: Dass die Entscheidung zum Suizid nicht autonom sein könne, wird recht häufig vermutet und insoweit auf alle möglichen Rand- und Rahmenbedingungen verwiesen. Wenn sich aber jemand trotz schlimmster Schmerzen und Bedrückungen zum Weiterleben entscheidet, wird die Autonomie dieser Entscheidung nur selten angezweifelt – selbst, wenn ganz offen Erwartungen der Umwelt, bereits in der Kindheit erworbene religiöse Ordnungsvorstellungen u. Ä. als Gründe dafür angeführt werden, mit deren autonomem Charakter es auch nicht immer weit her sein muss.

Ebenfalls als logisch zwingend stellt sich die Folgerung dar, dass auch die Inanspruchnahme der Hilfe eines dazu bereiten Dritten beim Suizid grundrechtlichen Schutz genießt (BVerfGE 153, 182, 264). Selbstverständlich kann zu dieser Hilfe niemand gezwungen werden, aber ein freiwilliges einvernehmliches Handeln lässt sich nicht aus dem Grundrechtsschutz hinauskomplimentieren. Eher wäre noch einmal zu überlegen, ob sich auch dieser Dritte selbst umstandslos auf Grundrechte berufen kann; das hat das Bundesverfassungsgericht angenommen (BVerfGE 153, 182, 299 ff.), es ist aber nicht über jeden Zweifel erhaben (Duttge 2020, 570 ff.).

Freiheitseingriffe und Rechtfertigungen

Dass die Strafandrohung des § 217 StGB in diese grundrechtlich geschützten Freiheiten eingreift, ist ebenfalls nicht zu bestreiten. Dies gilt auch mit Bezug auf den Sterbewilligen selbst: Zwar ist er nicht Adressat des § 217 StGB, aber letztlich ist es der Sinn dieser Strafnorm, auch seine Freiheit einzuschränken. Eine derartige mittelbare Beschränkung wird man jedenfalls dann als Grundrechtseingriff ansehen müssen, wenn sie – wie hier – beabsichtigt ist (BVerfGE 153, 182, 266). Nicht so klar ist dagegen, wie weit der Eingriff genau reicht. Vor der Entscheidung des Bundesverfassungsgerichts hätte man auch spekulieren können, dass das Gericht den § 217 StGB durch eine verfassungskonforme Reduktion seines Anwendungsbereichs in dem Sinne „rettet", dass Ärzte, die ihren Patienten im Rahmen eines bestehenden Behandlungs- und Vertrauensverhältnisses aus dem Leben zu gehen helfen, von der Strafandrohung nicht erfasst werden. Das Bundesverfassungsgericht hielt die Norm einer derartigen einschränkenden Auslegung aber nicht für zugänglich (BVerfGE 153, 182, 307 f.).

Entgegen mancher öffentlichen Äußerung hat sich das Bundesverfassungsgericht den Gefahren, die für die Selbstbestimmung im Zusammenhang mit suizidalen Überlegungen lauern können, keineswegs verschlossen, sondern ausdrücklich betont, dass der Gesetzgeber Suizidprävention betreiben dürfe, da insbesondere eine geschäftsmäßige Sterbehilfe die Autonomie der Suizidentscheidungen gefährden könne (BVerfGE 153, 182, 269 ff.). Auch das Strafrecht darf daher regulierend eingreifen, aber nur unter zwei einschränkenden Bedingungen: Zum einen muss es wirklich um den Schutz der Selbstbestimmung vor einem sozialen Druck gehen; ein abstrakter Lebensschutz gegen den Willen des Betroffenen oder der Versuch, bestimmte Wertvorstellungen zu erhalten, können Freiheitsbeeinträchtigungen nicht rechtfertigen. Hier setzt das Gericht die bereits auf der Schutzbereichsebene prägende Autonomiefokussierung konsequent um. Zum anderen darf der strafrechtliche Schutz der Selbstbestimmung diese Selbstbestimmung nicht im Ergebnis aushebeln. Hier spricht das Gericht tatsächlich ein Problem an, das in vielen medizin- und bioethischen Debatten zumindest in Deutschland virulent ist: Es gibt eine Neigung, den „sozialen Druck" dadurch zu bekämpfen, indem man dem Individuum die Entscheidungsfreiheit nimmt. Dann ist zwar mangels Ansatzpunkt der „soziale Druck" weg, die Selbstbestimmung aber leider auch. Das kann in einer freiheitlichen Ordnung nicht der Königsweg sein (Duttge 2020, 570 ff.; Gutmann 2016, 33 ff.).

Ob nun durch § 217 StGB tatsächlich bereits die Selbstbestimmung aufgehoben war, mag durchaus umstritten bleiben. Insoweit hängt die Beurteilung auch von den Möglichkeiten ab, die die Bürger im Übrigen noch hatten, ihrem Leben in schonender und würdevoller Weise ein Ende zu bereiten. Daher hängt die Akzeptabilität eines Ausschlusses von Suizidbeihilfe durch Sterbehilfevereine auch davon ab, was Ärzte tun dürfen und wie der Zugang zu lebensbeendenden Arzneimitteln gestaltet wird (BVerfG NJW 2020, 2394).

Regelungsoptionen

Wenn nun politisch darüber nachgedacht wird, wie gesetzgeberisch auf das Urteil des Bundesverfassungsgerichts reagiert werden soll, muss man zunächst betonen, dass das Gericht selbst keine Neuregelung verlangt: Das Bundesverfassungsgericht akzeptiert, dass der Gesetzgeber einen Handlungsbedarf sieht, stellt aber selbst keinen verfassungsrechtlichen Regelungsauftrag auf (BVerfGE 153, 182 [308 f.]). Angesichts des Umstandes, dass wir in Deutschland bis Ende 2015 ohne ein Verbot der Suizidbeihilfe gelebt haben, und der Schwierigkeiten einer vernünftigen Regulierung, wird man sehr ernsthaft überlegen müssen, ob man nicht zunächst die Finger davon lässt und die gesellschaftliche Entwicklung beobachtet.

Wenn man aber doch regulieren will (Bundesgesundheitsministerium 2020), sind die Vorgaben des Verfassungsgerichtsurteils zu beachten. Insoweit hat das Gericht auch einige Leitplanken formuliert. So hat es insbesondere betont, dass sich „staatliche Interventionen" nur über den Schutz der Selbstbestimmung rechtfertigen lassen:

> „Die verfassungsrechtliche Anerkennung des Einzelnen als zur Selbstbestimmung befähigten Menschen verlangt eine strikte Beschränkung staatlicher Intervention auf den Schutz der Selbstbestimmung, der durch Elemente der medizinischen und pharmakologischen Qualitätssicherung und des Missbrauchsschutzes ergänzt werden kann" (BVerfGE 153, 182 [308]).

In typisierender Weise wird der Gesetzgeber aber unterschiedliche Fallgruppen unterscheiden dürfen, die unterschiedlich intensive Überprüfungen des autonomen Charakters der Entscheidung zum Suizid nahelegen:

> „Aufgrund der verfassungsrechtlichen Anerkennung des Rechts auf Selbsttötung, welche die einem individuellen Suizidentschluss zugrundeliegenden Motive einschließt und diese damit einer Beurteilung nach Maßstäben objektiver Vernünftigkeit entzieht (…), verbietet es sich aber, die Zulässigkeit einer Hilfe zur Selbsttötung materiellen Kriterien zu unterwerfen, sie etwa vom Vorliegen einer unheilbaren oder tödlich verlaufenden Krankheit abhängig zu machen. Dies hindert nicht, dass je nach Lebenssituation unterschiedliche Anforderungen an den Nachweis der Ernsthaftigkeit und Dauerhaftigkeit eines Selbsttötungswillens gestellt

werden können. Es steht dem Gesetzgeber frei, ein prozedurales Sicherungskonzept zu entwickeln" (BVerfGE 153, 182 [309]).

Mehr als diese „Sicherung" der Selbstbestimmung ist aber nicht mehr möglich: Ob er weiterleben will oder nicht und ob er – falls nicht – Hilfe suchen will, entscheidet in einer freiheitlichen Ordnung jeder selbst.

Regelungsaktivitäten

Auch wenn man in Deutschland lange Zeit ohne eine Regelung zur Suizidbeihilfe ausgekommen ist und sich daher eine Gesetzesinitiative nach dem Urteil des Bundesverfassungsgerichts nicht als zwingend erforderlich erweist, gibt es doch zwei Gründe, warum man wohl eine gesetzliche Regelung beschließen sollte. Zum einen besteht nun wohl eine erhebliche Verunsicherung unter den Ärzten, was sie ohne Strafbarkeitsrisiko tun dürfen. Für die Betroffenen führt dies dazu, dass es alles andere als einfach ist, einen Arzt zu finden, der ihnen Hilfe für den Fall zusagt, dass sie aus dem Leben scheiden wollen. Zum anderen und damit zusammenhängend wird der Zugang zu einem ärztlich begleiteten Suizid dadurch erschwert, dass bisher keine regulatorischen Konsequenzen aus dem eingangs erwähnten Urteil des Bundesverwaltungsgerichts zum Zugang zu Betäubungsmitteln, die eine würdige und schmerzlose Selbsttötung ermöglichen, gezogen wurden. Vielmehr hat das Bundesgesundheitsministerium unter dem Gesundheitsminister Spahn aktiv darauf hingewirkt, dass die zuständigen Behörden diese Rechtsprechung boykottieren und Anträge von Betroffenen auf Zugang zu diesen Mitteln nicht oder äußerst dilatorisch behandeln. Das ist eines Rechtsstaates nicht würdig und aus juristischer Perspektive daher oft und zu Recht kritisiert worden (Lemmert 2020a, 2020b, 2020c). Zur Rechtfertigung hat das Ministerium dabei in der Öffentlichkeit das Narrativ etablieren können, es bestehe kein Anspruch gegen staatliche Behörden auf Hilfe bei der Selbsttötung (Di Fabio 2017). Das ist aber ein juristischer Hütchenspielertrick: Ein staatlicher Freiheitseingriff – nämlich das Verbot auf Zugang zu den einschlägigen Betäubungsmitteln – wird wegargumentiert, indem die verfassungsrechtlich erforderliche Ausnahme von diesem Verbot als

Leistungsanspruch eingeordnet wird. Mit dem gleichen Recht müsste man dann auch die Erteilung einer Baugenehmigung als leistungsstaatliche Großzügigkeit bewerten, auf die kein Anspruch besteht, was ersichtlich absurd wäre. Das eingangs ebenfalls bereits erwähnte österreichische Sterbeverfügungsgesetz regelt jetzt jedenfalls in seinem § 11, dass und unter welchen Voraussetzungen eine Apotheke ein „Präparat" (nach § 3 Nr. 6 dieses Gesetzes ist das „eine für die sterbewillige Person tödliche Dosis Natrium-Pentobarbital oder ein anderes, durch Verordnung gemäß § 11 Abs. 4 festgelegtes Mittel, das in entsprechender Dosis das Leben beendet") an eine sterbewillige Person abgeben darf.

Bereits in der letzten Legislaturperiode sind sowohl im Bundestag als auch aus dem Bundesgesundheitsministerium und der Wissenschaft Gesetzentwürfe und Eckpunkte für eine Neuregelung vorgelegt worden (Lindner 2020; Taupitz 2021). Sie sind zunächst nicht weiter verfolgt worden und der Coronapandemie zum Opfer gefallen, werden aber voraussichtlich zumindest für die weitere Diskussion von Bedeutung bleiben. Eine Neuregelung müsste insbesondere folgende Punkte klären:

– Das Bundesverfassungsgericht hat in seinem Urteil die individuelle Selbstbestimmung in ganz besonderer Weise betont; insbesondere sei der Grundrechtsschutz weder auf bestimmte „fremddefinierte Situationen" (z. B. schwere oder unheilbare Krankheitszustände) noch auf bestimmte Suizidmotive begrenzt. Es ist also jedenfalls nicht geboten, die Suizidassistenz nur auf Fälle unheilbarer oder massiv beeinträchtigender chronischer Krankheiten zu beschränken, wie das in seinem § 6 Abs. 3 nun das österreichische Sterbeverfügungsgesetz vorsieht. Ob eine derartige Beschränkung im deutschen Recht nach der Entscheidung des Verfassungsgerichts überhaupt noch zulässig wäre, kann man diskutieren; immerhin sollen ja auf der Ebene des „Nachweis(es) der Ernsthaftigkeit und Dauerhaftigkeit eines Selbsttötungswillens" noch „unterschiedliche Anforderungen" möglich sein. Jedenfalls wird sich eine gesetzliche Regelung auf die eine oder andere Weise mit dieser „Ernsthaftigkeit und Dauerhaftigkeit eines Selbsttötungswillens" auseinandersetzen müssen. Das sollte auch ein Anreiz zur Mitarbeit für diejenigen Positionen sein, die der durch das Urteil des Verfassungsgerichts eingeleiteten Liberalisierung skeptisch gegenüberstehen: Denn ohne ein neues Gesetz gelten gar keine speziellen Anforderungen an den Selbsttötungswillen. Dies betrifft auch und insbesondere die prozeduralen Sicherungen (also z. B. Beratungsstellen und -pflichten).

– Geregelt werden muss – die Frage war ja der Anlass zum Erlass des § 217 StGB –, wer Suizidbeihilfe leisten darf. Hier gibt es eine weitverbreitete Tendenz, die Sterbehilfeorganisationen nicht oder nur in sehr engen Grenzen zuzulassen. Das ist aus mancherlei Gründen verständlich, aber beachtet wohl nicht immer hinreichend, dass die Zahl der Ärzte, die zur Suizidbeihilfe bereit sind, zunächst einmal überschaubar sein wird – zumal die Verfassungsgerichtsentscheidung verlangt, dass „ein Zugang zu freiwillig bereitgestellter Suizidhilfe real eröffnet bleibt" (Rn. 284).

– Schließlich muss die bereits angesprochene Problematik des Zugangs zu Betäubungsmitteln gelöst werden. Dass das insoweit bisher zuständige Bundesinstitut für Arzneimittel und Medizinprodukte (BfArM) für diese Entscheidungen am besten geeignet ist, wird man bezweifeln dürfen.

Die in der letzten Legislaturperiode aus der Mitte des Bundestags vorgelegten Gesetzentwürfe waren sog. Gruppenanträge, d. h. es handelte sich um Gruppen von Abgeordneten, die sich über die Fraktionsgrenzen hinweg hinter einem Entwurf versammelten. Die „Aufhebung des Fraktionszwangs" hat sich bei medizinethisch heiklen Themen inzwischen etabliert und wird vielfach begrüßt. Aber bei näherem Hinsehen ist das nicht so eindeutig: Die Ersetzung der politischen Logik von Regierung und Opposition durch individuelle Gewissensentscheidungen kann auch zu einer Moralisierung der Debatte führen, die Regelungsanliegen in einer freiheitlichen Gesellschaft selten dienlich ist (Huster 2012). Dass daraus auch ein so missratenes Gesetz wie § 217 StGB herauskommen konnte, sollte nochmals überlegen lassen, ob die übliche Kompromissbildung entlang der politischen Lagergrenzen nicht doch eine höhere Rationalität besitzt.

Regelungskontext

Eine fundierte juristische Lösung wird für die Neuregelung der Suizidbeihilfe auch schon deshalb erforderlich sein, weil sie Einfluss auf andere Phänomene am Lebensende haben kann. So stellt sich natürlich die Frage, ob das Verbot der Sterbehilfe (§ 216 StGB) noch ohne Weiteres aufrechterhalten werden kann, wenn es doch der Suizidbeihilfe in manchen Erscheinungsformen stark ähnelt und entsprechend eingegrenzt und gegen Missbrauch geschützt werden könnte (Rostalski 2021; Schöne-Seifert 2020, 98 ff.). Aus dem Urteil des Verfassungsgerichts lässt sich dafür unmittelbar nichts entnehmen. Klar ist aber, dass sich auch das Verbot der Sterbehilfe nicht mehr von selbst versteht, sondern gegenüber dem Recht auf individuelle Selbstbestimmung gerechtfertigt werden muss.

Literatur:

Bernat, Erwin (2021): Recht auf Beihilfe zur Selbsttötung: Der österreichische VfGH setzt neue Maßstäbe, *MedR* 39, S. 529 – 534.

Duttge, Gunnar (2020): Anmerkung zu BVerfG, Urt. v. 26.2.2020, *MedR* 38, S. 563 – 575.

Fateh-Moghadam, Bijan (2016): BVerfG: Erfolgloser Antrag auf einstweilige Anordnung gegen die Strafbarkeit der geschäftsmäßigen Förderung der Selbsttötung, *MedR* 34, S. 714 – 718.

Fischer, Johannes (2020): Gibt es ein Recht auf Suizid? Die Anmaßung des Rechts gegenüber der Politik im Urteil des Bundesverfassungsgerichts zur Sterbehilfe, *ZEE* 64, S. 289 – 295.

Grünewald, Anette (2016): Zur Strafbarkeit der geschäftsmäßigen Förderung der Selbsttötung, *JZ* 19, S. 938 – 947.

Gutmann, Thomas (2016): Perfektionierungszwang. Gesellschaftlicher Druck zu pränataler Diagnostik und Gehirndoping, in: Seelmann, Kurt/Brudermüller, Gerd (Hrsg.): *Erzwungene Selbstverbesserung? Schriften des Instituts für angewandte Ethik*, Würzburg: Königshausen & Neumann, S. 31 – 52.

Hufen, Friedhelm (2018): Selbstbestimmtes sterben – Das verweigerte Grundrecht, *NJW* 21, S. 1524 – 1529.

Huster, Stefan (2012): Urteilskraft statt Betroffenheit, *Süddeutsche Zeitung*, 10.10.2012, S. 12.

Huster, Stefan (2022): Verfassungsrechtliche Vorgaben für die Regulierung der Suizidbeihilfe, in: Kämper, Burkhard/Schilberg, Arno (Hrsg.): *Assistierter Suizid – Eine interdisziplinäre Gesprächsreihe zu Fragen eines selbstbestimmten Todes, Kirche und Recht* – Beihefte, Bd. 8, Berlin 2022, S. 35 ff.

Huster, Stefan (2017): *Die ethische Neutralität des Staates. Eine liberale Interpretation der Verfassung*, 2. Aufl., Tübingen: Mohr Siebeck.

Lang, Heinrich (2020): Das BVerfG und die Strafbarkeit des assistierten Suizids, *NJW* 22, S. 1562 ff.

Lindner, Josef Franz (2020): Sterbehilfe in Deutschland – mögliche Regelungsoptionen, *ZRP* 3, S. 66 ff.

Prütting, Jens/Winter, Wiebke (2020): Verfassungsmäßigkeit des § 16 S. 3 Berufsordnung Ärzte vor dem Hintergrund der Nichtigkeit von § 217 StGB, *GesR*, S. 273 ff.

Rostalski, Frauke (2021): Freiheit und Sterben, *JZ* 76, S. 477 ff.

Sachs, Michael (2019): Zum Grundrecht auf Selbsttötung, in: Beckmann, Rainer/Duttge, Gunnar et. al. (Hrsg.): *Gedächtnisschrift für Herbert Tröndle*, Berlin: Duncker & Humblot, S. 641 ff.

Saliger, Frank (2015): *Selbstbestimmung bis zuletzt. Rechtsgutachten zum strafrechtlichen Verbot organisierter Sterbehilfe*, Norderstedt: Books on Demand GmbH.

Schöne-Seifert, Bettina (2020): *Beim Sterben helfen – dürfen wir das?* Stuttgart: J.B. Metzler.

Taupitz, Jochen (2021): Sterbehilfe neu regeln: nein – ja – wie? *RPG* 27, S. 83 ff.

van den Daele, Wolfgang (2020): Sacrificium Intellectus? Rationalitätsdefizite in der deutschen Gesetzgebung zur Bioethik; Zugleich ein Nachruf auf das Verbot der geschäftsmäßigen Förderung der Selbsttötung, *ARSP* 106, S. 317 – 352.

Wittwer, Hector (Hrsg.) (2020): *Sterbehilfe und ärztliche Beihilfe zum Suizid*, München: Verlag Karl Alber.

Internetquellen:

Bundesgesundheitsministerium (2020): *Stellungnahmen zu einer möglichen Neuregelung der Suizidassistenz*. 03.03.2021. https://www.bundesgesundheitsministerium.de/service/gesetze-und-verordnungen/guv-19-lp/stellungnahmen-refe/neuregelung-der-suizidassistenz.html (Zugriff am 17.01.2022).

Di Fabio, Udo (2017): *Erwerbserlaubnis letal wirkender Mittel zur Selbsttötung in existenziellen Notlagen*. November 2017. https://www.bfarm.de/SharedDocs/Downloads/DE/Service/Presse/Rechtsgutachten.pdf?__blob=publicationFile&v=2 (Zugriff am 17.01.2022).

Lemmert, Miriam (2020a): *Drei Jahre nach dem Urteil des BVerwG – Die Erwerbserlaubnis für letal wirkende Medikamente und das Suizidhilfe-Urteil des BVerfG (Teil I)*. 10.03.2020. https://www.juwiss.de/21-2020/ (Zugriff am 17.01.2022).

Lemmert, Miriam (2020b): *Drei Jahre nach dem Urteil des BVerwG – Die Erwerbserlaubnis für letal wirkende Medikamente und das Suizidhilfe-Urteil des BVerfG (Teil II)*. 11.03.2020. https://www.juwiss.de/22-2020/ (Zugriff am 17.01.2022).

Lemmert, Miriam (2020c): *Nochmal: Das Recht Schwerstkranker auf Medikamente zur Selbsttötung*. 07.07.2020. https://www.juwiss.de/100-2020/ (Zugriff am 17.01.2022).

Niemanden alleine lassen

Sterben nicht allein – Palliativversorgung im Pflegeheim

von Thomas Sitte

Dieser Beitrag ist in drei Teile gegliedert. Zunächst kommt eine subjektive Schilderung der Entwicklung der Versorgung aus meiner persönlichen Sicht, die immerhin inzwischen rund ein halbes Jahrhundert umfasst. Damit kann man als Leser, der nicht so tief im Thema involviert ist, leichter erfassen, wo die möglichen Probleme liegen, und versteht die Notwendigkeit des zweiten Teiles besser. Im zweiten Teil geht es dann um sehr konkrete Lösungsansätze. Was ist notwendig, damit Palliativversorgung im Pflegeheim tatsächlich gelingt, damit die Überschrift dieses Kapitels „Sterben nicht allein. Palliativversorgung im Pflegeheim" keine hohle Phrase bleibt. Im dritten Teil möchte ich einen kurzen Ausblick auf die nähere Zukunft wagen.

Altenpflege im letzten Jahrhundert

Hier möchte ich nun zunächst einige sehr subjektive Erfahrungen schildern. 1971, ich war gerade 13 Jahre alt, sah ich im Fernsehen die ZDF-Dokumentation „Noch 16 Tage, eine Sterbeklink in London" über Cicely Saunders' St. Christopher Hospice, das erste moderne Hospiz, könnte man sagen.

Zum Film hieß es damals:

> *„Nirgends zeigt sich heutzutage unsere Hilflosigkeit mehr als im Verhalten gegenüber unheilbar kranken und sterbenden Menschen. Gewöhnt an die reibungslose Effizienz der Technologie empfinden wir deren Versagen bei der Erhaltung menschlichen Lebens als unser eigenes und wenden uns peinlich berührt ab. Das hat mittlerweile dazu geführt, dass immer mehr Menschen einsam und verlassen sterben." (Worldcat 2022).*

Auch das damals wunderbare – heute aus meiner Sicht aber völlig überholte – und sehr bekannte Zitat

„Wir können nicht dem Leben mehr Tage geben, aber den Tagen mehr Leben!"

entspringt dem Kontext des Beitrages und wird Dame Cicely zugeschrieben. Heute müsste diese sehr viel zitierte Redewendung eigentlich heißen:

„Mit angemessener hospizlich-palliativer Begleitung können wir beides zugleich, den Tagen mehr Leben geben und dem Leben mehr Tage!"

Denn einfühlsame menschliche Begleitung und fachlich exzellente Symptomkontrolle verbessern die Lebensqualität UND verlängern das Leben. Seit der Temel-Studie (Temel/Greer/Muzikansky et al. 2010) ist diese Aussage nicht nur für das kleinzellige Bronchialkarzinom, sondern auch für viele andere Erkrankungen wissenschaftlich gut belegt worden. Das ist mehr, als man es sich in den 1970er Jahren zu träumen traute.

Damals war ich als junger Mensch aber auch ohne das heutige Wissen schon tief beeindruckt. Der Film wollte gegen das einsame und leidvolle Sterben ein Zeichen der Hoffnung setzen und schlug hohe Wellen. Eine Sterbeklinik. Sterben zulassen. Das stieß zu dieser Zeit auch bei den Kirchen nicht auf ungeteiltes Verständnis und sorgte für heftigste Diskussionen.

Ich habe nicht sofort Medizin studiert, sondern nach einer Pflegeausbildung und dann studienbegleitend in vielen verschiedenen Altenheimen nachts und am Wochenende gearbeitet. Damals als Krankenpflegehelfer, in den frühen 80ern, war ich Anfang 20. Oftmals alleine für 20, 30 und mehr Bewohner verantwortlich. Oftmals auf fremden Stationen ohne große Einarbeitung eingesprungen. Oftmals völlig überfordert – fachlich, menschlich, weil schlicht die notwendige Zeit und auch Unterstützung nicht annähernd verfügbar waren. Situationen, die mich als Pflegekraft teils hart trafen, die auch heute noch genauso hart in zu vielen Pflegeeinrichtungen erlebt werden können. Situationen, die Mitarbeiter hart treffen und belasten, wie viel mehr aber doch die ihnen anvertrauten Bewohner und deren Angehörige. Die ihnen letztlich doch auf Gedeih und Verderb ausgeliefert sind.

Meine „Morgenrunde" begann oft schon um 2:00 Uhr in der Nacht mit dem Waschen von Bewohnern, weil es halt so war, weil dies die Bewohner nicht anders gewohnt waren.

Wir schoben sterbende Bewohner, die (zu) laut röchelten, aus dem Drei-Bett-Zimmer ins gekachelte Bad und verschlossen die Tür. Vielleicht sahen wir alle Stunde einmal nach, ob sie noch lebten oder ob sie – und wir – nicht endlich vom Leiden, vom langsamen, Körper und Seele quälenden Sterben erlöst wären.

Welch eine Diskrepanz zum Sterben im St. Christopher …!

Reflexion statt Verdrängung

Durch die unmittelbare Wucht des Erlebten dachte ich selber viel über Lebensende, Sterben, Tod nach und hatte auch das Glück, dies mit anderen reflektieren zu können. Es ist nie zu spät, über die eigene Endlichkeit nachzudenken, aber: Es ist auch nie zu früh!

Das römische memento mori, die später entstehende ars moriendi sind für die meisten in der Moderne längst vergangen, längst vergessen. Aber nach wie vor von großer Bedeutung.

Natürlich war „damals" nicht alles schlecht. Aber es wurde oftmals doch ohne ausreichendes Hinterfragen zwangsernährt, es wurde fixiert, es wurde sediert. Natürlich haben sich auch damals sowohl das Personal als auch die Angehörigen oftmals bemüht, die Sterbenden nicht allein zu lassen, da zu sein und da zu bleiben. Leiden zu lindern. Hospizlich-palliatives Denken, Wissen und Handeln war aber in den 8oern noch in den Kinderschuhen. Standard war es damals zu hören „Morphium? So weit ist es noch nicht. Das macht süchtig. Damit töten wir." Und das hören zu müssen, hat genau genommen erst in den letzten zehn, fünfzehn Jahren deutlich nachgelassen.

Palliativversorgung im Pflegeheim. Einzelkämpfertum prägte die von mir überblickte Zeitspanne seit den späten 7oern. So ging es bis etwa 2010 in der Regel gegen viele Widerstände immer wieder nur durch das enorme Engagement Einzelner voran. Wobei man sich immer wieder Verbündete suchen musste und auch konnte. Mit etwas Aufwand und Erklärung waren immer wieder Menschen bereit, sich für Sterbende zu engagieren.

Versorgung statt Entsorgung

So ist es heute noch. Es braucht in der Regel einen Kümmerer, der aber kein Einzelkämpfer mehr sein darf, damit er nicht verbrennt. Er braucht in der Einrichtung breite Unterstützung. Es braucht ein angemessenes hospizlich-palliatives Basiswissen bei jedem Mitarbeiter. Wobei mit „jedem" tatsächlich „jeder" Mitarbeiter gemeint ist, vom Gärtner bis zum Verwaltungschef und Investor. Denn erst dadurch entsteht die angemessene Haltung, der angemessene Geist in der Einrichtung. Ein guter Lackmustest für den palliativen Geist ist der Umgang mit dem Verstorbenen. Verlässt er das Haus, wie er gekommen ist? Durch den Haupteingang? Oder wird der Sarg durch den Hinterausgang entsorgt?

Prämisse sollte sein, dass wir mit den Schwerstkranken und Sterbenden so umgehen, wie wir es selber wünschen würden, ohne ihnen unsere eigenen Wünsche und Wertvorstellungen zu oktroyieren.

Nur: Wie können wir uns diesem Ziel mit vertretbarem Aufwand annähern?

PiPiP

von: „Pilotprojekt Palliativversorgung in Pflegeeinrichtungen" (PiPiP)
zu: „Palliativversorgung in Pflegeeinrichtungen in Perfektion" (PiPiP)

Mit einem kleinen Team erarbeiten wir seit 2011 Ansätze, was zu tun ist, damit Begleitung in Pflegeeinrichtungen auch am Lebensende und darüber hinaus besser gelingen kann.

Das Ziel war immer die Optimierung der palliativen Versorgung in Pflegeheimen – und zugleich die Vermeidung unerwünschter bzw. unnötiger Krankenhausaufenthalte.

Die Zahl und besonders die Art der Klinikeinweisungen hat sich als der einfach zu erhebende und sehr relevante Parameter für die Beurteilung der aktuellen Versorgungsqualität herausgestellt. Denn sehr häufig erfolgen Klinikeinweisungen selbst gegen den sauber nachvollziehbaren und sichtbar dokumentierten Patientenwillen aus Unwissen, Unsicherheit, Überlastung heraus. Und die Anzahl der unerwünschten Klinikeinweisungen lässt sich durch einfache und unaufwändige Maßnahmen in der Pflegeeinrichtung hochsignifikant verringern.

Wichtigster Baustein war es dabei, dass jeder (!), wirklich jeder Beteiligte für sich aus den angebotenen Maßnahmen einen persönlichen Mehrwert ziehen kann:

- Sei es das Wissen der Bewohner, dass ihre Behandlungswünsche umgesetzt werden, auch wenn sie sich dazu nicht mehr äußern können.
- Sei es die größere Zufriedenheit mit der eigenen Arbeit.
- Sei es die Gewissheit von Angehörigen, dass ihre Verwandten bis zum Lebensende in der Einrichtung angemessen versorgt werden können, der Verwaltung, dass die Abläufe reibungsfreier gelingen, oder der versorgenden Hausärzte, dass ihre Patienten mit größerer Kompetenz gepflegt und die Symptome angemessen gelindert werden.

Die Rückmeldungen der beteiligten Einrichtungen und insbesondere auch der Mitarbeiter aus den verschiedensten Berufsgruppen waren von Beginn an so hervorragend und überzeugend, dass wir das Projekt mit der PalliativStiftung immer weiterentwickelten und nun intensiv an Möglichkeiten der breiten Umsetzung arbeiten.

In einer größeren Projektstudie, die bereits von 2013 bis 2015 durchgeführt wurde, zeigte es sich, dass ein enormes Potenzial zur verbesserten Versorgung in Pflegeeinrichtungen besteht. Ein Teil der Mitarbeiter muss in den Grundlagen der Palliativversorgung geschult und parallel die bestehenden Strukturen der palliativen Versorgung besser in die Heimversorgung eingebunden werden.

Es konnten im Evaluationszeitraum die Klinikeinweisungen um durchschnittlich über 60 Prozent gegenüber den Vergleichsquartalen der Vorjahre gesenkt werden bei zugleich verbesserter, sehr hoher

Zufriedenheit der Mitarbeiter, Bewohner und Angehörigen mit der eigenen Arbeit bzw. der Versorgungsqualität.

Optimiert werden kann die Versorgungsqualität besonders durch diese vier wesentlichen Kernelemente:

1. Engagierte, kompetente und anerkannte **Kümmerer** (Palliative-Care-Fachkraft)
2. **Umfassend geschulte Mitarbeiter** (Schwerpunkt Relevanz und Verständlichkeit. Angemessene Antworten auf alle Fragen)
3. **Zeitnahe und fachkompetente Lösung** auftretender Probleme
4. Konkrete **medizinische und juristische (!) Sicherheit** der Mitarbeiter

Die Grundlage ist der niederschwellige und kontinuierliche Zuwachs palliativen, praxisnahen Wissens, der zu einer Haltungsänderung beim einzelnen Mitarbeiter wie auch der gesamten Einrichtung führt. Zugleich wird bei einer verbesserten Versorgung im Sinne des Bewohners der Durchführung von nutzlosen Maßnahmen (i. S. „futility") entgegengewirkt, die eben auch besonders unerwünschte Klinikeinweisungen vermindern: Damit werden Belastungen für den Bewohner gemindert und die in der Einrichtung vorhandenen Ressourcen können bewohnergerechter eingesetzt werden.

Gerade in Zeiten wie während der Corona-Krise, wo über eine Triage bei Pflegeheimbewohnern verstohlen, unsicher diskutiert wird, die aber doch längst gang und gäbe ist, ist dies ein sehr relevanter und positiver Effekt.

Konzept für die Praxis

Die enge Zusammenarbeit in Form von Information und Abstimmung mit den behandelnden Hausärzten ist unerlässlich. Oftmals sind die Hausärzte froh, dass sie entlastet werden. Dies gilt aber nur, wenn sie nicht ungefragt aus der Versorgung verdrängt werden.

Weiter ist gerade das sichere Medikamentenmanagement in Vorhaltung und Umgang notwendig. Teils sind es die weniger üblichen Medikamente bzw. Zubereitungen zur Symptomkontrolle, die in Pflegeeinrichtungen zu einem großen Zugewinn an Vertrauen führen in die eigenen Möglichkeiten wie auch in das Versorgungssystem selbst und zu einer größeren Handlungskompetenz der Mitarbeiter auch in Notfällen. Hierbei ist es wichtig, das Wissen über die natürlichen Vorgänge der letzten Lebensphase besser zu verankern und in den praktischen Auswirkungen zu verdeutlichen.

Unsicherheiten in juristischen wie auch ethischen Fragen prägen in der täglichen Praxis nach wie vor die Arbeit!

Zu den Ursachen von unvermeidbaren Einweisungen gehören die Folgen schwerer Stürze bei palliativen wie nicht-palliativen Bewohnern, Nierenversagen, Infektionen wie Pneumonien und zerebrale Ischämien, wenn eine weitere Lebenserhaltung oder -verlängerung noch gewünscht wird. Dies gilt jedoch nicht bei fehlendem Behandlungswillen der Bewohner, denn dann ist eine Einweisung auch bei behandelbaren Ereignissen nicht mehr indiziert, sondern eine rein palliative Versorgung angezeigt.

Die bessere Schulung des Personals insbesondere in der geriatrischen und palliativen Schmerztherapie soll dabei die Einschätzung von Krisensituationen bei allen Bewohnern deutlich verbessern. Hierdurch können die notwendigen weiteren Schritte wesentlich beeinflusst werden. Informationsveranstaltungen zu Betreuungsvollmacht, Bewohnerverfügung und individuellen Empfehlungen für das Vorgehen in Notfallsituationen sind ebenfalls Teil der Aufklärungsarbeit zum hospizlich-palliativen Wissen.

In verschiedenen **Sondierungsgesprächen** wurde und wird ein **sehr hoher Beratungs- und Unterstützungsbedarf** von allen Mitarbeitern gesehen. Dies zieht sich als roter Faden durch wirklich alle Berufsgruppen und Tätigkeitsfelder. Zudem besteht gerade bei den Mitarbeitern, die von PiPiP subjektiv am meisten profitierten, der größte Wunsch, diesen Weg weiterzugehen und PiPiP zu verstetigen vom „Pilotprojekt zur Perfektion", wie es in der Überschrift heißt. Natürlich ist die Perfektion hier ein Ziel, das anzustreben, aber in der Lebens- und Arbeitswirklichkeit kaum zu erreichen ist.

Als häufige Probleme in der Versorgungspraxis werden stets genannt:

- Die medikamentöse Verordnung erfolgt in der Regel von und mit vielen verschiedenen Behandlern ohne ausreichende Abstimmung.

- Insbesondere auch und gerade in nicht-palliativen Versorgungssituationen bestehen große Unsicherheiten, wenn interkurrente gesundheitliche Verschlechterungen auftreten, wie passageres Fieber oder Schwächezustände.
- Es erfolgt häufig keine dokumentierte Therapiezieländerung bei nahendem Lebensende.
- Maßnahmen für die veränderte Überwachung, Dokumentation, Medikation bei einer Versorgung am Lebensende werden nicht vorausschauend getroffen.
- Patientenverfügung und Vorsorgevollmacht werden bei Aufnahme angesprochen, aber nicht angemessen aktiv. Ausreichend durchsetzungsstarke Muster hierfür werden von den Einrichtungen oft nicht bereitgestellt.
- Die Beratungsprozesse zum Patientenwunsch hierzu sind nicht ausreichend strukturiert.
- Gesetzliche Betreuer sind oft schlecht über die Patienten informiert. Insbesondere über deren (mutmaßlichen) Behandlungswunsch. Betreuer sind zur Unzeit und im Urlaub nicht erreichbar, es gibt keine Vertretungsregelung, obgleich diese gesetzlich vorgeschrieben ist.
- Angehörige können oftmals in ihrer Begleitung nicht ausreichend unterstützt werden. Dies gilt für die Entscheidungen für und gegen Therapien ebenso wie in der möglichen Symptomkontrolle und der allgemeinen Belastung durch das Versterben des Bewohners.
- Die Hausärzte sind oft nicht mehr diejenigen, die vor der Aufnahme ins Pflegeheim seit Jahren die Ärzte des Vertrauens waren.
- Ärzte, die die Patienten bereits kennen, sind aus Sicht der Einrichtungen viel zu wenig erreichbar, insbesondere außerhalb der Sprechzeiten.
- Ein zuständiger Heimarzt wäre zwar von Mitarbeitern und Verwaltung sehr erwünscht. Bislang gibt es aber keine Möglichkeiten, durch die Einrichtungen Lösungen anzubieten und Niedergelassene damit anzusprechen. Hier werden nun seit 2020 gemeinsam mit der Kassenärztlichen Vereinigung Hessen innovative Lösungswege erarbeitet.
- Muss der ärztliche Notdienst gerufen werden, hat der diensthabende Arzt zu oft keine Betäubungsmittelrezepte. Auch fehlt eine aus-

reichende Erfahrung in den rechtlichen Rahmenbedingungen der Symptomkontrolle und des Sterben Zulassens und ganz besonders eine ausreichende Befähigung aus palliativmedizinisch fachlicher Sicht in Symptomkontrolle und der Begleitung bis zum Lebensende.

- Im Krisenfall steht kein qualifizierter Ansprechpartner zur Verfügung.
- Es findet kein regelhaftes Angebot für die Reflexion und Supervision statt.

Grundlegend gilt: Muss der ärztliche Notdienst gerufen werden, wird der Patient mit hoher Wahrscheinlichkeit ins Krankenhaus eingewiesen.

Beteiligte Einrichtungen

Im Jahre 2019 existierten in Stadt und Landkreis Fulda in allen Einrichtungen insgesamt gut 2.200 Pflegebetten. Es wurden hiervon **20 Einrichtungen mit 1.509 Bewohnern** ins Projekt eingeschlossen. Damit konnten **68 Prozent aller Pflegebetten im Versorgungsgebiet** erreicht werden.

Impulsworkshops

Kurze Impulsworkshops von je etwa 30 Minuten Dauer wurden erarbeitet und im Rahmen der Mittagsübergabe im wöchentlichen Rhythmus umgesetzt.

Die Kern-Themen der Impulse waren:

1. Kollegiale Beratung – Fallbesprechung
2. Rechtliche Aspekte rund um Krankheit und Tod
3. Wichtige Medikamente in der Palliativversorgung
4. Technik & Geräte
5. Patientenverfügung, Vorsorgevollmacht & Co.
6. Versorgungplanung & Palliativampel
7. Gesprächskultur
8. Symptome und Maßnahmen I

9. Symptome und Maßnahmen II

10. Selbstfürsorge

Hierzu wurden standardisierte einseitige Kurzinformationen für die Teilnehmer entwickelt sowie ein Lehrkonzept für die durchführenden Multiplikatoren.

Drohende Probleme bei Bewohnern

Von Beginn an und kontinuierlich begleitend erfolgte eine Evaluation von möglicherweise drohenden Problemen bei Bewohnern.

Anhand der Akten lassen sich meist leicht Bewohner identifizieren, bei denen ein Behandlungswille noch sehr undeutlich dokumentiert ist und/oder die nicht unbedingt nach ihrem Behandlungswillen behandelt werden und/oder bei denen aufgrund der bestehenden Krankheiten und der notwendigen Medikation mit höherer Wahrscheinlichkeit plötzliche Schwierigkeiten auftreten werden.

Optimierung der Dokumente und Handlungsanweisungen

Von Beginn an und kontinuierlich erfolgte gemeinsam mit den Einrichtungen eine Optimierung der Dokumente und Handlungsanweisungen **für mehr Rechtssicherheit** im Pflegealltag. Primär wurden hier Vorschläge angeboten, die naturgemäß in diesem Projekt noch nicht umgesetzt werden konnten.

Hier gab und gibt es in allen Einrichtungen ähnliche und typische Schwachpunkte, die meist mit wenig Aufwand und großem Konsens verbessert werden können. Diese waren immer wieder:

- Umgang mit Betäubungsmitteln und anderen starken Medikamenten,
- Umgang mit Medikamenten am Lebensende,
- Dokumentation der Behandlungswünsche,
- fehlende Vollmachten bei nicht mehr einwilligungsfähigen Bewohnern,

- Umgang mit Nahrung und Flüssigkeit bei zunehmender Schwäche und/oder
- Verweigerung von Nahrung und Flüssigkeit durch den Bewohner und
- die notwendige Dokumentation dazu und vieles andere mehr.

Option Poolmedikamente als Notfallvorrat in der Einrichtung

Dies ist ein Punkt, der bei einer Umsetzung ein enormes Potenzial für eine Erleichterung der Symptomlinderung bringen würde. Die rechtlichen Rahmenbedingungen sind schwierig und definitiv verbesserungswürdig. Jedoch werden selbst die bestehenden Möglichkeiten letztlich nicht ausgeschöpft. Dieses Defizit besteht wohl in erster Linie, da die Möglichkeiten kaum bekannt, die Vorschriften zu kompliziert und die Verantwortung eines Zuständigen hoch sind.

Sinnvoll, möglich und fast nicht genutzt ist die Option eines Medikamentenvorrates in Einrichtungen. Hier wäre für Palliativsituationen der Mindestbedarf für die jeweilige Einrichtung in enger Abstimmung mit einem Heimarzt zu definieren. Ein Minimalvorschlag findet sich im Anhang dieses Beitrages.

Eine ausreichend rechtskonforme und zugleich einfache praktikable Lösung erscheint derzeit kaum möglich und ist dennoch zwingend geboten. Hier ist nach genauer Analyse eine grundlegende strukturelle Anpassung gerade der rechtlichen und vertraglichen Rahmenbedingungen erforderlich.
Sinnvolle und unverzichtbare Medikamente für Palliativsituationen zur Begleitung am Lebensende in allen Pflegeeinrichtungen (Deutsche Palliativ-Stiftung 2020).

Die WHO empfiehlt für die Palliation eine größere Anzahl von folgenden Medikamenten, von denen hier diejenigen herausgesucht wurden, deren schnelle Verfügbarkeit die Versorgung in Pflegeeinrichtungen deutlich erleichtert!

Sinnvoll, prinzipiell mit Energie und Kreativität möglich ist die Möglichkeit, für die Patienten im Notfall die richtigen Medikamente auch in Einrichtungen verfügbar zu haben. Dies ist für Palliativsituationen der unbedingte Mindestbedarf sofort verfügbarer Medikamente. Die genannten Medikamente sind seit Jahrzehnten gut etabliert und in Indikation und Wirkung bekannt sowie preiswert vorzuhalten:

Haloperidol	0,1 mg/Tropfen, 30ml
	Unruhe (3-mal 3–5 mg), Übelkeit (3-mal 0,3–0,5 mg)
Diazepam	Rectiole, 10 mg, 20 Stück
	Unruhe, Angst **(rektal, oral, per PEG möglich)**
Lorazepam	expidet, 1,0 mg, 50 Stück
	Unruhe, Angst **(oral, per PEG möglich, NICHT sublingual)**
Metamizol	500 mg/20 Tropfen, 50 ml
	Schmerzen, Fieber
Metoclopramid	Lösung, 1 mg/ml, 100 ml
	Übelkeit
Morphin	2% 1,2 mg/Tropfen
oder	
Morphin Ampullen	10 mg, 20 Ampullen
	Schmerzen, Atemnot, Unruhe
Scopolamin	1 mg/3 Tage, 3 Pflaster
	Beispiel: Rasselatmung – Atemnot mit Hypersekretion, Hypersalivation

Ein großes Problem ist die praktische Verfügbarkeit, da fachlich völlig überholt und in der aktuellen Situation unverständlich in Einrichtungen der stationären Pflege anders als in Hospizen, Krankenhäusern oder auch Schiffen von der Einrichtung keine Vorräte selbst für Notfallmedikamente angelegt werden dürfen!

Die Palliativ-Ampel

Aus den Erfahrungen wurde ein eigenes Ampelsystem mit den beteiligten Einrichtungen entwickelt, das nun im Nachgang in fünf Einrichtungen für über 700 Bewohner etabliert wurde. Aber auch hier zeigte es sich, dass ohne eine weitere kontinuierliche Begleitung, Übung und Aufklärung die besten Werkzeuge nutzlos bleiben, nicht eingesetzt werden. Es gibt dazu etliche verschiedene Ansätze in den Fachpublikationen zur Dokumentation von Behandlungswünschen für dringende

Notfallsituationen, die sich aber allesamt bislang nicht durchsetzen konnten.

Der Kerngedanke unseres Konzeptes ist eine standardisierte, sehr einfache Dokumentation nach dem Motto *quick and dirty*, die es in Notsituationen erlaubt, auch bei einem – den Beteiligten – relativ unbekannten Bewohner doch schnell und effektiv genau die Hilfe und die Maßnahmen einzuleiten und zukommen zu lassen, die dieser Bewohner wünscht.

Die Ampel hat einen eindeutigen Symbolcharakter. Rot bedeutet „Halt", grün „Freie Fahrt". Wobei jedem Führerscheininhaber klar sein sollte, dass man auch bei grün darauf achten muss, dass kein anderer widerrechtlich die Vorfahrt nimmt und es zu einem für sich schuldlosen Unfall kommen kann.

In einem Notfall kann man bei jedem auch unbekannten Patienten auf einen Blick die notwendigen bzw. erwünschten Erstmaßnahmen erfassen. Von grün für Freie Fahrt oder „Volles Programm" über gelb, „erst Handeln, dann schnell orientieren", was gewünscht ist, bis rot „bitte Innehalten, primäres Ziel ist die reine Linderung".

Denn im Notfall ist es sonst nicht möglich, ohne einen Schaden für den Patienten in Kauf zu nehmen, vor lebenserhaltenden Erstmaßnahmen nach einem orientierenden Aktenstudium zu entscheiden, wie weiter vorzugehen ist.

Mit dem Ampel-System ist im Idealfall eine Schulung verbunden für alle Mitarbeiter, die im direkten Patientenkontakt stehen. Dazu reicht nach unseren Erfahrungen eine kurze schriftliche Information und eine Präsenzveranstaltung mit einer Dauer von 20 bis 30 Minuten aus, die aber jeder (!) einzelne Mitarbeiter mit Patientenkontakt durchlaufen sollte.

Zusammenfassung und Ausblick

Hier möchte ich nun einen Blick in die Glaskugel wagen. In den Jahren der Pandemie war ich sehr intensiv eingebunden, um die Pflegekräfte in der Quarantäne zu unterstützen. Was ich da an tatsächlich massenhaft leidvollem Sterben, an extremen Belastungen der Mitarbeiter erleben musste, hätte ich mir für uns hierzulande nicht vorstellen können. Leidvoll war es nicht nur in körperlicher Hinsicht. Der Bedarf an Symptomkontrolle beim schwerkrank sterbenden Corona-Patienten ist relativ gering und gut umsetzbar, wenn man sich an Rechtsfragen nicht zu lange aufhält, sondern tut, was notwendig ist.

Aber der Titel des Kapitels ist „Sterben nicht allein". Dieses wurde unter Corona in gespenstischster Weise konterkariert und hat bei allen Beteiligten tiefe Spuren hinterlassen.

Da, wo ich selber tätig war, hatten wir glücklicherweise in den letzten Jahren unser Projekt PiPiP etabliert, sodass die Belastung etwas geringer war. Dennoch war es zu viel. Die Zahl der zu pflegenden Personen in Deutschland wird erheblich zunehmen. Ob die Zahl der qualifizierten Pflegekräfte ebenso zunehmen kann, ist sehr ungewiss. Aktuell nimmt die Anzahl der Pflegenden ab, Engagierte steigen aus dem Beruf aus und orientieren sich langfristig anders.

Der Trend zu Singlehaushalten nimmt deutlich zu, meist haben sich diese Singles kein verlässliches, stabiles soziales Netz geschaffen. Will man dann nicht alleine sterben, so wird im letzten Lebensabschnitt der Umzug in eine Einrichtung schlechterdings völlig alternativlos.

So wird auch der Bedarf an Pflegebetten steigen und die zu Pflegenden werden in der Komplexität der Erkrankungen immer aufwändiger werden. Diese Problematik hat auch der Vatikan erkannt. So ist die Deutsche PalliativStiftung Mitinitiator eines Projektes der Päpstlichen Akademie für das Leben. Mit PALLIFE sollen alle Stakeholder angesprochen werden, die zur Lösung der Probleme beitragen können. Immerhin ist die katholische Kirche ein wesentlicher Träger von Pflegeeinrichtungen weltweit, wie auch in Deutschland. Jede Umsetzung im Sinne eines gesellschaftlichen Wandels braucht eine sehr breit angelegte Information. So sollte sowohl im ganz Kleinen wie auch im Großen gedacht und gehandelt werden. Indem die Kümmerer vor Ort unterstützt werden wie auch die Gesellschaft in ihrer ganzen Breite und insbesondere die Entscheider in den wichtigen Positionen für die wesentlichen Weichenstellungen zur Palliativversorgung.

Deswegen adressiert das Weißbuch zur globalen Förderung der Palliativversorgung des PALLIFE-Projektes im Kapitel 7 auch die Medien mit vier Empfehlungen (Deutsche PalliativStiftung 2019):

1. Sie sollten in den Aufbau einer hospizlich-palliativen Kultur einbezogen werden.
2. Sie sollten informieren mit Hilfe von Menschen, die palliative Begleitung tatsächlich erlebt haben.
3. Sie sollten den Wert der umfassenden, das heißt körperlichen, sozialen, emotionalen und spirituellen, Betreuung vermitteln.
4. Sie sollten prinzipiell mehr über die Begleitungs- und Behandlungsmöglichkeiten berichten.

Nur mit diesem Framing im ganz positiven Sinne kann es gelingen, die ganze Breite der Bevölkerung darüber zu informieren, dass es nicht notwendig ist, in schwerster Krankheit und bei vorhandenen oder drohenden Leiden auf Beihilfe zur Selbsttötung oder Tötung auf Verlangen zurückgreifen zu müssen, sondern dass es eben möglich ist, den Tagen mehr Leben und dem Leben mehr Tage zu geben.

Literatur:

Temel, Jennifer/Greer, Joseph/Muzikansky, Alona et al. (2010): Early palliative care for patients with metastatic non- small-cell lung cancer. *N Engl J Med* 363: S. 733–742.

Internetquellen:

Deutsche PalliativStiftung (2020): *PiPiP. Handout zu wichtigen Medikamenten in der Palliativversorgung*, https://www.palliativstiftung.de/images/pdfs/pipip/202 0-02-24_pipip_folie_1-10.pdf (Zugriff am 15.03.2022).

Deutsche PalliativStiftung (2019): *Weißbuch zur globalen Förderung der Palliativversorgung*, https://www.palliativstiftung.de/images/pdfs/pal-life/2019-05_pal-l ife_weibuch.pdf (Zugriff am 15.03.2022).

Vatikan (2022): *PALLIFE*, https://www.academyforlife.va/content/pav/en/pallife.h tml (Zugriff am 15.03.2022).

Worldcat (2022): *Noch 16 Tage. Eine Sterbeklinik in London*, https://www.worldca t.org/title/noch-16-tage-eine-sterbeklinik-in-london/oclc/754069238 (Zugriff am 13.03.2022).

„Menschen allein sterben zu lassen, zeugt von Grausamkeit"

Christiane Woopen im Interview mit Christina Berndt

Die Pandemie hat auch den Tod verändert. Die Ethikerin Christiane Woopen von der Universität Bonn zeigt auf, welche Fehler gemacht wurden, wie auch in einer Pandemie ein würdevolles Sterben möglich ist und was sich ganz grundsätzlich im Umgang mit dem bevorstehenden Tod ändern muss.

Dr. Christina Berndt: *Sterben ist oft einsam. Aber in der Pandemie wurde Einsamkeit im Tod oft sogar dann erzwungen, wenn es Angehörige gab, die dem Sterbenden gerne zur Seite gestanden hätten. Zeigt das, wie wenig wir immer noch von einem würdevollen Tod verstehen?*

Prof.'in Dr. Christiane Woopen: Die Pandemie ist über weite Strecken grausam, weil sie auf physische Distanz setzt. Natürlich ist es wichtig, in Krankenhäusern, Alten- und Pflegeheimen Infektionen zu verhindern. Ein Ausbruch von Covid-19 ist im Krankenhaus, wo ohnehin schon viele kranke Menschen liegen, ein Albtraum. Aber auch wenn Sicherheitsvorkehrungen nötig sind: Menschen allein sterben zu lassen, ist grausam.

Zu Beginn der Pandemie blieb vielen Häusern wohl kaum ein Ausweg. Aber viele hielten lange an absoluten Besuchsverboten fest, obwohl im Laufe der Pandemie immer mehr Möglichkeiten zum Infektionsschutz zur Verfügung standen – obwohl es also Impfungen und verlässliche Tests gab. Weshalb wird so wenig verstanden, wie grausam diese Besuchsverbote gerade im Fall von Sterbenden oder hochbetagten Menschen sind?

Woopen: Mir fehlt für diese rigide Abschottungspolitik jedes Verständnis. Mit PCR-Tests vor dem Besuch und entsprechenden organisatorischen Vorkehrungen kann man solche Grausamkeiten verhindern. Darüber hinaus hätte es natürlich auch in der ersten Welle Möglichkeiten gegeben – zum Beispiel, die Körpertemperatur zu messen und Schutzkleidung zu tragen. Auch da hätte man eine Frau zu ihrem sterbenden Mann lassen können. Wenn er im Sterben liegt, ist es doch nachrangig, ob er noch zusätzlich Corona bekommt. Ich will das nicht banalisieren, aber aus Angst, dass sich ein sterbender Mensch infizieren könnte, ihn allein sterben zu lassen, das ist doch absurd.

Besucher bedeuten aber zweifelsohne auch für die anderen Patienten ein Infektionsrisiko.

Woopen: Das ist richtig, jeder Besucher ist potenziell infektiös. Und natürlich kann man eine solche Besucherin in einer Pandemie deshalb nicht einfach durchs Krankenhaus laufen lassen, sie muss zu ihrem Mann begleitet werden, und das ist natürlich ein Aufwand. Aber das Lebensende ist auch eine sehr besondere Situation, dieser Aufwand lohnt sich unbedingt. Abgesehen davon muss sich das Personal sowieso schützen, es gibt ja viele Covid-19-Patienten im Krankenhaus.

Haben wir den Infektionsschutz also über die Menschlichkeit gestellt?

Woopen: Zum Teil wirkt das so. Die oberste Regel muss sein: Man darf Sterbende auf keinen Fall allein lassen. Wenn man sich vorstellt, da gibt es ein Paar, das 40 oder 50 Jahre zusammengelebt hat, und dann stirbt der eine, ob an Covid-19 oder nicht, und der andere kann sich nicht mehr von ihm verabschieden – das sind unerträgliche Zustände. Das kann man nicht zulassen. Leider geschieht aber genau so etwas in manchen Häusern bis heute.

Weshalb haben Kliniken und Heime trotzdem so rigide Regeln erlassen?

Woopen: Rigide Regeln bieten eine gewisse Sicherheit, das kann ich nachvollziehen. Gerade in einer so umwälzenden Situation, wie sie die Pandemie nun einmal ist. Es ist einfacher, Regeln kategorisch durchzusetzen, statt sich um Einzelfälle zu bemühen. Das gibt dem Personal eine klare Handreichung. Aber rigide Regeln werden den Einzelfällen eben nicht gerecht. Das menschliche Dasein ist komplexer und vielfältiger, als dass man es in starre Regeln fassen kann. Es fehlte und fehlt also eindeutig an Empathie für die existenzielle Situation des Sterbens, des Abschiednehmens und den sich daraus ergebenden Anforderungen an eine anderweitige Lösung des Problems.

Grausam ist die Abschottung nicht nur für die Sterbenden ...

Woopen: Richtig. Grausam ist es auch für die Angehörigen. Ich habe in den vergangenen Monaten sehr viele Zuschriften bekommen mit persönlichen Erlebnissen. Da waren Menschen so dankbar, dass ich das Thema in einem Interview oder einer Sendung angesprochen habe. Da waren meterlange Mails dabei mit herzzerreißenden Lebensgeschichten. Dabei ist es so tröstlich, wenn man diesen Moment des Abschieds liebevoll und persönlich gestalten kann. So wie es auch im Sinne des Sterbenden ist. Das ist dann etwas, was einen selbst mit dieser unverständlichen, unbegreiflichen Situation eines endgültigen Abschieds überhaupt noch versöhnen kann. Manche Angehörige haben sehr dafür gekämpft, dem Sterbenden zur Seite stehen zu können. Die haben es dann geschafft, über Sondergenehmigungen doch noch eine Besuchszeit zu ergattern. Aber kämpfen können eben nicht alle Angehörigen und sie sollten es auch gar nicht tun müssen.

Wenn überhaupt Besuch erlaubt wurde, durfte oft nur ein Angehöriger kommen.

Woopen: Auch das ist für Angehörige oft traumatisch. Da geht es ja noch um mehr als um den fehlenden Abschied. Manche Menschen kommen mit Krankenhaus- oder Sterbesituationen an sich nicht gut zurecht. Sie würden eine Begleitung benötigen, für sie wäre es sehr wichtig, nicht allein zu ihrer Mutter oder ihrem Vater gehen zu müssen. Auch kann manchmal die Anwesenheit weiterer Personen die Beziehung zum Sterbenden erleichtern. Es verändert die Situation ja erheblich, wenn man sich zu dritt begegnen kann und nicht in einen Dialog gezwungen wird.

Trotzdem mussten Familien die Entscheidungen treffen, welcher Sohn oder welche Tochter zum Sterbenden darf.

Woopen: Das ist eine furchtbare Entscheidung. Sie führt auch zu Konflikten in der Familie, oft zu nachhaltigen, das bekommt man kaum mehr aufgelöst. Selbst wenn man sich friedlich einigt: Man weiß, die eine Tochter durfte zur Mutter und sie begleiten und konnte diesen Weg mit ihr gehen, die andere nicht. Da können sich Hinterbliebene zurückgesetzt fühlen. Es fehlt ihnen am Ende auch eine wesentliche Erfahrung, die der andere hat – noch lange, nachdem der Angehörige verstorben ist.

Manche Angehörige fühlten sich so hilflos, dass sie schon darüber nach-dachten, nachts ins Krankenhaus oder Pflegeheim einzusteigen, um bei ihrer Mutter oder ihrem Vater zu sein.

Woopen: Das kann ich nachvollziehen. Oft sind ältere Menschen im Krankenhaus orientierungslos, oft sind sie ja auch dement. Sie brau-chen dann Begleitung, und vielen Angehörigen ist klar, dass man so einen Menschen in seiner Angst und seiner Hilflosigkeit nicht mit fremden Menschen allein lassen kann. Nicht helfen zu können, kann dann traumatisierend sein. Wenn der Mensch verstirbt, kann man nichts wieder gutmachen. Oft bleibt deshalb ein Gefühl von Schuld zurück.

Auch wenn man weiß, dass man sich ja nicht selbst dazu entschieden hat, den anderen allein zu lassen, sondern gezwungen wurde?

Woopen: Auch dann. Man bleibt aus dem eigenen Erleben heraus seinem Angehörigen, seinem Freund etwas schuldig. Man weiß, dass es so wichtig wäre, etwas zu tun. Seine Liebe zum Ausdruck zu bringen, fürsorglich zu sein. Somit bleibt man das, was man tun möchte und was man als richtig und wichtig empfindet, am Ende schuldig. Da kann man sich oft noch so sehr emotional und mental damit ausein-andersetzen, dass einen persönlich nach objektiven Kriterien keine Schuld trifft. Das Gefühl von Schuld, das bleibt.

Wie haben Sie vor diesem Hintergrund die Stimmen in der Pandemie erlebt, die sagten, statt das Leben der Jungen einzuschränken, müsse man mehr Maßnahmen treffen, um die Alten zu schützen?

Woopen: Das ist herzlos. Es ist aber auch richtig, dass man zu wenig auf die Jungen geblickt hat. Die Verantwortung für den Infektions-schutz gleichwohl allein den Alten zu überlassen, das hätte bedeutet, dass man die Alten einsperrt. So kann man mit Alten und Sterbenden nicht umgehen. Die Einsamkeit, die dadurch entsteht, wäre unerträglich. Es war schon so schlimm genug.

Einsamkeit kann den letzten Lebenswillen zunichtemachen. Wurden alte Menschen gar zu Tode geschützt?

Woopen: Ich würde es so nicht ausdrücken. Aber es gab schon Menschen, die in ihrer Traurigkeit und Einsamkeit deutlich früher gestorben sind, als es in einer anderen Situation der Fall gewesen wäre. Diese Menschen sind also wirklich wegen Corona gestorben, nicht mit oder an Corona, sondern wegen der Pandemie und der damit verbundenen Isolierung. Das haben mir Angehörige immer wieder sehr glaubwürdig geschildert.

Die Einsamkeit kann ja auch Demenz befördern...

Woopen: Die Gefahr besteht unbedingt. Die Sorge hatte ich auch ganz persönlich. Meine Mutter lebte im Heim und ich hatte ernsthaft Sorge, dass sie mich nach den Wochen des Besuchsverbots nicht wiedererkennt. Das war dann glücklicherweise nicht so – auch weil ich durch einen Klinikaufenthalt doch Zugang zu ihr bekommen habe. Aber ihre dementielle Erkrankung hat sich in dieser Zeit deutlich verschlechtert. Der Umgang und die Pflege auf einer Station können ja liebevoll und gut sein, aber der Umgang mit den Menschen, die im eigenen Leben über Jahrzehnte eine ganz zentrale Rolle gespielt haben, das bedeutet doch eine ganz andere Form von Orientierung, Heimat, Wohligkeit und Nähe. Das kann das Pflegepersonal einfach nicht leisten, schon gar nicht in der Pandemie.

Würden Sie so weit gehen, dass der Infektionsschutz über die Menschenwürde gestellt wurde?

Woopen: Die Würde des Menschen bedeutet ja, dass der Mensch einen Wert um seiner selbst willen hat. Er ist demnach etwas so Wertvolles, dass es keinen Wert gibt, der größer wäre. Und das gilt einfach aus dem Grund heraus, dass er Mensch ist. Zu den existenziellsten Momenten im Leben eines Menschen gehören der Lebensanfang und das Lebensende. Einen Menschen entgegen seinem eigenen Willen allein sterben zu lassen, wird seiner Würde nicht gerecht. Man sollte ihn als Menschen behandeln.

Was bedeutet das, ihn als Mensch zu behandeln?

Woopen: Man sollte in dieser Situation so mit ihm umgehen, dass er der Mensch sein kann, der er sein möchte. Es ist der allerletzte, der ultimative Moment, um Abschied zu nehmen und das Leben zu vollenden. Dieser Abschied bedeutet jedes Mal etwas Anderes – von einem Leben, das mal länger und mal kürzer war, das als mehr oder weniger sinnvoll erlebt wurde. In diesem existenziellen Moment des Übergangs in ein anderes Leben oder auch in ein Nichts, je nachdem, welche Überzeugung man dazu hat, der sein zu dürfen, der man sein möchte, ist eng damit verbunden, dass man ein soziales Wesen ist. Es gehört also unbedingt dazu, dass man die Menschen an der Seite haben darf, die man bei sich haben möchte. Auch Abschied nehmen zu können, die Liebe zeigen zu können, nochmal ein Wort zu sagen, einen Blick tauschen zu können. So kostbar und unersetzlich und unwiederbringlich und unwiederholbar. Das geht zum Kern dessen, was einen Menschen ausmacht. Und deshalb kann man schon davon reden, dass da die Menschenwürde berührt ist.

Wie hat sich all das auf den Palliativstationen dargestellt – in Bereichen also, wo man darauf eingerichtet ist, Sterbende zu begleiten?

Woopen: Anders als in vielen Krankenhäusern und Altenheimen läuft es auf Palliativstationen auch in der Pandemie häufig gut. Das Sterben im Krankenhaus war deutlich belasteter und ist es zum Teil immer noch. Dort hängt es dann oft am Engagement der einzelnen Mitarbeitenden, wie viel Herz und Konfliktbereitschaft sie mit ihrem Haus haben, um unübliche Dinge zuzulassen. Die Menschen, die auf Palliativstationen arbeiten, gehen hingegen ohnehin regelmäßig mit dem Sterbeprozess um. Es ist ja ihr tägliches Anliegen, Sterbende oder Menschen, die nicht mehr um die Lebenslänge kämpfen, zu begleiten. Dort wird die Lebensqualität in den Vordergrund gestellt, das ist der Kern ihrer Tätigkeit. Und schon deshalb kam auf vielen Palliativstationen eine Abschottung nicht in Frage.

Auf solchen Stationen ist es allerdings auch oft leichter, weil sie baulich schon ganz anders aufgestellt sind.

Woopen: Das ist wahr, es gibt dort angemessene Räume für Sterbende und ihre Angehörigen, weil jedem bewusst ist, dass die Begegnung am Lebensende eine so große Rolle spielt. Auch wird insgesamt mehr auf atmosphärische Gestaltung geachtet, es gibt mehr Platz und mehr Möglichkeiten, jemanden mit seinem Angehörigen allein zu lassen oder einen Angehörigen auch dort übernachten zu lassen. Es ist ein schöner Liebesdienst, für den sterbenden Menschen da zu sein.

Geht es nur um würdevolles Sterben oder auch um einen würdevollen Tod?

Woopen: Das sind in der Tat zwei unterschiedliche Dinge, und sie werden zu häufig gleichgesetzt. Der Tod an sich ist nicht würdevoll, aber man kann würdevoll mit dem Leichnam umgehen. Da liegt dieser verstorbene Mensch mit seinem Körper, in und mit dem sein ganzes Leben stattgefunden hat. Es ist nicht einfach nur ein Leichnam, auf den es nicht mehr ankommt. Und es ist wichtig, dass Angehörige auch von diesem Leichnam Abschied nehmen dürfen. Dieses Abschiednehmen ist kulturell tief verankert, es ist für viele Menschen ein sehr wichtiger Moment. Die Angehörigen brauchen ihn oft, um den Tod überhaupt verstehen und annehmen zu können.

Es gibt aber auch Menschen, die den Leichnam auf keinen Fall mehr sehen möchten.

Woopen: Ja, da sind die Menschen unterschiedlich. Manche sagen, ich ertrage das nicht, meine Mutter oder meinen Vater so zu sehen, weil das alle schönen Bilder überdecken wird, die ich in Erinnerung habe. Ich glaube, dass wohl zu viele Menschen das denken, denn die vielen positiven Erinnerungen sind stärker, sie werden am Ende fast immer die bleibende Erinnerung prägen. Und doch gibt es sicherlich auch Menschen, die es einfach nicht schaffen, ihren geliebten Angehörigen tot zu sehen, und für die das traumatisierend ist. Insgesamt sollte man es jenen Angehörigen, die das wünschen, unbedingt ermöglichen, noch einmal bei dem Leichnam zu sein. Es ist eine wichtige Hilfe, den Übergang zu verstehen, der da stattfindet. Zu begreifen, dass dieser Mensch jetzt wirklich nicht mehr lebt. Ihm vielleicht noch einmal einen Kuss mitzugeben, ihn zu streicheln oder ein Kreuz auf die Stirn zu zeichnen. Den Angehörigen das zu versagen, kann ebenfalls traumatisch sein, ihnen nimmt man wirklich etwas Wichtiges weg.

Sie haben einmal gesagt: Auch ohne Pandemie gibt es Orte, an denen möchte man nicht sterben. Welche Orte meinen Sie?

Woopen: Ich denke dabei an Altersheime, Pflegeheime, Kliniken. Viele geben sich Mühe. Aber es gibt trotzdem noch zu viel Unachtsamkeit. Unter Zeitdruck wird es oft noch einmal schwieriger, dafür habe ich auch Verständnis. Aber selbst unter Zeitdruck kann man lächeln und dem Menschen, den man pflegt, mit Wärme und Achtsamkeit begegnen. Und so viel Zeit kostet es auch nicht wirklich, jemandem mal über den Arm zu streichen. Ich will den Zeitdruck nicht banalisieren, an der Situation der Pflegenden muss sich unbedingt etwas verbessern. Und wenn man innerlich unter Druck steht, ist es schwieriger, die Menschlichkeit vornan zu stellen. Aber der Zeitdruck erklärt nicht alles. Wir müssen noch viel tun, um Heime und Kliniken zu menschlicheren Orten zu machen.

Denken Sie, dass die Pandemie den Umgang mit dem Tod nachhaltig verändert hat?

Woopen: Das hängt davon ab, wie wir mit der Aufarbeitung dessen, was in der Pandemie geschehen ist, umgehen. Am Ende könnte es sogar positive Aspekte geben, wenn die Wertschätzung für das Personal in der Kranken- und Altenpflege steigt und auch in entsprechende Investitionen, in bessere Bezahlung und bessere Arbeitsbedingungen mündet. Auch bei der Begleitung im Sterben könnte es eine positive Entwicklung geben, wenn wir es zum Thema machen, es reflektieren und ganz konkret Trauerarbeit leisten.

Trauerarbeit?

Woopen: Ja, es braucht eine Art gesellschaftlicher Trauerarbeit angesichts der ganzen Verletzungen, die in der Pandemie geschehen sind. Nicht nur beim Abschied von Menschen. Wir haben uns, bei aller auch großartigen Unterstützung, einander in der Gesellschaft auch viel angetan. Es sind viele paradoxe, widersprüchliche und unerklärliche Dinge geschehen – etwa, dass jungen Menschen fast alles verwehrt wurde, während die Fußballstadien aufmachten. Und die unversöhnliche Debatte um die Impfung ist auch nicht gut gelaufen. Die Folgen der Pandemie werden uns in der gesellschaftlichen Aufarbeitung noch lange begleiten.

Wie müsste diese Aufarbeitung aussehen?

Woopen: Ich bin immer dafür, nach vorne zu gucken. Aber so eine Zeit kann man nicht einfach unter den Teppich kehren. Eines Tages wird die Pandemie ihren alltäglichen Schrecken verloren haben. Dann werden wir aus dem Abstand heraus noch einmal anders als jetzt darüber nachdenken, welche Prioritäten wir in dieser Zeit gesetzt haben, auch bei der Begleitung von Sterbenden. Deren umfassende Bedeutung für den Sterbenden und seine Angehörigen wurde nicht ausreichend gesehen. Je mehr wir darüber sprechen, wie schlimm es war, die Sterbenden allein zu lassen, desto mehr Aufklärung betreiben wir auch und desto größer wird die Chance, dass von diesen Erkenntnissen etwas nachhaltig in den Köpfen bleibt.

Was sollte als Erstes angepackt werden?

Woopen: Das Wichtigste ist, dass künftig besser darüber nachgedacht wird, was zu tun ist, wenn ein hochbetagter Mensch in eine Notfallsituation gerät. Man darf diese Menschen nicht routinemäßig auf die Intensivstation bringen. Es sollte vielmehr in Kliniken, in Pflegeheimen und auch für Menschen, die zu Hause gepflegt werden, einen Plan dafür geben, was wann zu tun ist. Wenn ein kranker oder hochbetagter Mensch einen Herzinfarkt oder Schlaganfall erleidet, möchte er dann noch in ein Krankenhaus kommen oder möchte er lieber in seiner gewohnten Umgebung sterben? Das sollte der Betreffende vorher bestimmen können.

Eigentlich sollte es klar sein, dass in Pflegeheimen jederzeit diese Situation eintreten kann. Weshalb ist man trotzdem nicht vorbereitet?

Woopen: Es gibt zu selten vorausschauende Pläne. Wenn es kritisch wird, setzt das Personal selbstverständlich auf Lebenserhaltung, sie funktionieren dann einfach, rufen den Rettungsdienst. Natürlich kann sich eine Pflegeperson ohne andere Vorgaben nachts nicht einfach selbstständig dagegen entscheiden. Das ist nur möglich, wenn vorher mit dem Heimbewohner, seinen Angehörigen und dem ganzen Pflegeteam vereinbart wurde, wie in einer solchen Situation zu verfahren ist. Es ist klar, dass der Reflexionsprozess nicht erst dann beginnen kann, wenn die Notfallsituation bereits eingetreten ist. In dem Moment ist die Chance zur Vorbereitung vorbei. Also müssen vorher Pläne gemacht werden, und dazu gehört es auch, mit dem Heimbewohner und seinen Angehörigen darüber zu sprechen.

Es gab aber in der Pandemie auch die andere Seite. Ärzte berichteten, dass sie manche betagten Menschen in einer Krisensituation einfach nicht mehr ins Krankenhaus brachten – entweder weil sie die Intensivstationen nicht weiter belasten wollten oder weil die Patienten eine Patientenverfügung besaßen.

Woopen: Dieser Automatismus darf auch nicht entstehen. Man muss schon den einzelnen Menschen betrachten und seine Patientenverfügung gründlich studieren. Die Kombination aus Pflegeheim und Patientenverfügung bedeutet ja noch nicht, dass dieser Patient nicht möchte, dass eine Lungenentzündung ordentlich behandelt wird. Deshalb sollte es für jeden Heimbewohner ein Advance Care Planning, eine vorausschauende Versorgungsplanung, geben können. Durch Gespräche muss klar werden, was der Einzelne in welchem Fall möchte.

Dazu müsste man vermutlich entsprechende Strukturen implementieren? Im Alltag gehen diese Dinge ja doch unter.

Woopen: Ja, ich sehe da großen Bedarf an einer routinemäßigen Strukturierung solcher Prozesse. Schon bei der Aufnahme in ein Heim müssten die ersten Schritte getan werden. Auch müsste es eine bessere systematische Zusammenarbeit zwischen Pflegeheimen und Palliativmedizin geben. Einen direkten Draht zum palliativmedizinischen Dienst, der auch ohne ärztliche Verordnung an einem Samstagnachmittag erreichbar ist und kommt. Das ist eine Entlastung für die Pflegenden ebenso wie für die Angehörigen. Und für den sterbenden Menschen ist es eine wichtige, wohltuende Begleitung.

Angehörige aus Institutionen mit einem solchen Advance Care Planning berichten jedenfalls häufig positiv.

Woopen: Das hat ein Doktorand von mir in einer Studie herausgearbeitet. Er hat vier Altersheime miteinander verglichen, von denen zwei eine solche Vorsorgeplanung implementiert hatten, die anderen beiden nicht. In seiner Studie hat er einige Zeit nach dem Tod von Bewohnern ihre Angehörigen kontaktiert und befragt, wie sie das Sterben erlebt haben und ob sie den Eindruck hatten, dass der Verstorbene seine letzte Zeit nach seinen eigenen Vorstellungen verbringen konnte. Es zeigte sich ein signifikanter Unterschied zwischen den Heimen mit und ohne Vorausplanung. In beiden Gruppen gab es übrigens jeweils ein kirchliches und ein nicht-kirchliches Heim, das spielte also keine Rolle.

Weshalb hatte die Vorausplanung Ihrer Meinung nach so einen großen Einfluss?

Woopen: Wir sprechen ja von der Perspektive der Angehörigen. Es ist gut möglich, dass es ihnen allein deshalb besser erging, weil sie zuvor über den Tod gesprochen haben, weil man zugelassen hat, dass sie Entscheidungen im Sinne des Sterbenden treffen und dass es dann auch so geschah, wie man es vorher vereinbart hat und wie der Sterbende es wollte. Es ist ja für Angehörige eine große Erleichterung, zu wissen, dass nicht über die Interessen des Sterbenden und ihre Köpfe hinweg grundlegende Entscheidungen getroffen werden.

Obwohl dem Sterben kaum Raum gegeben wurde, war das Sterben in der Pandemie aber ein großes Thema. Es ging ja bei den Maßnahmen vornehmlich darum, Todesfälle zu verhindern.

Woopen: Das ist richtig, aber in der öffentlichen Debatte wurde der Tod zu einer Zahl. Es war immer die Zahl der Corona-Toten präsent, aber welche Schicksale und Lebenswege hinter diesen Menschen steckten, welches Leid die Sterbenden und ihre Hinterbliebenen erfahren haben, das wurde viel zu wenig thematisiert.

Diversität in der Palliativmedizin

„Von der Kultur des Sterbens ...“ – Die hospizlich-palliative Versorgung von Menschen mit Migrationshintergrund

von Ferya Banaz-Yaşar

> *„Jeder Mensch hat ein Recht auf ein Sterben unter würdigen Bedingungen. Er muss darauf vertrauen können, dass er in seiner letzten Lebensphase mit seinen Vorstellungen, Wünschen und Werten respektiert wird und dass Entscheidungen unter Achtung seines Willens getroffen werden.“* (Charta zur Behandlung schwerstkranker und sterbender Menschen 2015).

Die Charta beschreibt in fünf Dimensionen und Handlungsbereichen, wie die hospizlich-palliative Versorgung und Begleitung in schwerer Krankheit und am Lebensende verbessert werden kann. Um die gesellschaftliche Auseinandersetzung mit den existenziellen Themen Sterben, Tod und Trauer zu fördern und in allen Bereichen der Gesellschaft zu thematisieren, haben die Träger des Deutschen Hospiz- und PalliativVerbandes (DHPV), die Deutsche Gesellschaft für Palliativmedizin (DGP) und die Bundesärztekammer gemeinsam den Prozess mitgestaltet.

Auf diesem Charta-Prozess baut die kultursensible Begleitung auf und fokussiert die Zuwanderungsgesellschaft. In der Vielfalt unserer Gesellschaft ist es nicht immer einfach, dieser Aufgabe gerecht zu werden. Die soziodemografische Entwicklung mit vielen Ein- und Zugewanderten in Deutschland stellt das Gesundheitssystem dabei vor Herausforderungen. Die Vielfalt der Kulturen und Religionen erschwert den Versorgern im Gesundheitssystem die patientenzentrierte Versorgung. Als Migrant*innen werden die Menschen bezeichnet, die selbst zugewandert sind oder bei denen mindestens ein Elternteil zugewandert ist (Destatis 2022).

Die individuelle und bedarfsorientierte Begleitung von Menschen am Lebensende und ihren Angehörigen ist eine originäre Aufgabe auch der Hospizbewegung. Das Wohl und die Wünsche der Patienten stehen im Mittelpunkt und bestimmen die Begleitung mit. Jedem Menschen soll das Sterben in Würde ermöglicht werden.

Zugewanderte in Deutschland – eine hospizlich-palliative Betrachtung

Im Jahr 2020 lag der Anteil der in Deutschland lebenden Menschen mit Migrationshintergrund bei 26,7 Prozent (Bundeszentrale für politische Bildung 2022). Das bedeutet, von 81,9 Millionen Einwohner*innen in Deutschland hatten 21,9 Millionen Menschen einen Migrationshintergrund.

In Bezug auf die kulturelle und religiöse Vielfalt der Migrantengruppen untereinander ist es sinnvoll, Migrant*innen nach Lebensstilen und Wertvorstellungen zu unterscheiden (Aring 2018).

Neuzugewanderte haben andere Bedarfe als Arbeitsmigranten, die bereits seit 50 Jahren in Deutschland leben.

Sterbe- und Trauerarbeit wurde bislang von den Familienangehörigen, den Migrantenorganisationen oder den Imamen aus den Moscheegemeinden übernommen. In der sich verändernden Migrantenpopulation reichen diese Strukturen nicht mehr aus. Es gibt immer weniger pflegende Angehörige, sodass der Bedarf einer professionellen Versorgung in den nächsten Jahren eher zunehmen wird.

Die in den 1960er-Jahren als erste „Gastarbeitergeneration" nach Deutschland Zugewanderten weisen in der Regel Kommunikationsbarrieren auf, während die zweite und die dritte Generation in der Regel die deutsche Sprache beherrschen und die Versorgungsstrukturen im Krankheitsfall kennen. Die Gruppe der Flüchtlinge und Spätaussiedler hingegen weist neben der Sprachbarriere oft auch generelle Zugangsschwierigkeiten in das Gesundheitssystem auf.

Im Alter pendeln die meisten Migrant*innen der ersten Generation zwischen Deutschland und den Herkunftsländern. Somit kann im Bedarfsfall der Zugang zum deutschen Gesundheitssystem gewährleistet werden (Bundesministerium für Familie Senioren Frauen und Jugend 2000).

Unter Migrant*innen ist eine psychosoziale Belastung zu erkennen, deren Gründe auf die Migrationsbiografie zurückzuführen sind. Die Familientrennungen, unklare rechtliche Rahmenbedingungen des Aufenthaltes und besondere Belastungen am Arbeitsplatz (Razum et al. 2004) sind nur einige Beispiele für diese Belastung. Aus der Migrationserfahrung ist eine erhöhte emotionale Belastung mit Fremdheits- und Isolationsgefühlen zu verzeichnen. Insofern gibt es migrationsspezifische Mehrbelastungen, die gerade in der hospizlich-palliativmedizinischen Versorgung eine besondere Rolle spielen können. Untersuchungen zeigten, dass Menschen mit Migrationshintergrund hospizlich-palliativmedizinische Angebote nicht nutzen und dass der Zugang zu diesen Angeboten erschwert ist (Jansky/Nauck 2014).

Die Bedeutung der Haltung in der kultursensiblen Öffnung der Hospiz- und Palliativversorgung

Die Hospizbewegung hat das Ziel, schwerstkranke und sterbende Menschen und ihre Angehörigen würdevoll in der letzten Lebensphase zu begleiten. Die Vorstellungen, Wünsche und Werte werden dabei respektiert und Entscheidungen unter Achtung des Willens der Sterbenden getroffen (Bundesministerium für Gesundheit 2016). „Hospizliche Haltung drückt sich im Respekt vor der Würde und Selbstbestimmung des sterbenden Menschen aus, nimmt seine Anliegen ernst, behält eine ganzheitliche Sicht im Sterbeprozess bei, lässt den Sterbenden nicht allein und unterstützt Angehörige und Freunde, von denen der Sterbende Nähe und Geborgenheit erwartet" (Mühlum 2014).

Neben der hauptamtlichen Koordination spielen die ehrenamtlichen Hospizbegleiter*innen eine wichtige Rolle bei der Durchsetzung und Gestaltung der Wünsche von Sterbenden. Haupt- und ehrenamtliche Mitarbeiter*innen sind sowohl vor Ort als auch auf Landes- und Bundesebene organisiert. Durch die Erfolgsgeschichte der Hospizbewegung sind die ethischen und handlungsleitenden Haltungen in die palliativmedizinische Versorgung eingebunden und die Existenz vieler

Palliativstationen vorangetrieben worden. Die im Sozialgesetzbuch V (SGB V) und dem § 39 getroffenen Rahmenvereinbarungen ermöglichen zudem den Ausbau und die Verbesserung der Hospiz- und Palliativversorgung in Deutschland.

Durch den demografischen Wandel ändern sich die individuellen Bedürfnisse in der hospizlich-palliativmedizinischen Versorgung in unserer Gesellschaft. Die zugewanderten Kulturen und Sprachen stellen die Akteure im Gesundheitswesen vor Herausforderungen.

Aus einer Bürgerbewegung entstanden, kann die kultursensible Öffnung der Hospizarbeit eine Lösung auf die demografische Veränderung in unserem Land darstellen und Antworten auf die neu entstehenden Fragen in der Bevölkerung finden.

Aus den Reihen vieler engagierter Bürger*innen mit und ohne Zuwanderungsgeschichte wird Sterbebegleitung und Trauerbegleitung initiiert. Es braucht eine Weitung des Horizonts, der die demografischen Herausforderungen wie oben beschrieben sieht.

Es sollen Sprachgrenzen überwunden werden, um eine gute Begleitung Schwerstkranker und Sterbender zu ermöglichen. Ein weiterer Schritt ist eine adäquate Trauerbegleitung, die besonders in der Coronazeit an Bedeutung zugenommen hat. Menschen aus anderen kulturell geprägten und sprachlichen Hintergründen sind auch in dieser Zeit sozialer Distanz und einem Gesundheitssystem gegenübergestanden, das einerseits sowieso schon einem eigenen Sprachcode folgt und andererseits vielen in Gänze und Komplexität unbekannt ist.

Die Rolle der ehrenamtlichen Brückenbauer*innen

Ein wesentliches Merkmal der Hospizarbeit ist das Engagement Ehrenamtlicher. Deren Tätigkeitsfeld ist vielfältig und facettenreich. Die meisten der ehrenamtlichen Mitarbeiter*innen engagieren sich in der Begleitung Schwerstkranker und Sterbender, d. h. in der psychosozialen Betreuung. Sie sind für sie da, ebenso für ihre Zugehörigen, spenden ihnen Zeit und gehen auf ihre Wünsche und Bedürfnisse ein. Darüber hinaus engagieren sich viele ehrenamtlich in Vorständen, in politischen Gremien, in der Öffentlichkeitsarbeit, der Verwaltung, übernehmen Koordinationsaufgaben, Informationsveranstaltungen und Vorbereitungskurse, beraten und unterstützen in Vereinen usw. Durch ihre Arbeit leisten sie nicht nur einen unverzichtbaren Beitrag in der Begleitung der Betroffenen, sondern sie tragen wesentlich dazu bei, dass sich in unserer Gesellschaft ein Wandel im Umgang mit schwerstkranken und sterbenden Menschen vollzieht. Vor allem in den ambulanten Hospizdiensten kommen ehrenamtliche Hospizbegleiter*innen zum Einsatz, aber auch in stationären Hospizen, Pflegeheimen, im Krankenhaus und in Einrichtungen für Menschen mit Behinderung.

In der Begleitung ist es wichtig, in Kommunikation zu gehen. Es wird eine Beziehung aufgebaut, die Vertrauen und Offenheit voraussetzt. Doch wie kann Kommunikation und Beziehungsarbeit gelingen bei Fremdartigkeit, Vorurteilen und Ängsten?

Vor dem Hintergrund der ständigen Zuwanderung und der daraus entstehenden großen Kulturvielfalt muss eine gemeinsame Hospiz- und Palliativkultur entstehen, die ungeachtet der kulturellen Vielfalt eine Zugangsgerechtigkeit und Versorgung aller Menschen ermöglicht. Der Kulturbegriff wird von den Menschen in einer Gesellschaft geprägt und gestaltet. Es gibt unterschiedliche Definitionen für Kultur, allerdings hat sich in den letzten 15 Jahren eine Definition etabliert, nach der diese als „Gesamtkomplex von Vorstellungen, Denkformen, Empfindungsweisen, Werten und Bedeutungen“ zusammengefasst wird (Nünning 2009). Die gegenseitige Beeinflussung der unterschiedlichen Kulturen ist sicherlich nicht auszuschließen.

Zugänge zur hospizlich-palliativen Unterstützung schaffen

Eine Zugangsgerechtigkeit in der Hospiz- und Palliativversorgung für alle schwerstkranken Menschen kann ermöglicht werden, wenn Haupt- und Ehrenamtliche in der Begleitung von Menschen mit fremden kulturellen Hintergründen diesen eine offene Haltung entgegenbringen.

Eine nachhaltige interkulturelle Öffnung in der Hospiz- und Palliativversorgung kann nur dann gelingen, wenn es institutionell, strukturell und politisch gewollt und unterstützt wird. „Interkulturelle Öffnung ist ein bewusst gestalteter Prozess, der Menschen aus unterschiedlichen Kulturen und Religionen einen gleichberechtigten Zugang zu den von den Regeldiensten bereitgestellten Versorgungsleistungen ermögliche und für eine gleichwertige Qualität in Behandlung, Beratung und Betreuung sorgt" (Erim 2009). Auch wenn die interkulturelle Öffnung in letzter Zeit beforscht wird, gibt es gesellschaftliche und strukturelle Herausforderungen in der Umsetzung der interkulturellen Öffnung. Versorgungs- und Behandlungsangebote sind in der Bevölkerung wenig bekannt und werden dadurch nicht in Anspruch genommen.

Best Practice: Die kultursensible Befähigung und ehrenamtliche Mitarbeit von Menschen mit Migrationshintergrund – Hospizarbeit am Universitätsklinikum Essen

Die kultursensible Öffnung der Hospizarbeit kann einerseits durch die Anfragen der zu begleitenden Personen mit unterschiedlichen kulturellen Hintergründen und andererseits durch das Engagement der ehrenamtlichen Mitarbeiter*innen gelingen. Professionelle Versorger aus dem hospizlich-palliativen Kontext wiederum sollten diese Herausforderung annehmen und diese Haltung sollte mit in die Regelversorgung eingehen.

Konkrete Betreuungs- und Versorgungsanfragen setzen voraus, dass die hospizlichen Versorgungsmöglichkeiten bei Menschen mit Migrationshintergrund bekannter werden, da eine hospizliche Versorgung in den Herkunftsländern oft nicht bekannt ist. Oft gibt es noch nicht einmal eine passende Übersetzung für den Begriff „Hospiz" in der Muttersprache.

Ehrenamtliche Mitarbeit in der Hospizbewegung ist unter Menschen mit Migrationshintergrund kaum bekannt. Bereitschaft zu ehrenamtlichem Engagement findet man überwiegend in religiös geprägten Migrantenselbstorganisationen (Uslucan et al. 2021). Seit Beginn der Hospizbewegung sind ehrenamtliche Hospizmitarbeitende wichtige Akteure, die mit ihrem Dasein sterbende Menschen und ihre Angehörige physisch, psychisch, sozial und spirituell begleiten. Ehrenamtliche sowie hauptamtliche Hospizmitarbeitende sind damit existenziellen

Grenzsituationen ausgesetzt, führen empathische Gespräche durch und haben eine wichtige Brückenfunktion. Dabei ist die Biografiearbeit besonders wichtig und setzt eine Kenntnis von Migrationsgeschichte voraus.

Im November 2017 startete an der Universitätsmedizin Essen (UME) der erste kultursensible Befähigungskurs für ehrenamtliche Hospizmitarbeitende. Das Ziel war es, ehrenamtliche Hospizmitarbeitende kultursensibel auszubilden, um so möglichst viele Menschen – unter anderem auch Menschen mit Migrationshintergrund – zu erreichen und eine Zugangsgerechtigkeit in die hospizlich-palliativmedizinische Versorgung zu gewährleisten (Banaz-Yaşar et al. 2020). Die Akquise der Ehrenamtlichen mit Migrationshintergrund erfolgte überwiegend über die sozialen Medien wie Facebook und Instagram. Zuvor wurde das hauptamtliche Koordinationsteam um eine Mitarbeiterin aus dem muslimisch-türkischen Kulturkreis erweitert, die aktiv in der jeweiligen Community für die ehrenamtliche Hospizarbeit geworben hat. Die kultursensiblen Befähigungskurse orientieren sich am Curriculum „Befähigung und Ermutigung ehrenamtlicher Mitarbeiter*innen in Hospiz(dienst)en“ von Monika Müller (Müller 2005). Die Themen wie Trauer, Kommunikation, Rituale und Bestattungen werden aus den unterschiedlichen Kulturperspektiven der Kursteilnehmer*innen beleuchtet und so wird ein offener Umgang gegenüber unterschiedlichen Kulturen und Religionen erzeugt. Eigene Ansichten und Traditionen wurden in der Gruppe besprochen, sodass dadurch bereits eine Öffnung unter den ehrenamtlichen Mitarbeitenden erreicht wurde und das Wissen über fremde Kulturen größer wurde. Die Kurse wurden mittels Fragebogen und Interviews mit den Teilnehmer*innen evaluiert.

In den Interviews wurde deutlich, dass eine Erweiterung der Befähigungskurse um kultursensible Aspekte sinnvoll ist und die Begleitung von schwerkranken und sterbenden Menschen mit Migrationsbiografie erleichtert (Banaz-Yaşar et al. 2019).

Qualifizierte kultursensible Ehrenamtliche begleiten schwerstkranke und sterbende Menschen und ihre Angehörigen ohne Vorbehalte fremden Kulturen gegenüber. Die Begleitung orientiert sich am Menschen und stellt diesen in den Mittelpunkt.

Nach der kultursensiblen Qualifizierung der Ehrenamtlichen stieg die Anzahl der Begleitungen der Menschen mit Migrationshintergrund an der Universitätsmedizin stetig an (Diagramm 1). Deren Anteil nahm von 2 Prozent (2017) auf ca. 24 Prozent (2021) zu.

Des Weiteren wird auch das Angebot einer muttersprachlichen Trauerbegleitung vermehrt angenommen. Diese Zahlen machen deutlich, dass vermutlich der Bedarf in Zukunft zunehmen wird.

Durch die Gewinnung von Ehrenamtlichen mit Migrationshintergrund konnte die Sprachbarriere in der Versorgung gelöst werden. Zudem konnten Versorgungsangebote in der Muttersprache unterbreitet werden. Die positive Begleitungserfahrung hat sich unter den Migrantencommunities herumgesprochen, sodass dadurch seitens der Angehörigen von schwerstkranken und Sterbenden konkrete Begleitungsanfragen herangetragen wurden.

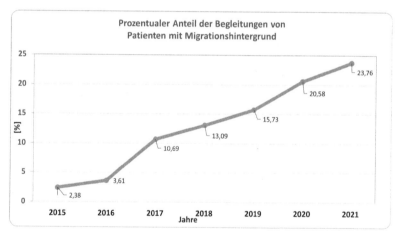

Abbildung 1: Entwicklung der hospizlichen Begleitungen von Patienten mit Migrationshintergrund an der Universitätsklinik Essen.

Die Weiterentwicklung der bestehenden kultursensiblen Angebote ist erforderlich, um bei dem dynamischen Prozess der Gesellschaft mitzuhalten. Vor allem die öffentlichen Informationsprozesse sind auszubauen.

Die Nutzung der sozialen Medien für die Bekanntmachung der kultursensiblen Kurse hat dazu beigetragen, dass sich in der Migrantencommunity vermehrt über hospizlich-palliative Themen gesprochen wird. Mehrere Interviews und Informationssendungen (Dr. Hatun's Sprechstunde 2022) zu hospizlich-palliativen Themen haben das öffentliche Interesse geweckt. Weitere Aufklärungsfilme zu entsprechenden Inhalten in verschiedenen Muttersprachen sind bereits geplant.

Kultursensibler Umgang mit der Trauer

Trauerbegleitung spielt eine wichtige Rolle in der Hospiz- und Palliativarbeit. Trauernde sollen begleitet werden und auch in dieser schwierigen Phase nicht allein gelassen werden. Ein kultursensibler Umgang mit der Trauer erfordert eine wertneutrale Begegnung und Achtung der Individualität. Der Umgang mit Trauernden soll enttabuisiert werden. Trauer ist keine Krankheit, sondern eine normale Reaktion auf eine Verlusterfahrung. Trotz der zahlreichen Angebote für professionelle Trauerbegleitung werden diese von Menschen mit Migrationshintergrund kaum genutzt. Bislang umsorgen Angehörige und Freunde die Trauernden in der Sterbe- und Trauerphase. Die Anteilnahme der Gemeinschaft ist traditionell gewünscht.

Trauerverarbeitung kann kulturell, religiös und sozial geprägt sein und stark von den eigenen Wertvorstellungen abweichen. Die individuellen Bedürfnisse sind biografisch geprägt und erfordern eine Sensibilität und einen Raum für unterschiedliche Verabschiedungs- und Trauerkulturen. Flucht- und Migrationserfahrungen können eine außergewöhnliche Belastung in der Trauerphase hervorrufen. Beispielsweise kann die Bestattung in den Herkunftsländern ein besonderer Umstand sein, welcher eine außergewöhnliche Belastung und eine anhaltende Trauerstörung darstellen kann. Denn die meisten Migrant*innen bestatten in der Regel Familienangehörige immer noch in den Herkunftsländern. Bestattungsunternehmen, die Überführungs- und Beerdigungsfonds (Holland 2015) anbieten, übernehmen die Kosten für die Überführung, erledigen alle nötigen Formalitäten und ermöglichen die Durchführung von Ritualen. Für Verstorbene, die keine Sterbeversicherung abgeschlossen hatten, werden über die sozialen Medien (Facebook, Instagram und WhatsApp) Spendenaufrufe geschaltet, sodass Verstorbene in die Herkunftsländer überführt werden können (Deutscher Hospiz- und PalliativVerband e.V. 2021). Durch die Überführung in die Herkunftsländer fehlt ein Ort der Trauer, sodass die Trauerverarbeitung dadurch erschwert sein kann.

Emotionen wie Schmerz, Wut, Zorn und Schuldgefühle werden in der Trauerarbeit zugelassen. Die Verbalisierung der Gefühle in der Muttersprache können in der Trauerverarbeitung hilfreich sein. Bei Sprachbarrieren können ausgebildete Trauerbegleiter*innen, die selbst einen Migrationshintergrund haben, den Trauerprozess gut begleiten. Während bei der Interaktion zwischen Angehörigen der gleichen kulturellen Prägung die spezifischen Kommunikationsschemata bekannt sind, ist dies bei Personen mit unterschiedlichen kulturellen Prägungen häufig nicht der Fall.

Die kultursensible Ausrichtung der professionalisierten Trauerbegleitung ist eine gute Möglichkeit für die Entwicklung einer Trauerkultur in Deutschland. Sie ermöglicht zudem eine angemessene Begegnung mit trauernden Angehörigen aus unterschiedlichen Kulturen und Religionen. Die Umsetzung der kultursensiblen Öffnung kann gelingen, wenn fremden Kulturen und Religionen gegenüber Kenntnis und Offenheit entgegengebracht werden. Die Erweiterung des Angebots einer kultursensiblen professionellen Trauerbegleitung ist eine gute Möglichkeit für eine Zugangsgerechtigkeit für alle Menschen.

Handlungsempfehlungen

„Das Sterben eines Menschen bleibt als wichtige Erinnerung zurück bei denen, die weiterleben." (Cicely Saunders)

Die Pionierin der modernen Hospizbewegung Cicely Saunders hat mit diesem Satz sehr zutreffend formuliert, worauf es bei einer kulturell geprägten Sterbe- und Trauerbegleitung ankommt. Zum einen wird jeder Mensch in seiner letzten Lebensphase mit seinen Vorstellungen, Wünschen und Bedürfnissen versorgt und zum anderen sollen die Angehörigen mit dem Wissen, dass diese Wünsche in Erfüllung gegangen sind, weiterleben. Unter Berücksichtigung der kulturellen Vielfalt in

Deutschland ist das ein sehr hoher Anspruch, der an die Versorger gestellt wird. Der Bedarf der kultursensiblen Öffnung im Gesundheitswesen ist im Hinblick auf die Vielfalt von Kulturen, Religionen und Lebensweisen in Deutschland erforderlich.

Die kultursensible Öffnung im Gesundheitswesen allgemein und in der Hospiz-, Palliativ- und Krankenversorgung kann gelingen, wenn erstens kulturell, zweitens strukturell und drittens personell unterschiedlichen Kulturen Offenheit entgegengebracht wird. Dies ist möglich, wenn das auf allen Ebenen vor Ort, auf Landes- und Bundesebene politisch gewollt ist und praktisch auch umgesetzt wird. Die interkulturelle Öffnung kann nur dann funktionieren, wenn sie bewusst gestaltet wird und die bestehenden Strukturen im Gesundheitssystem angepasst werden. Dabei ist es wichtig, diesen Prozess sowohl in der Mehrheitsgesellschaft als auch in den Migrantencommunities auf den Weg zu bringen.

Versorgungsmöglichkeiten und Angebote der Hospiz- und Palliativversorgung sollten bekannter werden. Dabei können professionelle Versorger mit Migrationshintergrund eine wichtige Rolle einnehmen. Migrantenselbstorganisationen können bei diesem Prozess hilfreich sein, um im Vorfeld die Menschen an der Basis zu erreichen und zu informieren. Es gibt sehr wenige Selbsthilfeangebote in den Migrantengruppen. Die Einführung und Etablierung von Selbsthilfegruppen mit Menschen, die ähnliche Erfahrungen gemacht haben, kann eine bessere Verarbeitung ermöglichen.

Möglicherweise können Angebote in der Herkunftssprache hilfreich sein, um Betroffenen Hospiz- und Palliativversorgung, für die es in einigen Sprachen keine Übersetzungen gibt, mit kuluradäquaten Beschreibungen näherzubringen. Multiplikatoren mit Migrationshintergrund können ebenfalls einen wichtigen Beitrag für das Bekanntmachen dieser Thematik leisten und als Gatekeeper fungieren.

Strukturelle und institutionelle Barrieren kommen durch die fehlenden zielgruppenspezifischen Angebote im Gesundheits- und Pflegesystem zustande. Zugangsmöglichkeiten, die die Bedürfnisse bei Krankheit, Sterben, Tod und Trauer adäquat abdecken, können erfüllt werden, wenn die individuellen Bedarfe erfragt werden. Was bedeutet das für die Gesellschaft? Die Anamnese in der Muttersprache oder mit qualifizierten Übersetzern ist eine gute Grundlage, um Vertrauen zu schaffen und Ängste zu nehmen. Im Gesundheitssystem beschäftigte Mitarbeitende mit Migrationshintergrund können in der Begegnung mit Patienten das Vertrauen und die Sicherheit stärken und Beziehungen aufbauen.

Der Wegweiser Hospiz- und Palliativversorgung Deutschland bietet eine Übersicht über die migrationsspezifischen Angebote (Deutsche Gesellschaft für Palliativmedizin e.V. 2018). Das migrationsspezifische Angebot der ambulanten und stationären Hospizdienste ist überschaubar. In den Institutionen fehlt es an kultur- und religionssensibler Anamnese. Existenzielle und spirituelle/religiöse Themen und Rituale gewinnen am Lebensende eine wichtige Bedeutung. Die Beachtung glaubensbedingter Bedürfnisse kann einen wichtigen Beitrag in der Versorgung leisten. Professionelle Versorger mit Migrationshintergrund können eine nachhaltige Versorgung ermöglichen. Wenn die Professionellen eine kulturelle Vielfalt abbilden, ist der Zugang für die Patient*innen mit verschiedenen kulturellen Hintergründen erleichtert.

Schulungen des Pflegepersonals und die Einberufung von Integrationsbeauftragen in den Einrichtungen kann dauerhaft eine kultursensible Öffnung in Institutionen ermöglichen.

Im Hinblick auf die Migration werden auf allen vier Ebenen – körperlich, seelisch, psychosozial und spirituell – Professionelle gebraucht, die sich in beiden Kulturen gut auskennen und migrationsspezifische Bedarfe erkennen. Bislang gibt es kaum herkunftssprachliche seelsorgerisch-spirituelle sowie psychoonkologische Angebote.

Eine nachhaltige Etablierung einer interkulturellen Kompetenz in der Hospiz- und Palliativversorgung ist nur dann möglich, wenn die körperlichen, geistigen und spirituellen Bedürfnisse aller Patienten wahrgenommen werden und die für die Versorgung notwendigen strukturellen Rahmenbedingungen geschaffen werden. Ein Netzwerk aus kultursensibel geschulten Professionen kann zum Gelingen der Versorgung beitragen.

Literatur:

Aring, Jürgen (2018): Zuhören, um Zukunft zu gestalten. In: vhw – Bundesverband für Wohnen und Stadtentwicklung e. V. (Hrsg.): *Migranten, Meinungen, Milieus. vhw-Migrantenmilieu-Survey 2018*, S. 5.

Banaz-Yaşar, Ferya/Ritterbusch, Ulrike/Scheer Karin (2019): Herausforderungen an die hospizliche Begleitung in einer Zuwanderungsgesellschaft – Sterben zwischen Heimat und Fremde, *Bundes-Hospiz-Anzeiger*, 6/2019, S. 21–25.

Banaz-Yaşar, Ferya/Ritterbusch, Ulrike/Scheer Karin (2020): Kultursensible Hospzizarbeit – Implementierung eines Befähigungskurses für Ehrenamtliche in der Hospizarbeit der Universitätsmedizin Essen, *Der Onkologe*, 5/2020, S. 449–455.

Deutsche Gesellschaft für Palliativmedizin e.V./Deutscher Hospiz- und Paliativ-Verband e.V./Bundesärztekammer (2015): *Charta zur Behandlung schwerstkranker und sterbender Menschen in Deutschland*, Berlin.

Erim, Yesim (2009): *Klinische Interkulturelle Psychotherapie. Ein Lehr- und Praxisbuch*. Stuttgart: Kohlhammer.

Holland, Matthias Sören (2015): Muslimische Bestattungsriten und deutsches Friedhofs- und Bestattungsrecht, *KWI Arbeitshefte* 23. Potsdam: Universitätsverlag Potsdam.

Jansky, Maximiliane/Nauck, Friedemann (2014): *Palliativ- und Hospizversorgung von Menschen mit Migrationshintergrund. Aktueller Stand und Handlungsempfehlungen für Hospiz- und Palliativversorger*, Göttingen: Universitätsmedizin Göttingen.

Mühlum, Albert (2014): Hospiz – Palliative Care – Soziale Arbeit. Das Lebensende als finale Herausforderung, *EthikJournal*, 2/2014, S. 1–19.

Müller, Monika (2005): *Handreichung für Multiplikatoren zur Befähigung und Ermutigung ehrenamtlich Mitarbeitender in Hospiz(dienst)en*. Bonn: Pallia Med Verlag.

Razum, Oliver/ Geiger, Ingrid/Zeeb, Hajo/Ronellenfitsch, Ulrich (2004): Gesundheitsversorgung von Migranten, *Deutsches Ärzteblatt* 101(43), S. A-2882-A2887.

Uslucan, Hacı-Halil/Wiebke, Anna/Klie, Thomas (2021): *Migration, Religiosität und Engagement – unauflösbare Spannungsfelder?* Freiburg: Lambertus Verlag.

Internetquellen:

Bundesministerium für Familie Senioren Frauen und Jugend (2000): *Sechster Familienbericht. Familien ausländischer Herkunft in Deutschland Leistungen – Belastungen – Herausforderungen und Stellungnahme der Bundesregierung*, Drucksache 14/4357, https://www.bmfsfj.de/resource/blob/93186/98ca1cfb0a9f8ac0c64ece2634bf69de/6-familienbericht-data.pdf (Zugriff am 01.03.2022).

Bundesministerium für Gesundheit (2016): *Hospiz- und Palliativgesetz. Bessere Versorgung schwerstkranker Menschen*, https://www.bundesgesundheitsministerium.de/fileadmin/Dateien/5_Publikationen/Pflege/Flyer_Poster_etc/Hospiz-_und_Palliativgesetz.pdf (Zugriff am 01.03.2022).

Bundeszentrale für politische Bildung (2022): *Bevölkerung mit Migrationshintergrund. In absoluten Zahlen, Anteile an der Gesamtbevölkerung in Prozent*, 2020, https://www.bpb.de/nachschlagen/zahlen-und-fakten/soziale-situation-in-deutschland/61646/migrationshintergrund (Zugriff am 01.03.2022).

Destatis (2022): *Bevölkerung. Migration und Integration*, https://www.destatis.de/DE/Themen/Gesellschaft-Umwelt/Bevoelkerung/Migration-Integration/_inhalt.html;jsessionid=BB63FA80558BBEC1FB718D50685FAF81.live721 (Zugriff am 01.03.2022).

Deutsche Gesellschaft für Palliativmedizin e.V. (2018): *Wegweiser*, 2018. www.wegweiser-hospiz-palliativmedizin.de (Zugriff am 01.03.2022).

Deutscher Hospiz- und PalliativVerband e.V. (2021): *Kulturen der Trauer. Eine Handreichung des DHPV*. https://www.yumpu.com/de/document/read/65722686/kulturen-der-trauer (Zugriff am 01.03.2022).

Dr. Hatun's Sprechstunde (2022): *Palliativmedizin im Islam – eine medizinisch-praktische Perspektive mit Dr. Ferya Banaz-Yaşar*. https://www.youtube.com/watch?v=L4Xy-zYyUVM (Zugriff am 01.03.2022).

Nünning, Ansgar (2009): Vielfalt der Kulturbegriffe, *Bundeszentrale für politische Bildung*, https://www.bpb.de/lernen/kulturelle-bildung/59917/vielfalt-der-kulturbegriffe/ (Zugriff am 01.03.2022).

Palliativmedizin angesichts der Diversität des Ruhrgebiets

von Nicole Selbach, Theodor Baars & Ali Canbay

In einer multikulturellen Gesellschaft erfordert palliativmedizinische Begleitung neben dem individuellen Behandlungsansatz zugleich die Berücksichtigung der persönlichen wie auch der gesellschaftlichen Unterschiede. Hierzu gehören neben biologischen Merkmalen (z. B. Alter, Geschlecht) gleichermaßen auch soziale Komponenten wie Bildung, Herkunft, berufliche Prägungen, ökonomische Verhältnisse und individuelle Werte. Im Ruhrgebiet, dem größten Ballungsraum Deutschlands und dem viertgrößten Europas, kommt ein weiterer diverser Aspekt hinzu, der gleichsam ein geschichtlich gewachsenes Charakteristikum dieser Region darstellt und den es zu berücksichtigen gilt: Multikulturalismus. Auf einer Fläche von 4.438,69 Quadratkilometern leben hier rund 5,1 Millionen Einwohner aus über 180 unterschiedlichen Herkunftsländern mit ihrer unterschiedlichen kulturellen, religiösen, geschichtlichen und sprachlichen Prägung. Menschen mit türkischer und kurdischer Herkunft stellen dabei mit 203.330 Personen die größte Gruppe dar, gefolgt von Menschen aus Syrien (93.040), Polen (62.565), Rumänien (46.095) und Italien (32.135)[1], wobei eine nicht unerhebliche Anzahl an Familien im Rahmen des Anwerbeabkommens von „Gastarbeitern" den Weg ins Ruhrgebiet gefunden hat.

Palliativmedizin in dieser Diversität bedeutet Anpassung an die vorhandenen Gegebenheiten und wird in Form einzelner Fallbeispiele verschiedener sozialer und ethnischer Gruppen am besten beschrieben. Dabei sollen anhand der vielfältig zu berücksichtigenden Diversitäten und Kriterien die Herausforderungen einer palliativmedizinischen

---

1 vgl. Ausländerzentralregister (AZR): https://www.bva.bund.de/DE/Das-BVA/Aufgaben/A/Auslaenderzentralregister/azr_node.html (Zugriff am 01.03.2022)

Versorgung von Patienten und der Begleitung ihrer Zugehörigen in einer durch Multikulturalismus geprägten Region, wie es das Ruhrgebiet darstellt, herausgearbeitet werden.

1. Fall:

Im Rahmen der ambulanten palliativmedizinischen Versorgung wurde eine 82-jährige Patientin afghanischer Herkunft begleitet. Bei ihr war im Krankenhaus ein fortgeschrittenes metastasiertes Bronchialkarzinom diagnostiziert worden. Von dieser Diagnose wurde der ängstlichen Patientin auf eindringlichen Wunsch ihrer Kinder nichts berichtet. Die Patientin selbst sprach nur wenig Deutsch, sodass die Gespräche aufgrund der Sprachbarriere hauptsächlich mit einer der Töchter, die sich hauptsächlich um die Patientin kümmerte, erfolgten. Die Patientin litt sehr unter ihrer körperlichen Veränderung, insbesondere der Appetitlosigkeit, Gewichtsverlust und Schwäche, sodass wiederholte Gespräche stattfanden, in denen ihre Kinder weiterhin darauf beharrten, dass die Mutter nicht das Ausmaß ihrer Erkrankung erfahren dürfe, da sie sonst ihren Lebenswillen verliere. Bei akuten Beschwerden erfolgten noch zwei Krankenhausaufenthalte zur Klärung möglicher therapeutischer Optionen, aufgrund des deutlich eingeschränkten Allgemeinzustandes wurde jedoch eine Therapielimitierung festgelegt. Nach Rückkehr in das häusliche Umfeld wurde die Therapielimitierung durch die Familie noch wiederholt infrage gestellt, da doch alles getan werden müsse, um der Patientin zu helfen. In diesen Gesprächen wurde der Erhalt der Lebensqualität im Kreise der Familie wiederholt thematisiert, welcher durch bspw. intensivmedizinische Maßnahmen nicht erreicht werden könnte. Die Patientin selbst äußerte mehrfach, nicht mehr ins Krankenhaus zu wollen, sodass die Versorgung im häuslichen Umfeld durch die Familie als wichtigstes Ziel besprochen wurde. Dennoch litt die Patientin zunehmend unter ihrem körperlichen Verfall, was ihren Lebenswillen und ihre psychische Konstitution zunehmend negativ beeinflusste. Sie verstarb zuhause im Beisein ihrer Kinder.

2. Fall:

Es wurde ein 81-jähriger Patient türkischer Herkunft zunächst auf der Palliativstation und nachfolgend durch die ambulante Palliativversorgung in seinem häuslichen Umfeld betreut. Ein metastasierendes Pankreaskopfkarzinom war bei ihm im Rahmen des Krankenhausaufenthaltes erstdiagnostiziert worden. Die Diagnose wurde ihm über die Söhne mitgeteilt, da er selbst der deutschen Sprache nur eingeschränkt mächtig war. Die weitere Kommunikation erfolgte aufgrund der Sprachprobleme mit den Söhnen. Bereits im Rahmen des stationären Aufenthaltes erhielt der Patient viel familiäre Unterstützung und Rückhalt, was allerdings auch dazu führte, dass sich sowohl im Krankenzimmer selbst als auch im Aufenthaltsraum der Palliativstation fast durchgehend Familienangehörige aufhielten. Nach Rückkehr in das häusliche Umfeld war das große Wohnzimmer mit vielen Sofas und Sitzkissen das Zentrum der Wohnung, das Pflegebett mit dem Patienten selbst stand in der Mitte des Zimmers und es waren zu jedem Zeitpunkt Angehörige der Familie vor Ort. Die Angehörigen des Patienten berichteten später, wie die plötzliche Nachricht einer unheilbaren Krankheit im Endstadium dem 81-jährigen Mann zunächst den Lebensatem nahm; eine große Sorge stellte für ihn dar, dass er nicht in seinem Heimatdorf sterben und beerdigt werden könnte. Nach einigen Tagen plötzlich stand der Patient auf und begann, in der ihm noch verbleibenden Zeit Gedanken auszusprechen, die er immer schon sagen wollte; Menschen zu treffen, die er lange nicht mehr gesehen hat; Dinge zu regeln, die nach dem eigenen Tod der Ehefrau und Familie ein gesichertes Weiterleben ermöglicht. Dieser Mensch ist letztlich ruhig im Kreise seiner großen Familie zuhause gestorben.

3. Fall:

Ein 56-jähriger ehemaliger Spitzensportler, Radioreporter und Manager mit schwedischen Wurzeln wurde im ambulanten palliativmedizinischen Setting in seinen letzten Tagen begleitet. Die Diagnose eines metastasierten Ösophaguskarzinoms war bereits seit sechs Monaten bekannt gewesen. Während einer laufenden Chemo- und Induktionstherapie war der Patient notfallmäßig wegen eines akuten Abdomens in die Klinik eingewiesen worden. Im Rahmen einer operativen Intervention zeigte sich ein inoperabler Befund im Endstadium. Auf Drängen des Patienten wurden die sofortige Entlassung und die ambulante palliative Versorgung veranlasst, da der Patient zu Hause sterben wollte. Noch am Entlassungstag selbst wurde auf Wunsch des Patienten eine Abschiedsparty im häuslichen Garten organisiert, bei der die gesamte Familie und enge Freunde anwesend waren. Es wurde dem Wunsch des Patienten folgend gegrillt, getrunken und geraucht. Und mittendrin stand das Pflegebett mit dem Patienten selbst, der die Feier bis spät in die Nacht hinein sichtlich genoss. In den Folgetagen verschlechterte sich sein Zustand deutlich. Drei Tage später ist der Patient in Anwesenheit seiner engsten Familie friedlich eingeschlafen.

In der Zusammenschau wird deutlich: Alle Schwerkranken unterschiedlichen Alters, Geschlechts und Herkunft befanden sich in einer krisenhaften Situation. Diese war zunächst gekennzeichnet durch den Verlust der schmerzfreien und sorglosen Selbstverständlichkeit des bisherigen Lebens und Sicherheit, der Angewiesenheit auf Hilfe und Unterstützung. Die verbleibende Lebenszeit wurde zeitlich kürzer und praktisch weniger plan- und kalkulierbar. Den Betroffenen stellte sich neben der Grundlage nach der verbleibenden Lebenszeit auch die Frage nach der Lebensperspektive („Lohnt es sich überhaupt noch, etwas anzufangen, wenn man gar nicht weiß, ob man es auch zu einem Ende bringen wird?") und damit nach dem Lebenssinn. Verbunden mit diesen Fragen – und das macht die krisenhafte Situation aus – war das Gefühl der Unsicherheit, des Kontrollverlustes und im Letzten die Angst vor möglicherweise unbeherrschbaren Symptomen wie Schmerzen sowie der Art und Weise des Sterbens und vor dem Tod selbst. Die Tatsache, eine solche krisenhafte Situation nicht in der eigenen Heimat und im eigenen Kulturkreis, sondern in der Fremde zu erleben, erschwerte die Situation zusätzlich. Damit einher gingen sprachliche Barrieren und Kommunikationsschwierigkeiten, die ihrerseits Ängste und Unsicherheiten auslösten, sowie kulturell und religiös bedingte Unterschiede im generellen Umgang mit lebenslimitierenden Erkrankungen und (tumor-)therapeutischem Vorgehen insbesondere im Hinblick auf Therapielimitierungen sowie dem Sterben.

Entscheidend für den weiteren Verlauf und für die Bewältigung dieser krisenhaften Situation bis hin zum Tod erweist sich die Haltung der Betroffenen angesichts der veränderten Lebenssituation. Und diese ist – entsprechend der generellen Diversität der Persönlichkeiten – unterschiedlich. So kann die Veränderung der körperlichen Fähigkeiten mit Ungewissheit und Unplanbarkeit des weiteren Verlaufes in die innere Resignation führen und Trauer sowie Depression auslösen (→ 1. Fall). Andererseits kann durch die Verkürzung der Lebensdauer das Leben der Patienten inmitten der Bezugspersonen an Tiefe gewinnen, was durch eine viel bewusstere Wahl der eigenen Präferenzen und durch die Konzentration auf das, was einem wirklich wichtig ist, sichtbar wird (→ 2. Fall). Zudem nutzen einige Patienten die verbleibende Lebenszeit dazu, in ihrer eigenen Art und Weise von den Menschen Abschied zu nehmen, die ihnen wirklich wichtig waren (→ 3. Fall). Wenn die Sterbenden inmitten der Familie nicht allein gelassen werden und es Angehörige gibt, die sich liebend um die Sterbenden kümmern, kann der Sterbevorgang auch fern der eigentlichen Heimat erleichtert werden und gelingen.

Neben der Haltung des Schwerkranken selbst zu seiner Krankheit kommt dem Verhalten der in der Palliativmedizin Tätigen eine entscheidende Bedeutung für den weiteren Verlauf zu. Eine Krankheit mag nicht mehr geheilt werden können, aber fest steht auch: In der Palliativmedizin gibt es weder „austherapierte Patienten" noch „hoffnungslose Fälle". Der Fokus des Handelns verschiebt sich in dieser Situation von der Behandlung der Erkrankung auf die Linderung der Symptomlast, die durch die Erkrankungssituation entstehen kann. Neben einer schmerzbefreienden Therapie geht es vor allem darum, den Betroffenen Unsicherheit und Angst zu nehmen und Hoffnung auf ein selbstbestimmtes und -gewähltes Leben durch Erhalt der Autonomie bis zum Schluss zu vermitteln. Wichtig dabei ist die offene Kommunikation mit den Patienten selbst sowie ihren Zugehörigen über belastende Beschwerden, nicht nur körperlicher, sondern auch psychischer, sozialer und spiritueller Art. Von Seiten der palliativ Begleitenden sollten Möglichkeiten bspw. der medikamentösen Symptomlinderung sowie andere Optionen der Unterstützung durch das multiprofessionelle Team thematisiert werden. In einer durch sprachliche, religiöse, spirituelle und kulturelle Diversität geprägten Region stellt jedoch gerade eine solch notwendige „offene" Kommunikation nicht nur inhaltlich, sondern bereits rein praktisch eine Herausforderung dar. Wir begleiten Patienten, deren Sprache wir nicht sprechen und die uns nicht verstehen und deren religiöse und spirituelle Bräuche und Kulturen nicht unsere eigenen sind. Und dennoch bleibt es die wichtigste Aufgabe, dem Wunsch des Schwerkranken entsprechend die Voraussetzungen dafür zu schaffen, diesem die Begegnung mit Mitmenschen in vertrauter Umgebung und den eigenen Bräuchen zu ermöglichen und den Weg zu begleiten, den der Patient vorgibt. Rein medizinisch geschieht dies unter anderem, indem für Notfallsituationen Handlungssicherheit, beispielsweise durch Verordnung von Bedarfsmedikamenten, vermittelt wird, und zudem kann durch die ambulante Palliativversorgung die Möglichkeit angeboten werden, jederzeit telefonische oder persönliche supportive medizinische Expertise zu erhalten. Gegen Vereinsamung und Fremdfühlen, gegen Entwertung und Verzweiflung geht es darum, ein Gefühl von Geborgenheit und von Heimat, von Bedeutung und Zuversicht zu schenken, damit ein Leben in seiner Endphase in ein gelungenes Sterben münden kann, und zwar für den Betroffenen selbst in gleicher Weise wie auch für seine Zugehörigen. Das gelingt wiederum nur, wenn die Schwerkranken und ihre Zugehörigen in ihrer persönlichen Diversität in die Behandlung eingebunden werden, was für die Behandelnden aber auch bedeuten kann, die eigenen kulturellen Vorstellungen denen des Patienten unterzuordnen. Der Fokus allen ärztlichen Handelns liegt zuallererst auf den Bedürfnissen des Betroffenen in seiner existenziellen Not und in seiner eigenen Umgebung. Die Betroffenen müssen darauf vertrauen dürfen, dass sie frei entscheiden können und dass ihre Wünsche und Vorstellungen berücksichtigt werden. Grundlage dafür ist eine Medizin des Hinhörens auf die Bedürfnisse des Patienten und seiner Zugehörigen sowie eine Medizin der bedingungslosen Annahme, die den Betroffenen in seiner kulturellen, religiösen, geschichtlichen und sprachlichen Andersheit, vor allem aber in seiner Würde als wertvollen Menschen akzeptiert. Dafür muss man mit dem Schwerkranken kommunizieren, hin- und zuhören, was seine Wünsche und Bedürfnisse sind. Ziel ist eine Kultur der Zuwendung und Kommunikation mit schwerkranken Menschen, die deutlich macht: Dieser schwerkranke und sterbende Mensch in seiner größten Bedürftigkeit und seiner existenziellen Angst und Not ist aufgrund der Tatsache, dass er ein Mensch ist, wertvoll und einzigartig. Angesichts der dargestellten Fallbeispiele wird zusammenfassend deutlich, dass in einer durch Diversitäten geprägten Region wie dem Ruhrgebiet im Rahmen der palliativmedizinischen Versorgung eine praktizierte Inklusion als Antwort auf die erlebte Diversität unverzichtbar ist. Es geht darum, alle Menschen vorbehaltlos, unabhängig ihrer Herkunft oder Nationalität, dem Alter, dem Geschlecht, der sexuellen Orientierung, der Religionszugehörigkeit oder Weltanschauung und/oder physischen und psychischen Fähigkeiten anzuerkennen und wertzuschätzen und entsprechend der eigenen kulturellen und auch Wertevorstellungen zu begegnen und zu behandeln. Dabei bleibt der personalisierte Ansatz, der den Menschen – Patienten und Zugehörige in gleicher Weise – auch mit den biologischen, sozialen und national-kulturellen Merkmalen in den Mittelpunkt stellt und auf die individuellen Bedürfnisse jedes Einzelnen eingeht, die Basis jeder Behandlung. Das setzt – unabhängig von einer möglichen Sprachbarriere – das Zuhören und Verstehen von dem, was der Sterbende sich wünscht, voraus.

Begleitung am Lebensende und Palliative Care für Menschen mit Behinderung

von Ulla Schmidt & Jeanne Nicklas-Faust

Einführung

Menschen mit Behinderung werden – wie Menschen ohne Behinderung – immer älter (Dieckmann 2015). Das lässt sich auch darauf zurückführen, dass die gesundheitliche Versorgung für Menschen mit Behinderung Fortschritte gemacht hat und vermutlich seltener auf Behandlungen verzichtet wird. So werden beispielsweise Kinder mit Trisomie 21 anders als früher heute regelhaft an ihren Herzfehlern operiert. Mit diesem längeren Leben stellt sich auch für Menschen mit Behinderung vermehrt die Frage, wie Lebensende und Sterben begleitet werden können. Hierbei kommt der Hospiz- und Palliativversorgung eine hohe Bedeutung zu. Bei lebensverkürzenden Erkrankungen ist ein leidlindernder Zugang, mit dem Menschen ganzheitlich begleitet werden, besonders wichtig. Die Ursachen für die Notwendigkeit einer palliativen Versorgung sind vielfältig. Gerade im höheren Lebensalter kommt es gehäuft zu bösartigen Erkrankungen (Janicki 2002), allerdings kann auch bei neurologischen Erkrankungen und Folgeerkrankungen einer Behinderung eine Sterbephase palliativ zu begleiten sein. Hierbei sind Menschen mit Behinderung einerseits in gleicher Weise zu behandeln wie Menschen ohne Behinderung, sie bedürfen der Symptomlinderung, pflegerischer Maßnahmen, psychosozialer und spirituell-religiöser Begleitung wie auch einer Unterstützung der Angehörigen. Andererseits sind die Lebenswelten von Menschen mit und ohne Behinderung häufig sehr unterschiedlich, was sich auch auf die Versorgung am Lebensende auswirkt. Dieser Beitrag will über

Rahmenbedingungen und Eckpunkte einer gelingenden Sterbebegleitung für Menschen mit Behinderung einen Überblick geben.

Medizinische Grundlagen

Menschen mit Behinderung weisen zum Teil ein verändertes Krankheitsspektrum auf, manche Erkrankungen finden sich bei ihnen deutlich häufiger. Zum Beispiel kommen Epilepsien, Lähmungen, aber auch Hör- und Sehstörungen sowie Reflux und Obstipation sehr häufig vor. Das Spektrum hängt dabei von der jeweiligen Beeinträchtigung ab, bei der oben erwähnten Trisomie 21 finden sich gehäuft Herzfehler, wie auch Leukämien und Demenzerkrankungen bereits im jüngeren Alter. Bei Menschen mit schwerer körperlicher Beeinträchtigung, die einen Rollstuhl nutzen, sind Reflux, Obstipation wie auch Skoliosen und Atemwegserkrankungen häufiger (Nicklas-Faust 2011). Andere Erkrankungen sind seltener als bei Menschen ohne Behinderung, zum Beispiel kardiovaskuläre Erkrankungen.

Für eine palliativmedizinische Versorgung am Lebensende können unterschiedliche Krankheiten ursächlich sein, gerade bezogen auf Krebserkrankungen lässt sich festhalten, dass diese bei Menschen mit geistiger Behinderung in gleicher Weise vorkommen. In einer Kohortenstudie in Westaustralien mit 9409 Personen mit geistiger Behinderung durch Abgleich mit Krebsregisterdaten fand sich ein zur Allgemeinbevölkerung vergleichbares Auftreten für Krebserkrankungen (Sullivan 2004). Eine finnische populationsbasierte Kohortenstudie mit 2173 Menschen mit geistiger Behinderung zeigte ebenfalls eine vergleichbare Inzidenz gegenüber der Bevölkerung ohne geistige Behinderung (Patja 2001). Für Deutschland fehlen entsprechende Daten, auch insgesamt besteht noch deutlicher Forschungsbedarf zu Krankheitsmustern und geeigneten Behandlungen bei Menschen mit Behinderung.

Die Risikoprofile für bestimmte Krebserkrankungen können sich je nach Behinderung unterscheiden. So finden sich bei Patient*innen mit Trisomie 21 mehr Leukämien, dafür aber weniger solide Tumore (Hasle 2001). Angesichts einer insgesamt steigenden Lebenserwartung von Menschen mit geistiger Behinderung ist beispielsweise erklärlich, wieso auch in dieser Gruppe mit höherem Lebensalter assoziierte Erkrankungen wie Krebsleiden zunehmen (Janicki 2002). Neurologische Erkrankungen kommen dagegen häufiger vor als bei Menschen ohne Behinderung und können in ihrem Verlauf auch lebensverkürzend sein. Gerade bei schweren und mehrfachen Behinderungen kann schließlich die Behinderung selbst zu Situationen führen, die eine palliative Behandlung erfordern. Dies gilt auch für angeborene Syndrome, die zum Teil bereits im Kindes- und Jugendalter mit progressivem Verlauf einhergehen und zu Aufenthalten in Kinderhospizen führen können. Da Kinder mit komplexen und lebensverkürzenden Beeinträchtigungen häufig in Kinderhospizen betreut werden, ist dort die spezifische Expertise vorhanden (Droste 2009).

Ähnlichkeiten und Besonderheiten – Kommunikation als Herausforderung

Schon bei Kindern mit komplexen Beeinträchtigungen zeigt sich, was auch bei erwachsenen Menschen mit geistiger oder mehrfacher Behinderung eine besondere Rolle spielt: „Kinder mit schwerster Behinderung und lebensverkürzender Erkrankung sind in ihren Möglichkeiten der Kontaktaufnahme sowie im Gebrauch und Verständnis der kommunikativen Mittel, wie wir sie normalerweise in unserem Alltag nutzen, i. d. R. stark eingeschränkt, z. B. durch fehlende Möglichkeiten der lautsprachlichen Verständigung, eine eingeschränkte Mimik, eingeschränkte motorische Fähigkeiten sowie durch zusätzliche Beeinträchtigungen des Sehens, des Hörens oder der taktilen Wahrnehmung." (Droste/Hennig 2009, 91) Droste und Hennig formulieren daher zwei Voraussetzungen, damit ein Dialog zustandekommen kann: Offenheit und achtsame Wahrnehmung. Diese Prinzipien kennzeichnen die Kommunikation in der palliativen Versorgung insgesamt. Damit zeigt sich, dass auch bei Unterschieden viele Ähnlichkeiten zu finden sind. Das gilt auch für den von Fröhlich beschriebenen somatischen Dialog mit Menschen mit schwerer Behinderung (Fröhlich 2009) – in der palliativen Versorgung und am Ende des Lebens nehmen die Körperlichkeit und der somatische Austausch auch bei Menschen ohne Beeinträchtigung zu, wobei gerade bei Menschen mit komplexer Behinderung dies von Anfang an stark ausgeprägt sein kann. Daher besteht in besonderer Weise die Gefahr von Fehlinterpretationen, weswegen für die Deutung vertraute Personen eine besondere Rolle spielen. Hilfreich sein kann dagegen, dass Menschen mit Behinderung häufig bereits Erfahrungen mit Assistenz und körpernaher Unterstützung haben. Damit können sie dies auch in der Situation von Palliative Care gut annehmen und z. B. sinnesbetonte Interventionen leichter genießen.

Schmerzen wahrnehmen und behandeln

Diese Herausforderungen in der Kommunikation zeigen sich auch in der Äußerung von Symptomen wie zum Beispiel Schmerzen. Generell ist das Schmerzempfinden individuell sehr unterschiedlich, allerdings wird Menschen mit Behinderung häufig zugeschrieben, dass sie weniger Schmerzen empfinden.

Schlichting schreibt hierzu „Menschen mit Komplexer Behinderung haben in besonderer Weise aufgrund ihrer Wahrnehmungseinschränkungen sowie bei meist fehlender verbalsprachlicher Kommunikation Schwierigkeiten, sich auf anerkannte Weise bei Krankheit oder Schmerzen mitzuteilen. Aber auch Menschen mit geistiger Behinderung zeigen eine verminderte Fähigkeit, Schmerzen genau zu beschreiben; zudem äußern sie diese mit zeitlicher Verzögerung." (Schlichting 2022, 23)

Sie führt aus, dass viele Menschen mit geistiger und mehrfacher Behinderung ihren Körper nicht so differenziert wahrnehmen können, dass es ihnen möglich wäre, einen Schmerzreiz als solchen zu interpretieren und zu lokalisieren. Gerade Menschen mit schwerer Körperbehinderung fehlten die dafür nötigen vielfältigen Berührungs- und Bewegungserfahrungen in der Auseinandersetzung mit der Umwelt und dem eigenen Körper, um ein differenziertes Körperschema zu entwickeln. Auch bei Menschen mit Autismus-Spektrum-Störungen sei eine veränderte Körperwahrnehmung zu beobachten.

Zur Unterstützung der Wahrnehmung von Schmerzen werden deshalb verschiedene Verfahren herangezogen, die vor allem vegetative, körperliche Zeichen von Schmerzen oder auch Verhaltensmerkmale erfassen, da ein verändertes Verhalten die „einzige Äußerung" eines Menschen mit Behinderung zu Schmerzen oder anderen Krankheitssymptomen sein kann. (Schlichting 2022, 26 f.; Deutsche Gesellschaft für Palliativmedizin 2017; Deutsches Netzwerk für Qualitätsentwicklung in der Pflege 2020, 104) Dabei ist es zunächst wichtig, Schmerzen für möglich zu halten, um sie überhaupt wahrzunehmen (Martin 2009, 89). Danach folgen Erfassung und Abklärung von Schmerzen und ihren Ursachen, hierbei kann auch eine versuchsweise Behandlung hilfreich sein. Für eine adäquate Schmerztherapie und ihre Steuerung ist eine Beobachtung des Schmerzes in gleicher Weise auch unter Therapie erforderlich.

Bei anderen Symptomen kann die Kommunikation ebenfalls eine Herausforderung sein, hier gilt in ähnlicher Weise, dass die Beobachtung – gerade durch vertraute Personen – für die Wahrnehmung von Übelkeit, Brechreiz, Atemnot oder auch Angst entscheidend sein kann.

Rahmenbedingungen der Begleitung

Palliativmedizinische Behandlung und Palliative Care finden gerade nach Einführung der spezialisierten ambulanten Palliativversorgung häufig ambulant statt. Auch hier ergeben sich Unterschiede: Steht bei Menschen ohne Behinderung das selbstständige Wohnen im Vordergrund – allein, mit Partnern oder Familie –, sind bei Menschen mit Behinderung betreute Wohnformen schon im jüngeren Alter häufig. Menschen mit geistiger oder mehrfacher Behinderung leben oft in gemeinschaftlichen Wohnformen der Behindertenhilfe, Menschen mit vorwiegend schwerer körperlicher Beeinträchtigung leben häufig mit ambulanter Betreuung durch persönliche Assistenz. Wohnstätte oder Wohngruppe sind dann ebenso das Zuhause wie im ambulant betreuten Wohnen alleine, als Paar oder in der Gruppe die jeweilige Wohnung.

Tritt nun eine lebensverkürzende Erkrankung auf oder tritt eine behinderungsbedingte (Folge-)Krankheit in ihre letzte Phase ein, sind die Betreuer*innen oder Assistent*innen im Wohnumfeld häufig überfordert: Ihre Expertise liegt in der Lebensbegleitung und dazu nötigen

Unterstützung, die Sterbebegleitung mit ihren besonderen Aufgaben der pflegerischen und psychosozialen Begleitung ist ihnen dagegen zumeist nicht so vertraut (Hochwald 2020). Gleichzeitig ist die ambulante Hospiz- und Palliativversorgung vor allem auf das Leben in privaten Wohnungen oder Altenheimen eingestellt und die Zusammenarbeit mit Fachkräften der Behindertenhilfe ungewohnt.

Deswegen suchen vielerorts Dienste und gemeinschaftliche Wohnformen für Menschen mit Behinderung gezielt die Zusammenarbeit mit Hospizdiensten und der ambulanten palliativmedizinischen Versorgung (Hartmann 2014). Dies gelingt häufig gut und ist für beide Seiten eine Bereicherung. Mit dieser Zusammenarbeit können die gemeinschaftlichen Wohnformen der Behindertenhilfe ihren Anspruch erfüllen, ein Zuhause für Menschen mit Behinderung zu sein, ein Zuhause bis zuletzt. Für die Hospiz- und Palliativversorgenden ist der Zugang gerade zu Menschen mit schwerer oder geistiger Behinderung viel leichter, wenn vertraute Betreuungskräfte dabei sind und als Mittler das gegenseitige Verstehen erleichtern.

Am größten ist der Gewinn für Menschen mit geistiger oder schwerer Behinderung: Gerade die pflegerischen Herausforderungen am Lebensende führen ohne die Möglichkeit einer palliativen Versorgung häufig zur Einweisung ins Krankenhaus. Damit kommen Menschen mit Behinderung an einen Ort, der oft nicht gut auf Menschen mit geistiger oder mehrfacher Behinderung eingestellt ist und gleichzeitig häufig nicht den Raum und die Struktur für eine individuelle Sterbebegleitung bieten kann.

Dabei brauchen und wollen Menschen mit geistiger oder mehrfacher Behinderung gerade das, was Palliative Care bieten kann: In Krankheitssituationen verstehen sie nicht immer, was mit ihnen passiert. Häufig können sie ihre Ängste und Fragen nicht klar formulieren, ihre Beschwerden nicht mitteilen und sich nur körperlich ausdrücken. Hier ist eine Begleitung wertvoll, die dies aufgreifen kann, die über Möglichkeiten zur Leidlinderung und zur körperlichen wie inneren Entspannung verfügt und nicht alles nur verbal vermittelt. Wie bei allen Menschen können auch bei Menschen mit geistiger oder mehrfacher Behinderung am Ende des Lebens heftige Emotionen auftreten, die sehr verstörend sein können. Von ihren Familien werden Menschen mit Behinderung oft schon lange Jahre sehr eng begleitet, dies macht es für Angehörige häufig schwierig, mit diesen heftigen Emotionen umzugehen, nicht zuletzt können auch Schuldgefühle auftreten. In dieser Situation ist eine Begleitung des Menschen mit Behinderung und auch der Angehörigen wichtig. Dies gilt besonders, weil in der engen Beziehung die Belastung der Angehörigen den Menschen mit Behinderung zusätzlich beeinträchtigen kann. Manchmal kann gerade eine Begleitung hilfreich sein, die nicht von lange bekannten Betreuer*innen der Wohnstätte geleistet wird, weil ihnen ein unbefangener Umgang mit dieser neuen und herausfordernden Situation schwerfallen kann.

Gleiches gilt für die Mitbewohnerinnen und Mitbewohner, die mit ihren Gefühlen, ihren Ängsten und ihrer Trauer in die Begleitung der Sterbephase in der Wohnstätte stärker einbezogen sind. Auch wenn dies eine Belastung für sie und eine zusätzliche Herausforderung für die Betreuer*innen werden kann, gibt die Sterbebegleitung mit Begegnungen und schließlich Ritualen zum Abschiednehmen die Gelegenheit zu begreifen, was passiert. Und sie gibt Raum für eigene Gefühle und Ängste, die das Gefühl von Geborgenheit und Zuhause-Sein stärken können.

Ein letzter Punkt hat bei Hospizarbeit und Palliativversorgung eine zentrale Bedeutung: Das Sterben als Teil des Lebens zu verstehen, es achtsam zu begleiten und in dieser Arbeit einen neuen Blick auf das Leben zu bekommen, verändert auch die Haltung von Fachkräften in Wohnstätten. Die von ihnen geleistete Lebensbegleitung wird ganzheitlicher und bekommt eine neue Dimension. Dies gilt auch für das Zusammenleben der Bewohnerinnen und Bewohner, die mit dieser Erfahrung der Begleitung und des Abschiednehmens von Wohnungsgenossen als Mitmenschen ernst und wahrgenommen werden – anstatt, wie glücklicherweise nur noch selten, von Tod und Sterben ferngehalten zu werden. Daher ist es gut, wenn gemeinsame Projekte und eine gute Zusammenarbeit vor Ort Schule machen, wie es in den folgenden Beispielen zum Ausdruck kommt.

Kooperation vor Ort – Lebenshilfe Aachen

Die Lebenshilfe Aachen arbeitet mit der Home-Care Städteregion Aachen gGmbH zusammen, um die Betreuung von Bewohner*innen in ihrer letzten Lebensphase zu gewährleisten. Eine Leitungskraft berichtet von den Erfahrungen mit dieser Kooperation. Ein gemeinsames Gespräch mit einer*m Home-Care Ärzt*in und dem Betreuungsteam steht am Beginn einer Begleitung. Daneben werden Angehörige in den Prozess häufig intensiv einbezogen. In der konkreten Begleitung kommen neben Pflegenden auch geschulte Ehrenamtliche des Hospizdienstes zur Begleitung der Bewohner*innen. Gerade das Gespräch zu Beginn gibt allen Beteiligten Klarheit und dadurch Sicherheit.

Mit den Mitbewohner*innen wird stets offen kommuniziert, was mit dem Betroffenen passiert. Sie haben immer die Möglichkeit, die Betroffenen zu besuchen, sofern diese es wünschen. Im Alltag der meist kleinen Wohngruppen von je sechs Personen wird das Geschehen besprochen und aufgearbeitet, zum Teil auch begleitet durch die Psychologin der Lebenshilfe.

Die Bedürfnisse der Menschen mit Behinderung ähneln sehr stark den Bedürfnissen anderer Menschen im Sterbeprozess. Vereinzelt lässt sich beobachten, dass Menschen mit Behinderung stärker und auch direkter zum Ausdruck bringen, mit wem sie Kontakt wünschen oder wen sie nicht sehen wollen. Ein großer Teil der Kommunikation findet nonverbal, über Mimik, Gestik, aber auch über körperliche Anzeichen statt.

Die Betroffenen leben meist schon lange Zeit in der Wohngruppe und die Mitarbeitenden kennen jeden Betroffenen häufig schon sehr lange, wissen, was er mag, wie er kommuniziert. Dieses Wissen und die Vertrautheit unterstützen Kommunikation und Pflege. In der Begleitung wird darauf geachtet, dass sich betreuende Mitarbeitende in der Lage fühlen, mit der Situation umzugehen. In schwierigen Situationen, die auch für Mitarbeitende zermürbend sein können, wenn z. B. Betroffene nichts mehr essen und trinken, wird die Begleitung durch diejenigen übernommen, die das leisten können und wollen. Dabei ist zudem entscheidend, dass keine Antipathie zwischen dem Betroffenen und dem Mitarbeitenden besteht.

Für die betroffenen Menschen mit Behinderung sind Aromatherapie und ätherische Öle, Massage mit Duftölen und Lichttherapie besonders hilfreich, vereinzelt auch tiergestützte Therapie mit Hunden. Nach der Begleitung gibt es die Möglichkeit für Mitarbeitende, durch Gesprächsangebote und durch professionelle Hilfe das Erlebte aufzuarbeiten.

Die Erfahrung der Kooperation zwischen der Lebenshilfe und dem Home-Care Team ist für alle Beteiligten sehr hilfreich und eine gute Unterstützung, um im Rahmen der Lebensbegleitung für Menschen mit Behinderung auch eine gute Sterbebegleitung leisten zu können.

Bericht einer Begleitung in Aachen

Horst H., 8o Jahre, habe an „Intelligenzminderung durch einen frühkindlichen Hirnschaden" gelitten. Er sei immer sehr selbständig gewesen und habe viel unternommen, z. B. sei er zu Reitturnieren und spazieren gegangen. Darüber hinaus habe er eine Sammelleidenschaft gehabt und sei eine Frohnatur gewesen. In seinen letzten Lebensjahren habe er eine Demenz entwickelt.

Nach mehreren Jahren, etwa zwei bis drei Monate vor seinem Tod, habe er die Nahrungs- und Getränkeaufnahme verweigert und wurde vom Hausarzt ins Krankenhaus eingewiesen. Da sein Tod absehbar war, wurde der Palliativdienst informiert und er in seine Wohngruppe entlassen. Er wurde in der Folge palliativmedizinisch, u. a. mit Morphin, behandelt.

Das Team habe mit dem Palliativdienst Weihnachten besprochen. Ziel sei gewesen, dass er zu Weihnachten wenigstens kurz in den Gemeinschaftsbereich kommen könne. Der Palliativdienst habe es für möglich gehalten, ihn unter einer höheren Dosis Morphin für kurze Zeit in den Rollstuhl zu mobilisieren. Dies sei dann auch tatsächlich gelungen und er habe für eine Stunde noch einmal am Gruppenleben teilhaben können. Mitbewohner*innen würden noch immer erzählen, wie schön diese gemeinsame Zeit, wie wach und aufmerksam Horst H. gewesen sei.

In den darauf folgenden Tagen sei spürbar gewesen, dass sein Lebenswille erloschen war. Er habe sich auch klar geäußert, dass er nichts mehr essen und trinken mochte. Trotz hoher Morphindosen sei er wach gewesen und habe sich die ganze Zeit noch gut artikulieren und ausdrücken können, was er wollte und was nicht, und auf vertraute Stimmen mit einem Lächeln reagiert.

Der Palliativpflegedienst sei vom Tag der Entlassung aus dem Krankenhaus beteiligt gewesen. Zu Beginn seien Arzt und Koordinatorin zur Besprechung da gewesen, abends habe der erste Einsatz stattgefunden. Damit sei von Anfang an eine gute Versorgung abgesichert gewesen.

Der Palliativdienst und das Team der Lebenshilfe seien in der Begleitung ein eingespieltes Team gewesen. Der Dienst habe die medizinische Versorgung wie Katheter, Spritzen übernommen, alles andere, wie z. B. Waschen, habe die Lebenshilfe erledigt. Die Zusammenarbeit sei für beide Seiten eine Bereicherung gewesen, man habe einander geschätzt und viel voneinander lernen können. Besonders hilfreich für die Lebenshilfe-Mitarbeitenden sei gewesen, dass jederzeit ein Bereitschaftsdienst informiert werden konnte. Zudem sei der Umgang des Palliativdienstes mit den Mitbewohner*innen sehr gut gewesen.

Auch die Einrichtungsleitung empfinde den Dienst als große Erleichterung, da die Lebenshilfe ohne diese Unterstützung die Begleitung nicht so hätte gestalten können. Auch nehme er den Mitarbeitern ihre Ängste, gebe wertvolle Hinweise und sei jederzeit offen für Fragen.

Horst H. sei sehr friedlich gestorben. Seine Atmung habe langsam ausgesetzt, dabei habe er einen ganz entspannten Eindruck gemacht.

Nach seinem Tod sei sichergestellt worden, dass sich die anderen Bewohner verabschieden konnten. Er sei umgezogen worden, das Zimmer mit Blumen geschmückt. Jeder, der wollte, habe Abschied nehmen können. Alle seien sehr froh gewesen, dass er würdevoll sterben konnte.

(Forschungs-)Projekte zu Palliativ Care bei Menschen mit Behinderung

Mit Förderung der Robert-Bosch-Stiftung hat die Lebenshilfe Oberhausen mit Menschen mit geistiger Behinderung ein partizipatives Projekt durchgeführt zur Entwicklung einer palliativen Kultur: „Palliative Praxis gestalten mit Menschen mit geistiger Beeinträchtigung". Die Ergebnisse wurden unter dem Titel „Teilhabe am Lebensende" veröffentlicht und dokumentieren auf eindrucksvolle Weise, wie aktiv sich Menschen mit Behinderung bei diesen Themen beteiligen und eigene Vorstellungen entwickeln können, wenn sie einbezogen werden. Darüber hinaus befasst sich das Buch auch mit der organisatorischen und systemischen Perspektive, wie Behindertenhilfe und Palliativmedizin zusammenarbeiten können. Dazu gehört, dass einzelne Mitarbeitende aus Wohnformen der Behindertenhilfe eine Fortbildung zu Palliative Care machen, um in der Zusammenarbeit mit Palliative Teams direkt anknüpfen und vermitteln zu können. Sie sind entscheidende Eckpfeiler dafür, eine Kultur zu entwickeln, in der die Lebensbegleitung in der Behindertenhilfe selbstverständlich auch Sterbebegleitung umfasst.

Zentral für eine palliative Kultur ist Netzwerkarbeit, sei es in der konkreten Begleitung von Menschen am Lebensende, wenn Angehörige und Freunde, Betreuer*innen aus dem Wohnumfeld und das Palliative-Care-Team zusammenwirken. Sei es in der Vernetzung von Organisationen der Behindertenhilfe und der Palliativmedizin. Daher sollten Fachkräfte der Behindertenhilfe auch in den Palliativ-Netzwerken vor Ort vertreten sein, um dort den Blick auf die Lebenssituation von Menschen mit Behinderung zu lenken (Birkholz 2020, 22 ff.).

Mit der Verbindung und Zusammenarbeit von Behindertenhilfe und Palliative Care befasst sich seit 2015 von Seiten der Palliativmedizin die AG „Menschen mit intellektueller und komplexer Behinderung" der Deutschen Gesellschaft für Palliativmedizin. Sie hat zwei Leitfäden herausgegeben, organisiert Tagungen und Schulungen. Auch die Europäische Vereinigung für Palliative Care (European Association of Palliative Care, EAPC) hat 2015 in einem umfangreichen White Paper Grundsätze formuliert, die für eine zugängliche und bedarfsgerechte Palliativversorgung wichtig sind, um „eine sensible und teilhabeorientierte Palliative Care" zu erreichen (Birkholz 2020, 54). Die EAPC formuliert, der Zugang zu Palliative Care sei ein Menschenrecht: „The EAPC believes that access to palliative care is a human right. All people should have a right to receive high-quality care during advanced illness and to a dignified death free from pain and in accordance with their spiritual and religious needs." (EAPC 2015, 15)

Zu der Frage, wie Menschen mit geistiger und schwerer Behinderung am Lebensende bestmöglich versorgt und begleitet werden können, haben von 2017 bis 2020 drei deutsche Hochschulen in inklusiven Teams – das heißt, gemeinsam mit Menschen mit Behinderung – geforscht. Das Projekt wurde vom Bundesministerium für Bildung und Forschung gefördert und trägt aus den englischen Begriffen „Palliative Care" und „Disability" den Namen PiCarDi. Der deutsche Projektname lautet: „Palliative Versorgung und hospizliche Begleitung von Menschen mit geistiger und schwerer Behinderung". Mit den Handlungsempfehlungen aus dem Forschungsprojekt werden die Bereiche Teilhabe, Selbstbestimmung, Solidarität und Professionalität sowie Versorgungsqualität abgedeckt. Dabei sind Beteiligung, (unterstützte) Kommunikation und Adressat*innenorientierung statt Organisationszentrierung zentral.

Fazit und Ausblick

Mit den Erkenntnissen aus diesen Kooperationen und (For-schungs-)Projekten kann die letzte Lebensphase von Menschen mit geistiger und mehrfacher Beeinträchtigung professionell begleitet werden. Palliative Care ist ein wichtiger Baustein in der Begleitung von Menschen mit Behinderung, die von Mitarbeitenden der Behinderten-hilfe und Teams der Palliativversorgung gleichermaßen und gemein-sam gestaltet werden sollte. Um den Herausforderungen von Palliative Care für diesen Personenkreis besser begegnen zu können, ist eine Fortführung der Forschung wichtig. Auch für die Zukunft sind eine gute Vernetzung und Zusammenarbeit der beteiligten Organisationen die Grundlage, damit durch umfassende Kommunikation mit den Menschen mit Behinderung die Versorgung an ihren jeweiligen Bedar-fen und Wünschen ausgerichtet werden kann und die Begleitung eines würdevollen Sterbens gelingen kann.

Literatur:

Birkholz, Carmen/Knedlik, Yvonne (Hrsg.) (2020): *Teilhabe bis zum Lebensende, Palliative Care gestalten mit Menschen mit Behinderung*, Marburg: Lebenshilfe-Verlag.

Deutsches Netzwerk für Qualitätsentwicklung in der Pflege (2020): *Expertenstan-dard »Schmerzmanagement in der Pflege«*, Osnabrück: Hochschule Osnabrück.

Dieckmann, Friedrich/Giovis, Christos/Offergeld, Jana (2015): The life expectancy of people with intellectual disabilities in Germany, *J Appl Res Intellect Disabil* 28: S. 373-382.

Droste, Edith (2009): Die Kinder – unsere Auftraggeber, in: DKHV e.V. (Hg.) Leben mit Grenzen. Beiträge zur Kinderhospizarbeit. *Schriftenreihe des DKHV e.V.*, Bd. 2, Wuppertal: der Hospizverlag, S. 62-67.

Droste, Edith/Hennig, Birgit (2009): Von der Begegnung zum Dialog. Erfahrungen zur Annäherung an das Erleben und die Wünsche von Kindern mit schwerster Behinderung und lebensverkürzender Erkrankung, in: DKHV e.V. (Hg.) Leben mit Grenzen. Beiträge zur Kinderhospizarbeit. *Schriftenreihe des DKHV e.V.*, Bd. 2, Wuppertal: der Hospizverlag, S. 90-98.

Fröhlich, Andreas (2009): Kommunikation. Den somatischen Dialog ermöglichen, in: Deutscher Kinderhospizverein e. V. (Hrsg.): *Leben mit Grenzen*, Wuppertal: der hospiz verlag, S. 99-103.

Hartmann, Barbara (2014): Hospizliche Begleitung im Netzwerk, in: Bruhn, Ramona/Strasser, Benjamin (Hrsg.): *Palliative Care für Menschen mit geistiger Behinderung*, Stuttgart: Kohlhammer, S. 290–295.

Hasle, Henrik (2001): Pattern of malignant disorders in individuals with Down's syndrome, *Lancet Oncol* 2: 429–436.

Hochwald, Philipp (2020): Wider die Sterbebegleitung aus Versehen, in: Birkholz, Carmen/Knedlik, Yvonne (Hrsg.): *Teilhabe bis zum Lebensende, Palliative Care gestalten mit Menschen mit Behinderung*, Marburg: Lebenshilfe-Verlag, S. 69–76.

Janicki, Matthew MP./Davidson, Philip W./Henderson, Carrie M. et al. (2002): Health characteristics and health services utilization in older adults with intellectual disability living in community residences, *J Intellect DisabilRes* 46: 287–298.

Martin, Peter/Walter-Fränkel, Sabine/Laukant, Karina (2014): Schmerzerkennung bei Menschen mit geistiger oder mehrfacher Behinderung, in: Bruhn, Ramona/Strasser, Benjamin (Hrsg.): Palliative Care für Menschen mit geistiger Behinderung, Stuttgart: Kohlhammer, S. 86–93.

Mensah, Jumana et al. (2021): Versorgungssituation von Patient*innen mit geistiger Behinderung und Krebs in Deutschland Bestandsaufnahme und Empfehlungen, *Der Onkologe*, 10/2021.

Nicklas-Faust, Jeanne (2011): Schwere und mehrfache Behinderung – medizinische Aspekte, in: Fröhlich, Andreas/Heinen, Norbert/Klauß, Theo/Lamers, Wolfgang (Hrsg.): *Schwere und mehrfache Behinderung – interdisziplinär*, Oberhausen: Athena, S. 61–86.

Patja, Kristina/Eer, Pukkala/Livanainen, Matti (2001): Cancer incidence among people with intellectual disability, *J Intellect Disabil Res* 45: 300–307.

Schlichting, Helga/Gelhaus, Myriel/Nüßlein, Florian (2022): *Schmerzen bei Menschen mit geistiger und Komplexer Behinderung*, Marburg: Lebenshilfe-Verlag.

Sullivan, Sheena G./Hussain, Raffat/Threlfall, Timothy/ Bittles Alan H. (2004): The incidence of cancer in people with intellectual disabilities, *Cancer Causes Control* 15: 1021–1025.

Internetquellen:

Deutsche Gesellschaft für Palliativmedizin (2017): *EDAAP Begleitheft zur Schmerzerfassung bei Menschen mit Komplexen Behinderungen (Anwendungs- und Umsetzungshilfe zum EDAAP)*, https://www.dgpalliativmedizin.de/images/01_FINAL-EDAAP_Begleitheft_zur_Schmerzerfassung_bei_Menschen_mit_Komplexen_Behinderungen_1.pdf (Zugriff am 25.03.2022).

Deutsche Gesellschaft für Palliativmedizin (2015): *AG „Menschen mit intellektueller und komplexer Behinderung"*, https://www.dgpalliativmedizin.de/arbeitsgruppen/arbeitsgruppe-palliativversorgung-fuer-menschen-mit-geistiger-beeintraechtigung.html (Zugriff am 25.03.2022).

European Association for Palliative Care (2015): *Consensus norms for palliative care of people with intellectual disabilities in Europe: EAPC White Paper*, https://www.eapcnet.eu/wp-content/uploads/2021/03/EAPC-White-Paper-ID_full-version_April-2015.pdf (Zugriff am 25.03.2022).

PiCarDi (2020): *Palliative Versorgung und hospizliche Begleitung von Menschen mit geistiger und schwerer Behinderung*, www.picardi-projekt.de (Zugriff am 25.03.2022).

Trost und Zuversicht: Glauben und Spiritualität

„Gib dem Arzt seinen Platz" (Sir 38,12): Zur Bedeutung der Palliativmedizin aus christlicher Sicht

von Bischof Franz-Josef Overbeck

Palliativmedizin und Christentum teilen eine wechselvolle Verflechtungsgeschichte. Trotz einiger historischer Brüche lässt sich ein geschichtliches Kontinuum aufspannen, beginnend mit den Xenodochien im 4. Jahrhundert n. Chr., sich fortsetzend mit der Klostermedizin im 6. bis 12. Jahrhundert und über vielfältige Verästelungen mündend in der maßgeblich von Cicely Saunders angestoßenen modernen Hospiz- und Palliativbewegung. Die christlich inspirierten „Krankenanstalten" waren von Anfang an nicht nur Orte der Krankenpflege, sondern vor allem Orte der Gastfreundschaft, in denen Arme, Bedürftige, Fremde und Sterbende Unterkunft fanden. Dies spiegelt sich auch in Begrifflichkeiten wider. Das griechische Wort Xenodocheion setzt sich aus *xenos* (= Fremder) und *dechomai* (= aufnehmen) zusammen und das lateinische *hospes* (= Gast) steckt in den Begriffen „Hospital" und „Hospiz".

Es geht hier jedoch nicht darum, christliche Wurzeln der Hospiz- und Palliativkultur auszugraben. Vielmehr stehen folgend geteilte Werte im Fokus sowie die Frage, wie sich christliche und hospizlich-palliative Kultur wechselseitig stärken und befruchten. In einem ersten Schritt wird die Bedeutung der Palliativmedizin aus christlicher Sicht beleuchtet. Die Argumentation verdichtet sich in vier Adjektiven (antizipatorisch, interprofessionell, systemisch, ganzheitlich), die Aspekte einer palliativen Medizinkultur beschreiben, die aus christlicher Perspektive bedeutsam sind. In einem zweiten Schritt wird die Logik umgekehrt und es wird gefragt, welche Bedeutung das Christliche für die Palliativmedizin hat. Christliche Reflexion verweist auf die Gefahr, dass spirituelle Begleitung im palliativen Kontext medikalisiert und verdiesseitigt wird und plädiert für eine neu zu gestaltende Kunst des Sterbens (*ars moriendi nova*), die für Transzendenz offenhält und eine Haltung der Gelassenheit und Zuversicht vermittelt.

1. Zur Bedeutung der Palliativmedizin aus christlicher Sicht

Heilung, die vollständige Wiederherstellung der Gesundheit (*restitutio ad integrum*), ist Sinnmittelpunkt und vornehmliches Ziel des ärztlichen Berufs. Zu erfahren, dass dieses Ziel nur teilweise oder gar nicht zu erreichen ist, stellt zunächst eine „Niederlage" dar. Die Unentrinnbarkeit des Todes ist die größte narzisstische Kränkung: Angesichts des Todes erleben sich das behandelnde Team und das sterbende Ich als macht- und hilflos. Es brauchte Zeit, um die auf Kuration ausgerichtete medizinische Tradition an den Gedanken zu gewöhnen, dass der Tod zur Medizin gehört und die Begleitung Sterbender eine ebenso genuin ärztliche Aufgabe ist wie die Heilung. Dieser Kulturwandel wurde durch das Aufkommen und die Verbreitung palliativmedizinischer Angebote befördert. Heute heißt es in der (Muster-)Berufsordnung: „Ärztinnen und Ärzte haben Sterbenden unter Wahrung ihrer Würde und unter Achtung ihres Willens beizustehen." (BÄK 2021, § 16)

Die Palliativmedizin hat Anteil an der Enttabuisierung und Entmythisierung von Sterben, Tod und Trauer in Gesellschaft und medikaler Kultur. Ihre paradigmatisch andere Blickrichtung, ihr Fokus auf die Linderung von Schmerz und Leid (Palliation) sowie auf die Maximierung subjektiver Lebensqualität im Sterbeprozess führt zu einer veränderten Haltung und Handlungslogik (Borasio 2011). Mit diesen Veränderungen geht auch eine Akzentverschiebung in der Arbeitsweise einher. Aus christlicher Perspektive sind mir besonders vier Adjektive wichtig, die dieses neue „Wie" im Denken und Tun beschreiben: antizipatorisch, interprofessionell, systemisch, ganzheitlich.

1.1 Antizipatorisch

Medizinethisch ist der Zeitpunkt, an dem eine auf Heilung angelegte von einer palliativen Therapie abgelöst wird, häufig umstritten. Das Eingeständnis, dass für eine Patientin nichts mehr aus kurativ-medizinischer Sicht getan werden kann, und/oder der Umstand, dass die Patientin die Einleitung bzw. Weiterführung medizinischer Maßnahmen aus freiem Willen ablehnt, fällt dem Behandlungsteam oft nicht leicht. Es entlastet die Akteure, die Betroffene und die Familie, wenn solche Situationen, die mit hohem Entscheidungsdruck verbunden sind, frühzeitig vorausgeplant werden (Gerhard 2021). Die frühe Integration palliativmedizinischer Experten hilft dabei, den Patientenwillen zu ermitteln und beständig zu re-evaluieren, rechtliche Unklarheiten zu erhellen, schwierige Gespräche zu führen und nicht zuletzt ein gemeinsames Gefühl dafür zu entwickeln, wann der „richtige" Zeitpunkt für einen Wechsel von kurativer zu palliativer Behandlung gekommen ist (Nauck/Jaspers 2021). Der Mehrwert „[…] eines solchen frühzeitigen palliativmedizinischen Mitdenkens und Mithandelns" ist inzwischen empirisch gut belegt (Alt-Epping 2020, 207).

Dieser Kulturwandel ist mir auch deshalb ein besonderes Anliegen, weil die Vorbereitung auf den Tod von spiritueller Bedeutung ist. Nicht von ungefähr haben Christen früher zu beten gewusst: „Vor einem plötzlichen Tod bewahre uns, oh Herr." Auf die Tradition der „Sterbekunst" (*ars moriendi*) komme ich später noch zu sprechen.

1.2 Interprofessionell

Palliativmedizin ist zwar ein medizinisches Fachgebiet, zugleich aber auch eine interdisziplinäre und berufsgruppenübergreifende Gemeinschaftsaufgabe. Palliativversorgung findet in enger Kooperation mit anderen Fachärztinnen, Pflegenden, Seelsorgern, Sozialarbeiterinnen, Psychologen und Therapeutinnen statt und fördert so die teamorientierte Zusammenarbeit. Es geht also nicht nur um das tolerierende Nebeneinander (was mit dem Adjektiv *multi*professionell beschrieben wird), sondern um das mit dem Adjektiv *inter*professionell zum Ausdruck gebrachte integrierende Miteinander der Professionen und Per-

spektiven (Hirsmüller/Schröer 2019). In diesem Sinne ist Palliativmedizin ein Teilgebiet der Palliativversorgung (*Palliative care*) bzw. geht
durch ihren wesentlich interprofessionellen Charakter in Palliativversorgung über (Bollig et al. 2010). Der Querschnittsbereich Palliativversorgung eignet sich aus diesem Grund hervorragend dafür, Medizin-
studierende schon früh mit interprofessionellen Arbeitsprozessen vertraut zu machen und berufsgruppenbedingte Barrieren abzubauen bzw.
gar nicht erst aufzubauen (Wipfler et al. 2016). Die Zusammenarbeit
unterschiedlicher Berufsgruppen auf Augenhöhe ist ein wesentliches
Qualitätsmerkmal palliativer Arbeit.

In christlichen Einrichtungen kann dieses Ideal der Zusammenarbeit
auch als ein Merkmal von kirchlicher Dienstgemeinschaft interpretiert
werden. Zugegebenermaßen ist Dienstgemeinschaft ein „angestaubter"
und teils exklusivistisch gebrauchter Begriff, der vor allem in arbeits-
rechtlichen Kontexten Verwendung gefunden hat. Ich möchte diesen
Begriff anders akzentuieren: Dienstgemeinschaft verstanden als *com-
munio*, als Wertegemeinschaft, die sich durch ein kooperatives und
respektvolles Miteinander auszeichnet.

1.3 Systemisch

Das palliative Behandlungsteam kümmert sich nicht nur, wie etwa
eine personenzentrierte Medizin, um individuelle Patienten. Im Mittelpunkt der Versorgung stehen vielmehr der sterbende Mensch *und*
seine Zu- und Angehörigen. Die Definition von Palliative Care der
WHO (2002) spricht an dieser Stelle von „Patienten und ihre Familien".
Dass das Ziel palliativer Versorgung als interprofessioneller Gemeinschaftsaufgabe per definitionem auch die Verbesserung der Lebensqualität der An- und Zugehörigen umfasst, verändert maßgeblich die
Grundhaltung und Arbeitsweise: Behandelt wird nicht nur die singulä-
re Person in ihrer je eigenen Problematik und Symptomatik, sondern
ein sozialer Mikrokosmos. Im Englischen wird in diesem Zusammenhang von der „unity of care" gesprochen. Aus hospizlich-palliativer
Perspektive sind Zu- und Angehörige nicht nur Sand im Getriebe eines möglichst effizienten Behandlungsprozesses, sondern mit-leidende
Menschen, die Unterstützung in schwierigen Ablösungs- und Trauer-

prozessen benötigen (Schmitz et al. 2019). Gerade auch in ethisch schwierigen Entscheidungssituationen hilft der systemische Blick auf die *unity of care*, um die Relationalität der Patientenautonomie im Kontext familiärer Beziehungs- und Aushandlungsstrukturen besser zu verstehen und kritisch zu reflektieren.

Oft benötigen nicht die Patientinnen die zeitintensivste Betreuung, sondern ihre Zu- und Angehörigen. Vor diesem Hintergrund hat die systemische Sicht der Palliativversorgung durchaus Vorbildcharakter für andere Bereiche, ja womöglich für die gesamte auf das kranke Individuum fixierte Medizinkultur. Ohne Zweifel ist der kurative Klinikbetrieb oft hektischer als die Arbeit auf einer Palliativstation und die Behandlung der Patientinnen ohne familiäre Störgrößen verläuft häufig effizienter. Aber die Palliativmedizin zeigt, dass die frühe und wertschätzende Miteinbeziehung des sozialen Umfelds von Patientinnen am Ende sogar Zeit und Kraft sparen kann. Wenn die Familie sich gesehen und gut begleitet fühlt, wirkt sie bestenfalls besser am Behandlungsprozess mit und kann sogar eine zusätzliche Ressource in der Patientenversorgung sein. Den leidenden oder sterbenden Menschen in seinem sozialen Eingebundensein (oder in seiner Einsamkeit) wahrzunehmen, ist aus christlicher Perspektive ein wichtiges medizinkulturprägendes Wesensmerkmal palliativer Versorgung.

Mit „systemisch" meine ich „[...] das Einnehmen einer Perspektive auf soziale Gebilde und Einheiten, welche die regelmäßigen Wechselwirkungen der Teile innerhalb des betrachteten sozialen Gebildes analysiert [...]." (Baumann 2021) Das Adjektiv kann jedoch auch anders verstanden werden, nämlich im Sinne von „systemimmanent". Und in diesem zweiten Sinne ist zu wünschen, dass die Palliativmedizin „systemischer" wird. Dafür braucht es politischen Willen. Das im Dezember 2015 in Kraft getretene Hospiz- und Palliativgesetz war ein erster Schritt in die richtige Richtung, auch wenn die konkrete Umsetzung sich teils noch schwierig gestaltet (Melching 2019). Auch vor dem Hintergrund der aktuellen Debatte um die Regelung des assistierten Suizids gilt es den flächendeckenden Ausbau und die Verbesserung der hospizlich-palliativen Versorgung voranzutreiben, da diese als Baustein einer suizidpräventiven Gesamtstruktur verstanden werden kann (Schneider/Lindner 2021). „Systemisch" wirksam wird Palliativmedizin auch dann, wenn sie bundesweit einheitlicher und noch breiter im Lehrplan des Medizinstudiums verankert werden würde (Laske et al. 2010). Kenntnisse der Palliativmedizin bereiten angehende Medizinerinnen nicht nur auf die ärztliche Aufgabe der Sterbebegleitung vor und sensibilisieren für den Umgang mit Sterben, Tod und Trauer, sondern wecken das Verständnis für eine grundlegend andere medikale Kultur – eine Kultur, die antizipatorischer, interprofessioneller und systemischer denkt. Nicht zuletzt vermittelt die hospizlich-palliative Kultur ein ganzheitliches Menschenbild, das die hochspezialisierte Medizin sinnvoll ergänzt.

1.4 Ganzheitlich

Der technologisch-medizinische Fortschritt schreitet rasant voran. Spätestens seit dem 19. Jahrhundert ging damit eine unhintergehbare Ausdifferenzierung der naturwissenschaftlich orientierten Medizin einher. Medizinische Teildisziplinen wurden im Laufe der Jahre immer weiter in Sub- und Subsubspezialgebiete aufgegliedert: Eine Ärztin, die sich für das Spezialgebiet der Inneren Medizin entschieden hat, spezialisiert sich z. B. im Verlauf ihrer Karriere auf das Subspezialgebiet der Kardiologie, in dem sie sich wiederum auf Herzkatheteruntersuchungen als Subsubspezialgebiet konzentriert.

Hochspezialisierte Medizin ist zweifelsohne notwendig, um die bestmöglichen Behandlungen auf dem neuesten Stand der Wissenschaften zu garantieren. Spezialistentum hat jedoch auch Schattenseiten. So kann es passieren, dass nicht nur Behandlungsprozesse, Abläufe und Strukturen „zerstückelt" werden, sondern sich auch das Bild vom Menschen zu fragmentieren beginnt. In seiner plakativsten und unwürdigsten Form begegnet uns eine solche Fragmentierung in Formulierungen wie „Die Leber von Zimmer 5", in der ein Patient auf sein krankes Organ reduziert wird. Zu denken wäre aber auch an die Gefahr, dass multimorbide Menschen unzureichend oder gar falsch behandelt werden, weil es an einer koordinierenden Gesamtschau mangelt.

Doch es geht nicht nur darum, Patienten im Hinblick auf diverse miteinander komplex verwobene physische Störungen fachgerecht zu versorgen. Der Verlust der Ganzheitlichkeit, der mit einer fragmentarisch arbeitenden Spezialistenmedizin einhergeht, betrifft auch den Menschen als vieldimensionales Wesen. Aus der Sicht theologischer Anthropologie ist der Mensch nicht nur ein körperliches und soziales, sondern auch ein spirituelles Wesen. Der Mensch, als Geschöpf Gottes, ist mit Leib, Seele und Geist ausgestattet und hebt sich durch eben diese Geistbegabung graduell von anderen Tieren ab. Während der ideale Priesterarzt der Antike noch körperliche, soziokulturelle, psychische und spirituelle Aspekte in die Therapie integrierte (wie etwa in der Asklepiosmedizin), wird heute der Mensch als spirituelles Wesen weitgehend aus der ärztlichen Heilkunst ausgeblendet.

Ein medizinisches Spezialgebiet bildet hierbei eine bemerkenswerte Ausnahme: die Palliativmedizin. Laut Definition der Weltgesundheitsorganisation (WHO) ist Palliativmedizin eine „ganzheitliche Behandlung", die die Beherrschung „psychologischer, sozialer und spiritueller Probleme" explizit einschließt (Klaschik et al. 2000, 607). Es ist zu betonen, dass bei dieser Auflistung keine Hierarchisierung vorgenommen wird: körperliche Probleme haben keinen Vorrang vor spirituellen. Patientinnen, so der Palliativarzt Borasio (2014, 63f.), „[...] fühlen sich in ihrer Ganzheit als Menschen viel eher akzeptiert, wenn alle Aspekte ihres Gesundheitszustandes (physisch, psychosozial und spirituell) betrachtet werden, und zwar gemeinsam und nicht getrennt voneinander."

Nochmals: Technisierung, Spezialisierung und Körperzentrierung der modernen Medizin sind für die qualitätsvolle Patientenbehandlung unumgänglich. Keiner wünscht sich ernsthaft eine Rückkehr in das Zeitalter theurgischer Medizin. Aus christlicher Sicht ist es gleichwohl geboten, einer Fragmentierung des Menschen entgegenzuwirken und dafür Sorge zu tragen, dass der ganze Mensch Subjekt ärztlicher Heilkunst bleibt. In diesem Sinne hilft die ganzheitliche Grundorientierung der Palliativmedizin dabei, das Humanum in der Humanmedizin zu sichern.

Die unter dem Begriff *Spiritual Care* firmierende spirituelle Begleitung der Sterbenden und ihrer Zu- und Angehörigen ist mir hierbei ein spezifisches Anliegen: Welchen Beitrag kann die christliche Reflexion und Tradition im Kontext von palliativer Spiritual Care leisten? Das folgende Kapitel gibt einige Anregungen.

2. Zur Bedeutung des Christlichen aus palliativmedizinischer Sicht

Es ist zu begrüßen, dass Spiritual Care als elementarer Teil palliativer Versorgung etabliert wird und die spirituelle Dimension des menschlichen Daseins neben der Linderung von Symptomen und Schmerzen und der psychosozialen Betreuung eine gleichberechtigte Rolle bei der Begleitung Sterbender und ihrer Zu- und Angehörigen spielt. Das wache Auge für die spirituellen Bedürfnisse am Ende des Lebens ist eine Stärke der Palliativmedizin. Gleichwohl ist die konzeptionelle Ausgestaltung und strukturelle Verankerung von Spiritual Care im deutschsprachigen Raum nicht unumstritten. So gilt es zum Beispiel das Verhältnis zwischen einer als „wertneutral" und „transreligiös" apostrophierten Spiritual Care und einer „bekenntnisreligiösen" christlichen Krankenhausseelsorge zu bestimmen (Nauer 2015). Oft wird dieses Verhältnis kontrastiv bestimmt, da es aber ganz unterschiedliche Modelle und Ansätze von Spiritual Care gibt, ist eine wechselseitige Bereicherung nicht auszuschließen (Peng-Keller 2017). In diesem Sinne beleuchte ich exemplarisch zwei Gefahren, die mit einer unreflektierten Übernahme bestimmter Modelle von Spiritual Care einhergehen könnten: die *Medikalisierung* sowie die *Verdiesseitigung* des Spirituellen. Dies führt mich schließlich zu der These, dass nicht nur die Palliativmedizin aus christlicher Sicht bedeutsam ist, sondern dass auch das Umgekehrte gilt: Die christliche Sicht ist für die Palliativmedizin bedeutsam.

2.1 Medikalisierung

In der deutschen Übersetzung der WHO-Definition heißt es, Palliativversorgung befasse sich mit der „Einschätzung und Behandlung von Schmerzen sowie anderen Problemen körperlicher, psychosozialer und spiritueller Art." (WHO 2002) Es ist positiv, dass Spiritual Care als integraler Bestandteil palliativmedizinischer Versorgung angesehen wird. Schwierig wird es aber dann, wenn eine medizinische Logik die spirituelle Begleitung zu überformen beginnt, was gemeinhin mit dem Begriff der Medikalisierung beschrieben wird. „In der bioethischen Diskussion wird unter Medikalisierung ein Prozess verstanden, durch den Phänomene, die nach allgemeiner Auffassung in einer Gesellschaft bisher als nicht-medizinisch relevant wahrgenommen worden sind, nunmehr dem medizinischen Problemkreis zugeordnet und mit medizinischen Mitteln behandelt werden." (Lanzerath 2021, 403) Die Definition der WHO könnte – zumindest in der vorliegenden Formulierung – einer Medikalisierung der spirituellen Begleitung Sterbender und ihrer Familien Vorschub leisten, da sie von der *Behandlung* von *Problemen* spiritueller Art spricht (Frick 2021). Unzweifelhaft gibt es spirituelle Probleme, die von moralischem Stress bis hin zur grundsätzlichen Theodizeeproblematik reichen können; zweifelhaft ist aber, ob sich spirituelle Probleme analog zu körperlichen Symptomen oder psychischen Störungsbildern „einschätzen" und „behandeln" lassen.

Zudem lässt die Definition eine Problemfokussierung erkennen, die zwar für die medikale Kultur richtungsweisend ist (traditionell steht ja das Beheben eines Defizits im Fokus), aber in einer spirituell achtsamen Sterbebegleitung oft „kontraindiziert" zu sein scheint. In vielen Fällen können durch sensible Biographiearbeit spirituelle Ressourcen entdeckt und in der letzten Phase des Lebens aktiviert werden, was eher zur Minderung von Unruhe und Angst führen und somit mutmaßlich zur Verbesserung der (spirituellen) Lebensqualität beitragen kann als der Versuch, spirituelle Probleme zu bewältigen.

2.2 Verdiesseitigung

Dass im Bereich der Palliativmedizin der Spiritualitätsbegriff dem Religionsbegriff vorgezogen wird, hat nachvollziehbare Gründe. Im hospizlich-palliativen Diskurs wird Spiritualität gemeinhin als der offenere und weitere Begriff aufgefasst. Er schließt kirchlich geprägte Religiosität genauso ein wie asiatische Philosophie oder implizite Formen spiritueller Sinnkonstruktion. Das macht den Begriff gesellschaftlich breit anschlussfähig und im Gesundheitswesen (berufs-)alltagstauglich (Weiher 2021). Spirituelle Bedürfnisse sind vielgestaltig und auch die Antworten, die Menschen im Laufe ihres Lebens auf ihre existenziellen Fragen finden, unterscheiden sich teils stark voneinander. Die Weite und Unschärfe des Spiritualitätsbegriffs kann ein Vorteil sein, wenn es in der konkreten Begleitung darum geht, Menschen dort abzuholen, wo sie stehen (Nassehi 2011).

Aus christlicher Sicht ist jedoch zu fragen, ob eine zu weite Ausdehnung des Begriffs nicht zu einer Verwässerung des Konzepts von Spiritualität führt. Wenn alles, was Menschen subjektiv als „existenziell wichtig", „wertvoll" oder „sinnvoll" erleben, gleichsam auch als „spirituell" bezeichnet wird, kann es zur Aushöhlung des Spiritualitätsbegriffs kommen. Es würde zur Schärfung des Konzepts und zur Präzisierung der Sprache beitragen, wenn der Begriff Spiritualität stärker mit Blick auf den Glauben an eine transzendente Wirklichkeit definiert oder an subjektive Transzendenzerfahrung geknüpft werden würde. Spirituelle Begleitung im engeren Sinne würde dann vor dem Horizont von Transzendenz stattfinden und wäre ein spezifischer Teilaspekt einer sinnzentrierten Biographiearbeit am Lebensende.

Das ist keine definitorische Spitzfindigkeit. Eine solche Unterscheidung hätte zumindest zwei konkrete Vorteile. Zum einen entfällt die merkwürdige Konstruktion, gemäß der eine sich im Sterben befindliche Person, die sich selbst dezidiert als weder religiös noch spirituell beschreibt, dennoch *spirituell* zu „versorgen" ist, da jede werte- und sinnbezogene Haltung per definitionem „spirituell" ist. Zum anderen wird einer problematischen Verdiesseitigung des Spirituellen vorgebeugt. Spiritualität kommt als diejenige Ressource in den Blick, die für Transzendenz öffnet und rein immanent gedachte Werte- und Sinnsysteme übersteigt. Gerade am Ende des Lebens bröckelt häufig das, was zuvor wichtig und wertig war, was vor der Zeit des Sterbens noch Halt und Sinn gegeben hat: materieller Reichtum, beruflicher Erfolg, körperliche Integrität etc. Selbst soziale Beziehungen, die fraglos bis zum Tod sinnstiftende und tröstende Potenziale entfalten, relativieren sich im Angesicht des Todes. In dieser zerbrechlichen Situation macht die christliche Religion ein tragfähiges Transzendenzangebot. Sie verweist auf einen transzendenten Sinnmittelpunkt, auf die Erlöserfigur Jesus Christus. Diese Hoffnungsperspektive kann dabei helfen, das Leben loszulassen, von Menschen und materiellen Werten Abschied zu nehmen, sich mit dem, was war, auszusöhnen und das Augenmerk von der Retrospektive auf die Prospektive zu richten. Zwar ist eine einseitige Jenseitsorientierung, die in Weltflucht und Körperfeindlichkeit mündet, als problematisch einzustufen. Aber eine „gesunde" Transzendenz- und Jenseitsorientierung kann durchaus als Korrektiv für innerweltliche Erlösungsutopien fungieren, die mit Konstruktionen rein immanenter Spiritualität einhergehen können.

2.3 Ars moriendi nova

In unserer modernen Industriegesellschaft, in der ein „gott-loser" Tod zunehmend zur Normalität wird (Brandes 2011, 61), kann es hilfreich sein, sich an christliche Rituale und Deutungsangebote zu erinnern, die Sterbenden über Jahrhunderte Orientierung und Sicherheit in ihrer letzten Lebensphase gegeben haben. In diesem Zusammenhang ist auf die christliche Erbauungsliteratur des Spätmittelalters zu verweisen, die als *ars moriendi*-Literatur in unser kulturelles Gedächtnis eingegangen ist. Prototypisch für diese Gattung ist Jean Gersons „Sterbebüchlein", das im Jahr 1481 von Johann Geiler von Kaysersberg ins Deutsche übersetzt wurde. Das Sterbebüchlein inszeniert in 11 Bildern und begleitendem Text den Kampf zwischen Gut und Böse um die Seele des Sterbenden. Es versinnbildlicht die fünf Anfechtungen des Teufels (fünf Bilder auf der linken Seite) und die korrespondierenden Erlösungen, wenn sich der Sterbende den göttlichen Kräften zuwendet (fünf Bilder auf der rechten Seite). Das letzte und elfte Bild symbolisiert den Sieg des Guten über die dämonischen Mächte und die Rettung der menschlichen Seele. Ohne diesen Hintergrund ist das kulturelle Erbe der christlichen Sterbekunst schwer zu verstehen.

Eine zeitgenössische Kunst des Sterbens – eine *ars moriendi nova* – muss mit Bedacht und mit Mut aus der mittelalterlichen Theologie und Symbolsprache herausdestilliert werden. Dabei geht es nicht nur darum, Konzepte wie Teufel, Dämonen, Hölle oder Fegefeuer mit kritischer Vernunft kulturhistorisch und moraltheologisch neu zu verorten. Vor allem darf es heute keine Pädagogik der Angst mehr gehen. Der moralische Paternalismus der Kirche, der (gutgemeinte, aber dennoch entmündigende) Versuch, die Menschen mit religiös legitimierten Geboten und Verboten zu ihrem Seelenheil zu dirigieren, hat ausgedient. Dringend benötigt wird indes eine christliche Didaktik des Sterbens, die dadurch Halt gibt, dass sie eine klare Haltung vermittelt und die Möglichkeit der Transzendenz offenhält. Die traditionelle

Kunst des heilsamen Sterbens enthält dabei durchaus Aspekte, die für eine solche *ars moriendi nova* fruchtbar gemacht werden können. Um drei Aspekte zu nennen:

a) *Respekt der Autonomie*: Der sterbende Mensch wird bis zuletzt in seiner moralischen Autonomie und Integrität geachtet und ernst genommen. Er ist der frei verantwortliche Entscheidungsträger, wird in seinem Ringen aber nicht alleingelassen: Er wird sowohl durch menschliche Akteure als auch durch transzendente Mächte unterstützt, die aber eine zunächst abwartend-beratende Rolle einnehmen.

b) *Gegenwart Gottes*: Es wird nicht das Zerrbild eines zornigen Gottes gezeichnet, sondern immer wieder ins Bild gesetzt, wie sich Gott in und durch Christus dem Sterbenden zuwendet. Es ist dieser Zuspruch eines radikal liebenden Gottes, der auch in der verzweifeltsten Stunde des Sterbens da ist, nah ist, gegenwärtig ist.

c) *Haltung der Gelassenheit*: Während man sich heutzutage einen schnellen und plötzlichen Tod wünscht, wollten sich die Christen des Spätmittelalters möglichst spirituell auf das Sterben vorbereiten. Natürlich ging es dabei primär um das Sündenbekenntnis und andere rituelle Vorkehrungen. Der Gedanke aber meint mehr: Aus christlicher Sicht ist nicht nur die letzte Lebensphase, sondern das ganze Leben eine Vorbereitung auf den Tod: die *ars moriendi* ist letztlich eine *ars vivendi*. Wer vermag, im Angesicht des Todes und vor dem Horizont von Transzendenz zu leben, kann eine Haltung der Gelassenheit und Zuversicht entwickeln, die im Leben wie im Sterben hilft.

3. Schluss

Wenn es gelingt, das reiche kulturelle Erbe der christlichen Tradition in die Gegenwart zu übersetzen und eine als Lebenskunst verstandene *ars moriendi nova* in gesellschaftliche und thanatologische Diskurse neu einzuspeisen und zu plausibilisieren, können christliche Rituale und Transzendenzangebote in Zukunft eine bedeutsame Ressource für hospizlich-palliative Arbeit bleiben oder werden. Oder andersherum formuliert, um am Ende wieder am Anfang anzuknüpfen: Palliative

Versorgung ist aufgrund der Verflochtenheit mit der christlichen Kultur der Gastfreundschaft, ihrem Fokus auf das interprofessionelle und systemische Miteinander sowie nicht zuletzt aufgrund ihres ganzheitlichen Menschenbilds ein aus christlicher Sicht gesellschaftlich bedeutsames und kulturprägendes Arbeitsfeld. Es ist ein Feld, in dem sich christliche Werte durch berührte Menschen wirksam entfalten können.

Literatur:

Alt-Epping, Bernd (2020): Frühzeitige Integration von Palliativmedizin. *Forum*, *35*(3), 206–211.

Baumann, Klaus (2021): System, systemisch. *Spiritual Care. Zeitschrift für Spiritualität in den Gesundheitsberufen.* Juli 2021.

Bollig, Georg et. al. (2010): Gibt es einen Unterschied zwischen Palliative Care und Palliativmedizin? *Zeitschrift für Palliativmedizin*, *11*(06), 304–313.

Borasio, Gian Domenico (2011): Was ist Lebensqualität in der Palliativmedizin? *Arzneimittelforschung*, *61*(11), 637–638.

Borasio, Gian Domenico (2014): *Über das Sterben: Was wir wissen. Was wir tun können. Wie wir uns darauf einstellen.* München: Beck.

Brandes, Marina (2011): *Wie wir sterben: Chancen und Grenzen einer Versöhnung mit dem Tod.* Wiesbaden: VS Research.

Bundesärztekammer (BÄK) (2021): (Muster-)Berufsordnung für die in Deutschland tätigen Ärztinnen und Ärzte. *Deutsches Ärzteblatt*, *118*(23), A1–A9.

Frick, Eckhard (2021): Medikalisierung – theologisch und spirituell. In: Vogt, Markus/Gigl, Maximilian (Hrsg.): *Christentum und moderne Lebenswelten: Ein Spannungsverhältnis voller Ambivalenzen – eine Einführung*, S. 317–326. Paderborn: Brill/Schöningh.

Gerhard, Christoph (2021): Advance Care Planning. In: Groß, Martin/Demmer, Thomas (Hrsg.): *Interdisziplinäre Palliativmedizin*, S. 247–253. Berlin, Heidelberg: Springer.

Hirsmüller, Susanne/Schröer, Margit (2019): Interprofessionelle Teamarbeit als Ausgangspunkt für Palliativmedizin. In: Schnell, Martin W./Schulz, Christian (Hrsg.): *Basiswissen Palliativmedizin*, S. 11–21. Berlin, Heidelberg: Springer.

Klaschik, Eberhard/Nauck, Friedemann/Radbruch, Lukas/Sabatowski, Rainer (2000): Palliativmedizin – Definitionen und Grundzüge. *Der Gynäkologe*, *33*(10), 704–710.

Lanzerath, Dirk (2021): Medikalisierung. In: Fuchs, Michael (Hrsg.): *Handbuch Alter und Altern*, S. 403–413. Stuttgart: Metzler.

Laske, Alexander/Dietz, I./Ilse, Benjamin/Nauck, Friedemann/Elsner, Frank (2010): Palliativmedizinische Lehre in Deutschland. *Zeitschrift für Palliativmedizin*, *11*(01), 18–25.

Melching, Heiner (2019): Umsetzung des Hospiz- und Palliativgesetzes (HPG). *Forum*, *34*(5), 439–444.

Nassehi, Armin (2011): Spiritualität. Ein soziologischer Versuch. In: Frick, Eckhard/Roser, Traugott (Hrsg.): *Spiritualität und Medizin. Gemeinsame Sorge für den kranken Menschen*, S. 35–44. Stuttgart: Kohlhammer.

Nauck, Friedemann/Jaspers, Birgit (2021): Integration der Palliativmedizin in die Akutmedizin. *Der Schmerz*, *35*(6), 439–448.

Nauer, Doris (2015): *Spiritual Care statt Seelsorge?* Stuttgart: Kohlhammer.

Peng-Keller, Simon (2017): „Spiritual Care" im Werden. *Spiritual Care*, *6*(2), 175–181.

Schmitz, Andrea/Hirsmüller, Susanne/Schröer, Margit/Schulz-Quach, Christian/Schnell, Martin W. (2019): Wer gehört zu mir? Systemische Therapie und familienzentrierte Trauerbegleitung mit An- und Zugehörigen. In: Schnell, Martin W./Schulz, Christian (Hrsg.), *Basiswissen Palliativmedizin*, S. 185–196. Berlin, Heidelberg: Springer.

Schneider, Barbara/Lindner, Reinhard (2021): Suizidprävention und Palliativmedizin. *Zeitschrift für Palliativmedizin*, *22*(03), 115–116.

Weiher, Erhard (2021): Plädoyer für einen (berufs-) alltagstauglichen Begriff von Spiritualität. *Spiritual Care. Zeitschrift für Spiritualität in den Gesundheitsberufen*. Juli 2021.

Wipfler, Katja/Mitzkat, Anika/Mahler, Cornelia/Geist, Marcus/Kessler, Jens/Bardenheuer, Hubert/Frankenhauser, Susanne (2016): Entwicklung und Implementierung einer interprofessionellen Lehreinheit im Rahmen des Querschnittsbereichs Palliativmedizin. *Zeitschrift für Palliativmedizin*, *17*(05), P111.

Internetquellen:

Weltgesundheitsorganisation (WHO) (2002): *WHO Definition of Palliative Care*. URL: https://www.dgpalliativmedizin.de/images/stories/WHO_Definition_200 2_Palliative_Care_englisch-deutsch.pdf (Zugriff am 26.3.2022).

Arbeit gegen den Tod: Offene Fragen der palliativen und spirituellen Begleitung am Lebensende angesichts neuer Debatten[1]

von Traugott Roser

In seinem berühmten Kunstlied „Der Tod und das Mädchen", 1817 komponiert, 1822 veröffentlicht, lässt Franz Schubert den Dialog in einem sechstaktigen instrumentalen Nachspiel – in D-Dur! – enden, das Ergebung und Frieden signalisiert. Der Tod kommt auf sanften Noten daher, erlösend und befriedend. Das war in der Vorlage zur Vertonung anders. Matthias Claudius lässt im Wandsbecker Boten den Dialog des Todes mit dem sterbenden Mädchen ohne Antwort, ohne Einwilligung des Mädchens.

Der Tod und das Mädchen[2]

Das Mädchen
Vorüber! Ach, vorüber!
Geh wilder Knochenmann!
Ich bin noch jung, geh Lieber!
Und rühre mich nicht an.
Der Tod
Gib deine Hand, du schön und zart Gebild!
Bin Freund, und komme nicht, zu strafen.

---

1 Teile des Beitrags basieren auf einer überarbeiteten Fassung eines Beitrags zum Frankfurter Forum: Roser, Traugott (2015): Sterbehilfe – Streit um eine gesetzliche Neuregelung: „Freundschaft mit dem Tod" ist keine Haltung für Angehörige, Ärzte, Pflegende und Seelsorger, in: Frankfurter Forum: Diskurse 11, 2–7.
2 Claudius, Matthias (1774/1775): Der Tod und das Mädchen. In: Sämtliche Werke I./II. Teil. Vgl. https://www.claudius-gesellschaft.de/texte/gedichte/der-tod-und-das -m%C3%A4dchen/ (Zugriff am 05.04.2022).

Sei gutes Muts! ich bin nicht wild,
Sollst sanft in meinen Armen schlafen!

Der Tod kommt auch hier sanft daher. Aber ob sich die Sterbende letztendlich davon überzeugen lässt, bleibt uneindeutig. Sie will ihn nicht in ihrer Nähe haben, nennt ihn aber dennoch „Lieber". Der Unausweichliche wirbt, wissend, dass er doch das letzte Wort haben wird, über das Sterbewörtchen hinaus. Warum also sollte das Mädchen nicht loslassen? Warum also sollten Begleiterinnen und Begleiter, so sie denn zugegen sind und beratend den Dialog flankieren, ihr nicht Mut machen, sich einzulassen auf den sanften Freund? Sollte das Mädchen nicht sagen dürfen: „Lieber Knochenmann, bist mir lieber als das harte Bett, / Folter des nicht leben und nicht sterben Könnens. Lass Dir nachhelfen."

Viele Seelsorgerinnen und Seelsorger in Gemeinden, Altenheimen, Krankenhäusern und an anderen Orten werden Zeuge dessen, was Menschen an Schmerzen ertragen und subjektiv als Leid empfinden, wenn sie geschwächt, ermüdet und von Krankheit und Behandlungen gezeichnet sind. Selten zwar, aber manchmal eben auch, ist es ein Sterben in jungem Alter, wie im Text von Matthias Claudius. Der „Dialog" mit dem Tod ist dann häufig genug kein Sich-Erwehren, oft eher ein Sehnen, ein Wunsch nach einem baldigen Ende: „Wann holt er mich denn endlich?", nicht selten auch verbunden mit der Frage „Warum muss ich das aushalten?"

Schon Hiob verbindet am Höhepunkt seines Leidens seine Klage mit drastischen Bildern der Todessehnsucht: „Warum starb ich nicht bei meiner Geburt, verschied nicht, als ich aus dem Mutterschoß kam? … So läge ich nun und wäre stille, ich schliefe, da hätte ich Ruhe, mit Königen und Räten der Erde, die sich Grabmäler erbauten … oder ich wäre verscharrter Fehlgeburt gleich, wie Kindlein, die niemals das Licht geschaut. Dort lassen die Frevler ab vom Toben, dort finden Ruhe, deren Kraft ermattet." (Hiob 3, 11–17)

Im Folgenden wird darüber nachgedacht, wie Palliative Care und Hospizbewegung mit Sterbewünschen umgehen und wie sich diese im Licht spiritueller Begleitung darstellen.

In der aktuellen Debatte um assistierten Suizid geht es in elementarer Weise um den Umgang mit solchermaßen unerträglichem Leid. Wie geht ein sterbenskranker oder auch ein chronisch kranker Mensch mit Leiden um, wie geht die Gesellschaft – in Gestalt der Gesundheitsversorgung, des Rechtswesens und der Beratung – mit dem Leiden anderer um, wenn dieses Leiden zu explizit geäußerten Sterbewünschen führt? Antworten Gesundheitsversorgung, Rechtswesen und Beratung – einschließlich seelsorglicher Beratung – auf diese Wünsche, indem sie ihren Einsatz in Richtung eines würdevollen Lebens (als Linderung von Leiden) oder in Richtung eines Todes in Würde verstärken? Oder geht beides gleichzeitig? Eine ganzheitlich orientierte Palliativversorgung ist bemüht, mit Sterbewünschen so umzugehen, dass ein Leben bis zuletzt möglich ist. Im Verständnis des Ansatzes von Palliative Care ist dies mit dem Begriff einer subjektiv empfundenen Lebensqualität verbunden:

– Palliativ tätige Ärzte, Ärztinnen und Pflegekräfte, Sozialarbeit, Therapeuten und Seelsorgende tun gemeinsam mit An- und Zugehörigen alles dafür, dass die Zeit vor und nach dem Eintritt des Todes eines Patienten durch Friedlichkeit und Versöhntheit bestimmt ist. Dass so viel Zeit und Kraft zum Abschiednehmen ist, wie Sterbende und Nahestehende benötigen, Gelegenheit gegeben wird für religiös bestimmte Handlungen wie Aussegnung, Gebet oder Entzünden von Kerzen. Wenn alles gelingt, dann kann es passieren, dass eine Patientin oder vielleicht auch ein Angehöriger den Satz ausspricht: „Ach, jetzt ist es gut. Jetzt kann ich gehen." Oder im Nachhinein: „Ach, so traurig es ist, jetzt hat es sich stimmig angefühlt."

– Es ist ein Verdienst der Hospiz- und Palliativbewegung, sich einer Medikalisierung des Sterbens gerade in Zeiten der Ökonomisierung gesundheitlicher Versorgung entgegengestemmt und eine von Mitmenschlichkeit geprägte Umgangsweise mit dem Unabänderlichen ermöglicht zu haben: Palliativmedizin war zumindest anfänglich ausgenommen vom fallpauschalierten DRG-System. Dabei gelang es der Palliativmedizin, sich sowohl im engeren medizinischen Bereich als auch in den psychologischen, sozialarbeiterischen und spirituellen Bereichen durch Evidenzbasierung als wissenschaftlich fundiert auszuweisen. Die Orientierung an Lebensqualität und Würde bis zum letzten Atemzug bis hin zu einer würdevollen Versorgung im Umfeld des Todes gehört zum Selbstverständnis von Palliative Care, wie etwa die S3-Leitlinie Palliativmedizin im Leitlinienprogramm Onkologie von 2021 bezeugt.

Diese Anstrengungen sind nicht misszuverstehen als Bemühungen um ein „schöneres Sterben". Gerade die Hospizbewegung wurde vor allem anfangs oft missverstanden als eine Bewegung, die Menschen auffordert, sich mit dem Sterben anzufreunden. Ähnlich wurden die Phasen im Sterbe- und Trauerprozess nach den Forschungen von Elisabeth Kübler-Ross durch Interviews mit Sterbenden mitunter fälschlich als ein Stufenmodell gedeutet, an dessen Ende das Annehmen des Todes zu erreichen sei. Eine gut durchgeführte Begleitung durch freundliche und wohlwollende Menschen würde am Ende ein friedliches, wenn nicht gar fröhliches Abschiednehmen und Sterben erreichbar werden lassen. Der Tod, der dann am Ende der Begleitung wartet, ist dann nicht mehr Antipode des Lebens, sondern freundlicher Endpunkt, dem man sich anvertrauen und den man vielleicht sogar einplanen und kontrollieren kann. Dann endet alles am Ende als D-Dur-Akkord. Warum also nicht nachgeben?

Meines Erachtens spielt das Thema Spiritualität zur Beantwortung dieser Frage eine nicht unerhebliche Rolle. Grundlegend ist dabei die Einstellung gegenüber dem Tod und – davon zu unterscheiden – der Umgang mit dem Leiden der unmittelbar Betroffenen.

Die Begründerin der modernen Hospizbewegung, Cicely Saunders, hat mit dem „Total Pain"-Konzept das grundlegende Verständnis von Schmerz beschrieben, das den Ansatz von Palliative Care als ganzheitlichen Ansatz prägt. Ganzheitlichkeit ist dabei als Beschreibung von Komplexität menschlichen Erlebens, menschlicher Lebensvollzüge und humaner Betreuung, Versorgung und Begleitung gedacht. Anders als die Schmerzmedizin bis dato begriff das Konzept der „Hospice Care", dass sich gerade bei schweren Erkrankungen das Leiden nicht auf das Empfinden physischen Schmerzes reduzieren lässt und deshalb einer Behandlung bedarf, die über den Einsatz von Schmerzmedikation hinaus geht. Gerade bei guter Schmerztherapie machen Palliativmediziner die Erfahrung: Wenn der Schmerz abklingt, bricht das Leiden in seiner Existenzialität erst durch. Medizinische Schmerztherapie umfasst bei Palliativpatienten lediglich ein Sechstel der gesamten Betreuung, während psychosoziale und spirituelle Begleitung zusammen etwa die Hälfte des Betreuungsumfangs ausmachen, wie einer meiner palliativmedizinischen Lehrer, Gian Domenico Borasio, immer wieder betont hat, nicht zuletzt in seinem Bestseller „Über das Sterben" (Borasio 2011).

Eric Cassells Grundtext zum Leidensverständnis in der modernen Palliativmedizin enthält ein hervorragendes Beispiel genauer Beobachtung subjektiven und alle Ebenen des Seins erfassenden Leidens einer Patientin, das zum wesentlichen Bestandteil ärztlicher Heilkunst gehört, die über eine vermeintlich objektive Einschätzung der Schmerzstärke hinausgeht (Cassell 1982). Wenn Ärzte nicht darauf achten, was Leiden wirklich ist, kann dies darin resultieren, dass sie medizinische Maßnahmen ergreifen, die zwar technisch und pharmakologisch angebracht scheinen, aber das Leiden nicht lindern, sondern erhöhen und zugleich vertiefen. Viele der Situationen, in denen ein Wunsch nach beschleunigtem Sterben oder Beihilfe zum Suizid geäußert wird, haben mit Übertherapie und einer Reduktion menschlicher Lebensvollzüge auf medizinisch-pflegerische Maßnahmen zu tun. Davor hatten und haben Menschen Angst, weil es sie auf Pflegebedürftigkeit und Abhängigkeit reduziert, was – im Falle einer zum Tode führenden Erkrankung – nicht nur eine Verlängerung des Sterbeprozesses bedeutet, sondern auch eine zynische Erhöhung des sozialen und psychischen Leidens.

Lukas Radbruch hat mit einem Forschungsteam schwerkranke Menschen befragt, die um Tötung auf Verlangen oder Beihilfe zum Suizid baten (DFG Projekt 350253). Es zeigte sich, dass nicht aktuelle Schmerzbelastung zur Bitte um Sterbehilfe motiviert, sondern

- Unsicherheit angesichts einer ungewissen Zukunft, die als zunehmende Leidenslast antizipiert wird,
- ein erwarteter Verlust von Autonomie und Kontrolle und darum ein Wunsch nach Sicherheit und Kontrolle über den Sterbezeitpunkt sowie
- kontextabhängige Faktoren wie der Mangel an Gesprächspartnern über den Sterbewunsch.

In der Tat ist es also gar nicht so sehr die verlockende Vorstellung eines sanften und friedlichen Todes als die Befürchtung eines grausamen, würdelosen und als schier endlos empfundenen Sterbens, das Sterbewünsche motiviert.

Gespräche über Sterbewünsche sollten deshalb nicht vorrangig als Beratung über die geeignete Form der Suizidassistenz erfolgen, sondern als Gespräche über den befürchteten Tod und die Art und Weise, wie ein Patient oder eine Patientin auf ihn zugeht. Dazu sind intensive persönliche Gespräche nötig, die angesichts der jetzt schon knapp bemessenen Zeit für Arzt-Patienten-Gespräche kaum zu gewährleisten sind. Im Sinne eines multiprofessionellen Ansatzes von Palliative Care ist für diese Gespräche umfassende Kommunikationskompetenz inklusive psychotherapeutischer, sozialarbeiterischer und seelsorglicher Fähigkeiten notwendig, abgesehen von der ethischen Kompetenz. Notwendig ist es in jedem Fall auszuhalten, wenn Patientinnen und Patienten ambivalent sind in ihren Wünschen und Äußerungen.

Zu sprechen ist also insbesondere darüber, was Patientinnen und Patienten über den Tod denken, vor allem dann, wenn sie ihn herbeiwünschen. Es handelt sich um ein komplexes Gefüge unterschiedlicher Aspekte. Die Psychologen Adrian Tomer und Grafton T. Eliason entwickelten anhand umfangreicher empirischer Untersuchungen ein Modell von Todesangst, Todesakzeptanz und Einstellungen zum Tod (Tomer/Eliason 2008). Dabei konnten die Forscher vier Komponenten erschließen, die darüber entscheiden, ob ein Mensch sich dem Tod ängstlich oder akzeptierend annähern kann.

— Jemand, der das Sterben anderer erlebt hat, geht dem eigenen Sterben vergleichend entgegen. Wo die Erfahrung traumatisch besetzt ist, etwa durch die Panik eines Erstickungsanfalls, kann nur Skepsis gegenüber der Vorstellung eines sanften Todes vorherrschen. Für nicht wenige der Menschen, die eine gesetzliche Zulassung des assistierten Suizids einfordern, mag eine solche Vorstellung und eine entsprechende Erfahrung im Hintergrund stehen. Vor allem in der seelsorglichen und psychotherapeutischen Begleitung ist es zentral, diesen manchmal verdrängten Erfahrungen Raum zu schaffen, sie äußern zu können.

— Selbstwertgefühl, die Empfindung von Würde der eigenen Person und das Vertrauen in eine gerechte Weltordnung werden durch den Tod ebenfalls berührt. Der Tod kann den Glauben an die

Ungerechtigkeit der Welt und ein vermindertes Selbstwertgefühl verstärken, insbesondere dort, wo er als zu früh und ohne eigenes Verschulden empfunden wird. Seelsorgerinnen hören oft, wie ungerecht das Schicksal, ja Gott sei. Ein theologischer Disput zur Rettung der Ehre Gottes ist dann in der Regel nicht angebracht. Daran scheiterten schon die Freunde des Hiob. Sie hatten ihren leider einzigen guten Moment, als sie sich zu Hiob setzten und schwiegen. Konstruktives und empathisches Schweigen vermittelt dem Patienten Selbstwert und unterstützt ihn im Prozess, eine eigene Position zum Sterben-Müssen zu finden. Selbstwert und Würde entstehen nicht erst durch Autonomie, sondern durch personale Beziehungen, Anerkennung und ein in Prozessen gewachsenes und bewährtes Vertrauen.

– Einen besonderen Raum in seelsorglicher Begleitung nimmt die Möglichkeit ein, all das zu bedauern, was durch den Tod endgültig beendet ist. Der Tod kostet mehr als das biologische Leben einer Patientin. Der nahende Tod löst aus, dass sich der Sterbenskranke mit seinem ganzen Leben befassen muss. Bei einer Lebensbeichte erzählt ein sterbender Mensch nicht nur Geschichten von Fehlern und Schuld, sondern schildert die Widerfahrnisse seines Lebens und wie er damit umgegangen ist. Dass dies auch gegenwärtig noch als Beichte bezeichnet wird, weist darauf hin, dass solche Gesprächspassagen nach einer Reaktion, einer Resonanz verlangen, die das Bedauern ernst nimmt und nicht mindert, die Schuld gelten lässt und Vergebung nicht leichtfertig lapidar, sondern performativ in Vollmacht zusprechen muss, wenn sie erwünscht wird. Bedauern richtet sich nicht nur auf Vergangenes, sondern auch auf die Zukunft, von der sich die sterbende Person ausgeschlossen fühlt. Der Tod kostet das Leben, das war, und das Leben, das sein wird. In unserer Sprache haben wir für den Umgang mit diesem Schmerz den Ausdruck „das Zeitliche segnen" – der Sterbende muss segnend auf die zurückliegende Zeit blicken können, aber er kann auch diejenigen segnen, deren Zukunft noch vor ihnen liegt, wenn der Sterbende nicht mehr ist. Schwerkranke und Sterbende entwickeln häufig altruistische Haltungen, die als Segen spirituell und religiös formuliert und in die Tat umgesetzt werden können.

— Ob eine sterbende Person den Tod als sinnhaft versteht, zeigt sich in achtsamen Gesprächen über die Sinnhaftigkeit des Todes: Sinn kann ein Tod zum Beispiel in einem eskapistischen Sinn haben, wenn er als Erlösung von Qualen, Symptombelastung oder einem immer mühsamer werdenden Leben begriffen wird. Sinn erhält der Tod aber auch durch Erwartung einer Zukunft jenseits der Todesgrenze, etwa als Wiedervereinigung mit geliebten Menschen – oder als Begegnung mit dem Schöpfer. Jesus Christus benennt diesen Sinn am Kreuz, als er dem Mitgekreuzigten zu seiner Rechten sagt: Heute wirst du *mit mir* im Himmelreich sein. Der Mitgekreuzigte kann auf den Tod zugehen, weil er sich von ihm ein Sein-mit erhoffen kann. So oder so: Der Tod ermöglicht einen Übergang von dem einem in einen anderen Zustand.

Gespräche über das Sterben im Angesicht des Todes müssen der Vielfalt der Einstellungen gegenüber dem Tod Raum geben und nicht die eine wider die andere Option ausspielen: Kampf gegen oder resignierende Hingabe an den Tod. Sie müssen Handlungsoptionen und Handlungsmöglichkeiten eröffnen, statt sich auf die juristische Zulässigkeit oder medizinische Machbarkeit der Herbeiführung des Todes zu begrenzen.

Ziel der Begleitung von Ärzten, Seelsorgern und Pflegekräften ist Vertrauen in eine verlässliche Begleitung als Bejahung des Lebens bis zuletzt. Das Vertrauen stellt sich durch Kommunikation ein, die in der offenen Begegnung zweier Menschen geschieht.

In diesem Sinn ist die biblische Formel vom lebenssatten Sterben zu bedenken. Lebenssatt sterben können ist nicht deckungsgleich mit Lebensmüdigkeit, der Ermattung nach einem langen Leben, einer langen Krankheit, einer langen und kräfteraubenden Behandlung. Lebenssattheit schließt Lebensmüdigkeit nicht per se aus, aber das Gefühl der Sättigung qualifiziert die Müdigkeit neu und anders. Leben zu ermöglichen, das jetzt – auch in der Konfrontation mit einer zum Tode führenden Erkrankung – noch dran ist. Oder, um es mit Cicely Saunders zu sagen: dem Leben nicht mehr Tage, aber den Tagen mehr Leben geben.

In diesen lebensvollen Tagen können sich Prozesse ereignen, die nicht immer leicht oder schön sind, die aber dem Leben gelten und die

Würde des Lebens zum Ausdruck bringen: Dem Tod ins Gesicht widerstanden zu haben – mit allen Mitteln der palliativmedizinischen Kunst und hospizlicher Begleitung. Dem Tod nicht erlaubt zu haben, Qualen, Schmerzen, Panik zu verbreiten. Den Tod hinzunehmen, aber ihn dennoch nicht anzunehmen.

Philipp Stoellger, Professor für Systematische Theologie in Rostock, formuliert in einem pointierten Text über den Umgang des Christentums mit dem Tod: „die Kultur des Christentums ist ‚Arbeit gegen den Tod‘, nur glücklicherweise wird die Todesüberwindung Gott überlassen und zugeschrieben ... der Tod (ist) als *malus maximum* Inbegriff des Übels (...), gegen das gelebt, gelehrt und gefühlt wird. Kultur des Christentums ist weder Leidens- noch Todesverklärung, sondern in intensivierter Weise antimortal." (Stoellger 2008)

Der Hinweis des Theologen verweist auf den Deutungshorizont des christlichen Glaubens. Im Folgenden soll den spirituellen Aspekten von Suizid- und Sterbewünschen und einer Begleitungs- und Beratungspraxis im Rahmen von Spiritual Care nachgegangen werden.

Sterben ist ein soziales Geschehen und betrifft nicht nur den Sterbenden, sondern weitere Personen, teils unmittelbar, teils mittelbar, Angehörige, aber auch Betreuende und Pflegende. Suizid betrifft damit nie nur eine einzelne Person. Auch dann, wenn das Recht auf Selbstbestimmung als oberste Norm gilt, wird Autonomie als eine relationale zu beschreiben sein, weil sie das Individuum in seinen Beziehungen sieht. Das gilt jenseits der sterbewilligen Person für

- die Person, die die Beihilfe leisten soll oder wird,
- die Personen, die am Geschehen der Beihilfe beteiligt sind (beispielsweise als Zeugen),
- diejenigen, die in den vorausgehenden Beratungsprozess involviert sind,
- die Personen, die als An- und Zugehörige des oder der Suizidwilligen in ihrer individuellen Trauer berührt werden,
- Mitarbeitende einer klinischen oder pflegenden Einrichtung, in der ein Patient oder eine Bewohnerin bis zum Suizid behandelt oder versorgt wird,
- Leitende und Verantwortliche dieser Einrichtungen und auch
- die Seelsorgeperson, sofern sie involviert ist.

Für alle diese Personen stellt das Thema Suizidassistenz eine Herausforderung auch in spiritueller Hinsicht dar. Spiritualität ist dabei nicht eng zu verstehen bezogen auf Glaubenseinstellungen und religiös begründete Lehraussagen. Spiritualität ist im Sinne der Definition, wie sie sich der Palliativmedizin und Hospizarbeit bewährt hat, offen und weit zu verstehen: „Spirituality is the dynamic dimension of human life that relates to the way persons (individual and community) experience, express and/or seek meaning, purpose and transcendence, and the way they connect to the moment, to self, to others, to nature, to the significant, and/or the sacred." (Nolan/Saltmarsh/Leget 2011). Da hat Spiritualität mit existenziellen Erfahrungen und Fragen zu tun, mit Wertvorstellungen und auch mit Zugehörigkeit zu bestimmten Traditionen und Religionsgemeinschaften. Es geht um den Umgang mit Sinn und Sinnlosigkeit und um tragende Beziehungen.

Die spirituelle Dimension beschreibt dabei nicht nur die individuelle Spiritualität einer einzelnen Person, sondern auch Haltungen ganzer Berufsgruppen, wie sie in Ethik-Codices in Worte gefasst sind, Haltungen von Teams in Einrichtungen bis hin zu Leitbildern von Einrichtungen und Berufsverbänden. Spiritualität hat mit Werten und Wertehaltungen ebenso zu tun wie sie es auch mit weltanschaulichen und religiösen Einstellungen zu tun hat oder haben kann. Der Wunsch eines Menschen nach Beihilfe zum Suizid berührt grundsätzliche Einstellungen zum Leben und Handeln der Menschen, die davon betroffen sind und damit umgehen müssen.

Damit verbunden ist eine positive Beobachtung: Ein Mensch, der anderen so vertraut, dass er sie um Beihilfe bittet, findet sich in einer Situation belastbarer Beziehungen vor. Es gibt in seinem Umfeld Vertrauenspersonen, an die er sich mit einem existenziellen Wunsch wenden kann. Zudem muss ein verlässlicher Rahmen vorhanden sein, der die Äußerung und Besprechung des Wunsches nicht unter Strafe stellt oder die Einweisung in eine psychiatrische Behandlung zur Folge hat. Die Möglichkeit, einen Sterbewunsch als einen Wunsch nach Suizidbeihilfe aussprechen zu können, ohne Missbrauch oder Bestrafung fürchten zu müssen, setzt ein gutes In-Beziehung-Sein voraus. Sollte der Wunsch in die Tat umgesetzt werden, ist zudem gewährleistet, dass der oder die Sterbewillige beim Sterben nicht allein ist, sondern begleitet wird. Weil das Sterben, sein Zeitpunkt und sein Ort planbar werden, kann die sterbewillige Person sich auch die Anwesenheit bestimmter Personen wünschen. Assistierter Suizid inszeniert damit in einer recht neuen Form eine Sozialität des Sterbens, die an romantisierte Vorstellungen vom Sterben im Familienkreis in der Zeit vor dem Siegeszug der modernen Medizin erinnert. Sie inszeniert allerdings auch eine Vision des schönen Sterbens.

Sozialität des Sterbens bezieht sich vor allem auf das familiäre Umfeld und verliert damit schnell seine romantisierenden Aspekte: Nicht erst die Äußerung nach einem Sterbewunsch bringt eine gravierende Belastung für das familiäre Umfeld mit sich. Ihr geht meist eine nicht weniger belastende Zeit von Krankheit, eventuell Pflege und Versorgung voraus. Bei An- und Zugehörigen von Menschen mit einer unheilbaren Erkrankung beginnt schon weit vor dem eigentlichen Tod ein Trauerprozess durch das Miterleben von Leid im gemeinsamen Alltag. Belastende Symptome und Einschränkungen der Lebensqualität wirken sich auf die Lebensqualität der nächsten sozialen Bezugspersonen aus: Auch ihre Lebensqualität ist beeinträchtigt, meist in einem ähnlich starken Ausmaß wie es bei der kranken Person der Fall ist.

Pflegende Angehörige erleben sich dabei häufig in einem Ambivalenz-Raum. Sie sind einerseits stark belastet durch die Situation und ahnen, dass ihre Kräfte zur Neige gehen; andererseits arbeiten sie zugleich an der Erhaltung des Lebens. Sie leiden oft unter eigenen körperlichen Beschwerden, geistig-seelischen Beeinträchtigungen wie Traurigkeit, Wut, Reizbarkeit usw. und nicht selten an einer unterschiedlich stark ausgeprägten sozialen Isolation. Nicht selten ist die Betreuung Ausdruck einer engen (Liebes-)Beziehung zu dem erkrankten Menschen; sie erfolgt oft aufgrund einer Werthaltung, die in einem gegebenen Versprechen ‚füreinander da zu sein, bis der Tod sie scheidet' den Charakter von Pflichtethik annimmt. Werden Angehörige mit dem Sterbewunsch durch Suizidbeihilfe konfrontiert, kann dies zu erheblich ambivalenten, widerstreitenden Empfindungen führen, über die sie sich erst einmal klar werden müssen. Ist die Unterstützung des Suizidwunsches Ausdruck einer Liebesbeziehung, eine Tat der Liebe? Oder ist es ein Eingestehen des Scheiterns, dem anderen nicht genug helfen zu können, so dass er doch am Leben bleiben wollen würde? Ist es vielleicht sogar auch der Wunsch, dass die Belastungen und Beeinträchtigungen für das eigene Leben ein Ende nehmen? Mitunter entscheiden sich

Angehörige auch bewusst gegen ihre eigenen Moralvorstellungen und gegen ihr Gewissen zu einer Gewährung des Wunsches nach Beihilfe. Der Todeswunsch erscheint sinnvoll und nachvollziehbar, kann aber in Konflikt geraten mit eigenen Wertvorstellungen und eventuell religiösen Einstellungen. An- und Zugehörige stehen letztlich vor der Herausforderung, ob ihre Einwilligung in den Plan zu einem assistierten Suizid bis hin zur Beteiligung an seiner Umsetzung ein Ausdruck von Liebe ist. Auch von Seiten des Sterbewilligen wird die Belastung der Angehörigen wahrgenommen und für die Begründung des Sterbewunsches mit angeführt. Anderen nicht zur Last fallen zu wollen, ist einer der häufig ins Feld geführten Beweggründe für Wünsche nach beschleunigtem Sterben.

Sozialität des Sterbens bedeutet in der Konsequenz, dass die An- und Zugehörigen weiter leben „müssen" mit den Umständen des Todes durch Suizidbeihilfe. Die Auswirkungen, so zeigen die Erfahrungen zur Trauer nach dem Suizid eines nahestehenden Menschen, sind anhaltend und mit Scham- und Schuldgefühlen verbunden. Trauerverläufe müssen nicht, können aber durch den Umstand eines Suizides erschwert sein. Die Trauer wird in jedem Fall durch die Fokussierung auf die Frage, ob es denn „gut" war, die Angehörige auf diese Weise aus dem Leben scheiden zu lassen und sie dabei zu begleiten, beeinträchtigt. Spirituelle und religiöse Fragen und Unsicherheiten wirken sich im Falle der Trauer bei Suizid in besonderer Weise aus. Die Theologin Andrea Schmolke hat sich mit Erfahrungsberichten von Hinterbliebenen nach Suizid genauer befasst und dabei festgestellt: Einem hohen Gesprächsbedürfnis der Trauernden steht eine Tabuisierung des Themas im sozialen und gesellschaftlichen Umfeld gegenüber. Die Angehörigen fühlen sich in ihrer Trauer isoliert. Wie sich dies im Zusammenhang des assistierten Suizids darstellen wird, wird künftig zu untersuchen sein (Schmolke 2019).

Sozialität des Todes berücksichtigt auch das Gesundheitspersonal, die Pflegenden, Versorgenden und Behandelnden und ihre jeweilige Spiritualität: Erfahrene Ärztinnen und Ärzte, die Patienten über längere Zeit begleiten, berichten, dass sie bei einem Suizid auch um den Patienten als Kooperationspartner trauern, denn diese entziehen sich durch einen selbstbestimmten Tod als Gegenüber. Empfindungen wie Zorn und Wut und Schwierigkeiten, den Wunsch und seine Umsetzung zu akzeptieren, sind Ausdruck von Gefühlen, die mit Scheitern im eigenen Berufsverständnis verbunden sein können, manchmal auch lediglich Trauer um einen Menschen darstellen, um den man sich bemüht hat. Thomas Sitte hat einmal in einem Interview folgendermaßen formuliert: „Ich berate immer, was man alles tun kann, um Leiden zu lindern, auch wenn Heilung nicht mehr möglich ist. Ich berate auch, was man unterlassen sollte, um Leben nicht um jeden Preis, und wenn es von der Patientin bzw. dem Patienten nicht gewünscht wird, zu verlängern. Ich berate auch, wenn der Wunsch nachhaltig geäußert wird, wie man gut sterben kann. Bislang hat noch keiner von meinen Patienten am Suizidwunsch festgehalten." (Sitte 2020) Wenn es dann doch so kommt, ist dies eine Beeinträchtigung eines Kooperationsverhältnisses.

Auch für das Personal in pflegenden Einrichtungen oder in der ambulanten Versorgung ist Suizid eine mitunter existenzielle Herausforderung; es macht allerdings einen Unterschied, ob eine Pflegekraft oder Reinigungspersonal einen Menschen auffindet, der sich gewaltsam suizidiert hat und tot in seinem Appartement oder seiner Wohnung vorgefunden wird, oder ob er mit Begleitung aus dem Leben gegangen ist und das pflegende Personal vorbereitet ist und sich evtl. verabschieden konnte.

Sozialität des Sterbens verlangt, die Behandlungs- und Betreuungsbeziehung zwischen Patientinnen und den Menschen in Gesundheitsberufen mit in den Blick zu nehmen und sie supervisorisch und seelsorglich zu unterstützen.

Diese Überlegungen sind weder ein Eintreten für noch ein Plädoyer gegen die Möglichkeit assistierten Suizids. Es handelt sich um ein Nachdenken über die Umstände und Folgen für die subjektive Befindlichkeit, die Lebensqualität und Sinnerfahrung der unmittelbar und mittelbar Beteiligten. Einem weiten Verständnis von Spiritualität folgend, geht es dabei um Sterben in tragenden Beziehungen, in denen alle Beteiligten Sinn finden, Bedeutung spüren und sich mit Transzendenz verbunden erfahren.

Im Gedicht von Matthias Claudius gibt es scheinbar keine anderen Beziehungen mehr als nur die zwischen dem Tod und dem Mädchen. Zeugen und Freundinnen, Familie und Begleiter scheinen abwesend.

Nicht ohne Grund bleibt darum das Gedicht so offen und ohne Antwort. Erst bei Schuberts Tondichtung führen die Begleitumstände durch die Musik zu einem finalen Wohlklang. Ob das aber die richtige Lösung ist?

Literatur:

Borasio, Gian Domenico (2011): *Über das Sterben*, München: C.H. Beck.

Holder-Franz, Martina (2012): „*... dass du bis zuletzt leben kannst.*" *Spiritualität und Spiritual Care bei Cicely Saunders*, Zürich: Theologischer Verlag Zürich.

Konrad Adenauer Stiftung (Hrsg.) (2020): „*Der Grundwert des Lebens steht zur Disposition*". Ein Interview mit dem Palliativmediziner Dr. Thomas Sitte zum BVerfG-Urteil über das Verbot der geschäftsmäßigen Förderung von Selbsttötung, Berlin 2020, S. 5.

Nolan, Steve/Saltmarsh, Philipp/Leget, Carlo (2011): Spiritual care in palliative care: working towards an EAPC Task Force, *European Journal of Palliative Care*. S. 86 – 89.

Roser, Traugott (2015): Sterbehilfe – Streit um eine gesetzliche Neuregelung: „Freundschaft mit dem Tod" ist keine Haltung für Angehörige, Ärzte, Pflegende und Seelsorger, *Frankfurter Forum*: Diskurse 11, 2–7.

Schmolke, Andrea (2019): *Trauer als Weg zur Versöhnung. Die Bedeutung der Spiritualität für Hinterbliebene nach einem Suizid*. Münster: Lit.

Stoellger, Philipp (2008): Kulissenkunst des Todes. Zum Ursprung des Bildes aus dem Tod, in: Klie, Thomas (Hrsg.): *Performanzen des Todes. Neue Bestattungskultur und kirchliche Wahrnehmung*, Stuttgart: Kohlhammer, S. 15–40.

Tomer, Adrian/Eliason, Grafton T (2008): Existentialism and Death Attitudes, in: dies./ Wong, Paul T. (Hrsg.): *Existential and Spiritual Issues in Death Attitudes*, New York/London: Lawrence Erlbaum Associates, S. 7–37.

Internetquellen:

Cassell, Eric J. (1982): The nature of suffering and the goals of medicine, *N Engl J Med* 18;306(11):639–45. doi: 10.1056/NEJM198203183061104 (Zugriff am 05.04.2022).

Claudius, Matthias (1774/1775): Der Tod und das Mädchen. In: *Sämtliche Werke I./II. Teil.* Vgl. https://www.claudius-gesellschaft.de/texte/gedichte/der-tod-und-das-m%C3%A4dchen (Zugriff am 05.04.2022).

Tiefenschärfe ω

von Marti Faber & Ulrich Harbecke

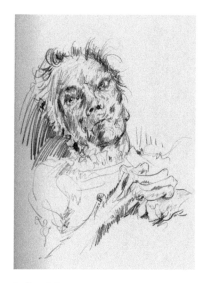

Jeden Morgen, so gegen neun,
kommt eine dicke Putzfrau herein.
Mit buntem Kittel, mit Eimer und Tuch
Ist sie mir längst ein lieber Besuch.
Dunkel die Haut, aus fremdem Land.
Ihr Name ist mir unbekannt.
Sie summt und wischt um Stuhl und Betten,
das Kruzifix und die Toiletten.
Ich glaube, vom Staub, der hierher weht,
durch sie nicht viel verlorengeht.
Und einmal war's, ich lag allein,
als Todesqual mich – nie gefühlt –

mit schwarzer Faust gefangen hielt.
Da trat die dicke Putzfrau ein.
Sie ließ ihr Staubtuch, kam heran
Und sah mich voller Mitleid an
Und legte mir die Hand aufs Herz
Und sprach wie einen Zaubersang
Ein fremdes Wort mit fremdem Klang.
Und langsam wich der Schmerz.

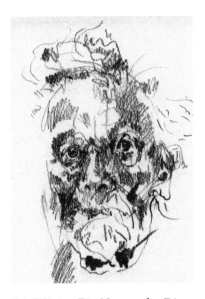

Die Wörter. Die Namen der Dinge.
Ich halte sie gegen das Licht.
Ich werfe um sie meine Ringe,
und meistens treffen sie nicht.
Sie sind wie verwasch'nes Gewebe
Und wie ein verzogener Brauch.
Ganz kurz sind sie noch in der Schwebe,
dann löst sich ihr Sinn wie ein Rauch.
Ich werf sie zum alten Eisen,
ich räum das Gerümpel hinaus,
denn bald schon will ich verreisen
und putze noch einmal mein Haus.

Mein Vorrat wird täglich geringer,
und heute ist er schon klein.
Was sollen die nutzlosen Dinger,
und was wird das letzte wohl sein?
Muss ich es mir selber gestalten?
Ist es ein Klang nur, ein Bild?
Wird es seinen Wert behalten,
wo andere Währung gilt?

Anhänge

Glossar

Das Glossar will die Lektüre dieses Buches vereinfachen, indem es zentrale Begriffe im Kontext der Betreuung schwerkranker und sterbender Menschen aufnimmt und erläutert. Es wurde von Dr. Marianne Kloke und Prof. Dr. Eckhard Nagel zusammengestellt und erhebt keinen Anspruch auf Vollständigkeit. Wo juristische Fragen berührt werden, kann nur ein Hinweis auf das geltende Recht bzw. die aktuelle Diskussion erfolgen. Um inhaltliche Zusammenhänge deutlich zu machen, wurde die alphabetische Reihung zugunsten einer Anordnung in inhaltlichen Rubriken verlassen.

Strukturen und Träger der Hospiz- und Palliativversorgung

Mit dem Begriff **Palliativversorgung (PV)** oder englisch **Palliative Care** wird die umfassende Betreuung von schwerkranken Patient:innen mit dem Ziel der Besserung der Lebensqualität bezeichnet. Die WHO definierte 2002: „Palliativmedizin ist ein Ansatz, der die Lebensqualität von Patienten (Erwachsenen und Kindern) und ihren Familien verbessert, die mit Problemen im Zusammenhang mit lebensbedrohlichen Krankheiten konfrontiert sind. Sie verhindert und lindert Leiden durch die frühzeitige Erkennung, korrekte Beurteilung und Behandlung von Schmerzen und anderen Problemen, ob körperlich, psychosozial oder spirituell."

Ambulante Hospizdienste (AHD) begleiten schwerstkranke und sterbende Menschen und ihre Angehörigen in der letzten Lebensphase und über den Tod hinaus. Unter der Leitung spezifischer qualifizierter hauptamtlicher Koordinator:innen wird diese Aufgabe von hierzu geschulten Ehrenamtlichen im privaten Zuhause, in einer Pflegeeinrichtung, im Krankenhaus oder auch einem stationären Hospiz in Supervision durch die Koordinator:innen wahrgenommen. Die Begleitung ist für die Betroffenen kostenfrei; das Gehalt für die Koordinator:innen und die Kosten für definierte Sachleistungen werden von den Kostenträgern bei von ihnen anerkannten Diensten auf Antrag hin rückerstattet (§ 39a SGB V).

Ambulante Palliativpflegedienste (APD) haben mit den Kostenträgern besondere Verträge zur Erbringung von Palliativpflege geschlossen. Voraussetzungen sind u. a. der Nachweis einer 160-stündigen zertifizierten Weiterbildung in Palliative Care der Mitarbeiter:innen, eine spezifische Dokumentation, die Kooperation mit einen AHD sowie eine 24/7-Hinfahrbereitschaft.

Eine **Palliativstation** ist eine Station innerhalb eines Krankenhauses, auf der unheilbar kranke Menschen mit dem Ziel der Besserung der Lebensqualität durch Linderung von Symptomen unter Beachtung der physischen, psychischen, sozialen und spirituellen Dimension behandelt werden. Sie muss besondere personelle, strukturelle und organisatorische Qualitätskriterien erfüllen. Die Verweildauer ist grundsätzlich nicht begrenzt. Auf Antrag hat eine Palliativstation ein Anrecht auf eine Abrechnung nach tagesgleichen Sätzen außerhalb der diagnosebezogenen Abrechnungspauschalen für Krankenhäuser.

Ein **stationäres Hospiz** ist eine spezialisierte stationäre (Pflege-)Einrichtung, in der Menschen ihre letzten Lebensmonate verbringen können. Die Pflege wird überwiegend durch Fachkräfte mit Palliative-Care-Zertifikat durchgeführt, für die menschliche Begleitung stehen i. d. R. Mitarbeitende eines AHD zur Verfügung. Die ärztliche Versorgung kann grundsätzlich durch Haus- und/oder Fachärzt:innen erfolgen. Häufig werden jedoch Palliativärzt:innen oder die SAPV hinzugezogen. Über die Aufnahme in ein Hospiz entscheidet die Leitung desselben bei Vorliegen einer Hospiznotwendigkeitsbescheinigung. In ihr attestieren die Ärzt:innen u. a. eine prospektive Lebenserwartung von maximal sechs Monaten. Der Aufenthalt im Hospiz ist kostenfrei. Die Finanzierung erfolgt durch Zuschüsse der Kranken- und Pflegekassen sowie zu 5 Prozent durch Spenden.

Die **Basispalliativversorgung** obliegt jedem Arzt, jeder Ärztin, jeder Pflegekraft sowie jeder und jedem therapeutisch Tätigen.

Die **qualifizierte,** in manchen Bereichen auch als **allgemeine Palliativversorgung** bezeichnet, wird von Fachkräften mit einer zusätzlichen

Qualifikation erbracht. Im Bereich des Krankenhauses findet man entsprechende Angebote häufig in geriatrischen oder onkologischen Fachabteilungen. Im ambulanten Bereich gehören die Palliativpflegedienste sowie die niedergelassenen Palliativärzt:innen dazu. In NRW sind diese Strukturen unter dem Begriff **Allgemeine Ambulante Palliativversorgung (AAPV)** zusammengefasst und zwischen Kostenträgern und Leistungserbringer:innen Verträge geschlossen.

Die **Spezialisierte Ambulante Palliativversorgung (SAPV)** wird durch das Palliative-Care-Team, bestehend aus hauptsächlich oder überwiegend in diesem Bereich tätigen Palliativärzt:innen und Palliativfachpflegekräften, erbracht. Eine SAPV bedarf der Zulassung durch die Kostenträger. Die Verordnung dieser Versorgungsform kann durch jedes Krankenhaus, aber auch durch niedergelassene Ärzt:innen unter der Bedingung des Vorliegens eines komplexen Symptomgeschehens oder einer besonders aufwändigen Versorgung erfolgen. Grundsätzlich hat jeder Patient, jede Patientin mit einer rasch fortschreitenden und zum Tode führenden Erkrankung sowohl im privaten Zuhause, in Einrichtungen der Alten- und Behindertenhilfe sowie in stationären Hospizen ein Anrecht auf eine Versorgung im Rahmen der SAPV. Für die Träger der SAPV ist die Kooperation mit einem Ambulanten Hospizdienst verpflichtend. Auch hier gilt eine 24/7-Hinfahrbereitschaft (Richtlinie des Gemeinsamen Ausschusses im Gesundheitswesen zur Verordnung von SAPV 2021).

Die **Spezialisierte Stationäre Palliativversorgung (SSPV)** wird auf Palliativstationen, in Palliativtageskliniken, durch den Palliativdienst (erweiterter Konsiliardienst) sowie außerhalb von Palliativstationen im Rahmen der sogenannten Spezialisierten Palliativkomplexbehandlung erbracht. Konstitutives Merkmal ist das multiprofessionelle Team, das in der Minimalvariante aus Palliativärzt:innen, Palliativfachpflege sowie Mitarbeiter:innen aus dem psychosozialen Bereich mit anerkanntem Palliative-Care-Zertifikat besteht (Hospiz- und Palliativgesetz sowie Krankenhausfinanzierungs-gesetz).

Die personellen, organisatorischen und strukturellen Merkmale der verschiedenen Versorgungsstufen und -orte in Deutschland sind im Kapitel 11 der S3-Leitlinien Palliativmedizin im Leitlinienprogramm

Onkologie der Arbeitsgemeinschaft der Wissenschaftlichen Medizinischen Fachgesellschaften (AWMF) beschrieben.

Qualifikationen und Träger der Palliativversorgung

Die **Zusatzbezeichnung Palliativmedizin** kann von allen approbierten Ärzt:innen erworben werden durch Absolvierung einer curricularen Weiterbildung von insgesamt 160 Stunden, die anteilig durch Mitarbeit an einer anerkannten Weiterbildungsstätte ersetzt werden kann. Die Weiterbildung schließt mit einer Prüfung bei der Ärztekammer ab.

Qualifizierte Palliativärzt:innen sind als niedergelassene Haus- oder Fachärzt:innen tätig und haben die Zusatzbezeichnung Palliativmedizin erworben. Darüber hinaus können sie in einzelnen Kammerbezirken Verträge mit den Kassenärztlichen Vereinigungen schließen, die sie u. a. zur Vorhaltung einer 24/7-Bereitschaft verpflichten. Alle niedergelassenen Ärztinnen und Ärzte können an sie überweisen (gültig in Westfalen-Lippe).

Die **hauptamtlichen Koordinator:innen** eines Ambulanten Hospizdienstes haben als Eingangsvoraussetzung entweder ein abgeschlossenes Studium im humanwissenschaftlichen Bereich oder eine dreijährige Pflegeausbildung zuzüglich einer langjährigen Erfahrung in Palliativversorgung. Zusätzlich haben sie die Palliative-Care-Ausbildung für ihre Berufsgruppe (zumeist 160 h) sowie ergänzend zwei spezifische Weiterbildungen von insgesamt 120 h (Koordination 40 h und Führungskompetenz 80 h) absolviert.

Ehrenamtliche Mitarbeiter:innen eines AHD haben eine 100-h-Weiterbildung absolviert und erfahren im Laufe Ihrer Tätigkeit kontinuierliche Supervision.

Dem **multiprofessionellen (Palliativ-)Team** gehören Menschen verschiedenster Berufe an, z. B. Sozialarbeiter:innen, Psycholog:innen, Familientherapeut:innen, Logopäd:innen, Ernährungsberater:innen, Seelsorger:innen, Familientherapeut:innen, Pädagog:innen, Ärzt:innen und Pflegefachkräfte. In manchen Teams gehören die Koordinator:innen vom AHD oder auch die Ehrenamtlichen ebenso dazu wie Küchenhilfen und Sekretär:innen. Eine spezialisierte Palliativversorgung ist ohne ein solches Team nicht durchführbar. Soweit es bereits curriculare (und zumeist von der Deutschen Gesellschaft für Palliativmedizin zertifizierte) Fortbildungen für die jeweilige Berufsgruppe gibt, sollten diese absolviert sein. Wesentlichste Aufgabe ist die Entwicklung eines Behandlungs- und Begleitungskonzeptes entsprechend den Wünschen der Patient:innen im Rahmen von Einzelfallbesprechungen.

Sterbe- und Trauerbegleiter:in ist keine geschützte Berufsbezeichnung oder staatlich anerkannte Weiterbildung. Dennoch bieten zahlreiche Dachorganisationen, Fachgesellschaften und Akademien entsprechende Fortbildungskurse zumeist mit veranstalterinternen Zertifikaten als Abschluss an. Die Zugangsvoraussetzungen sind sehr unterschiedlich – sie reichen von allgemein Interessierten bis hin zu Menschen, die hauptberuflich oder ehrenamtlich Sterbende und/oder ihre Angehörigen begleiten. Eine wichtige Orientierungshilfe bietet hier die vom Deutschen Hospiz- und Palliativverband 2021 herausgegebene Handreichung *Kulturen der Trauer*.

Begriffsklärungen und Definitionen im Kontext des Selbstbestimmungsrechtes der Patient:innen

Das Selbstbestimmungsrecht der Menschen/der Patient:innen gilt uneingeschränkt. Eine Zuwiderhandlung stellt eine Körperverletzung dar (§ 223 StGB). Ausnahmen: Die Entscheidungsfähigkeit der Patient:innen ist nicht gegeben oder die eingeforderte Behandlung ist medizinisch nicht indiziert (z. B. ausgedehnte Operationen bei sterbenden Menschen).

Es wird zwischen drei Formen der **Autonomieäußerung** unterschieden:

1. **Situative Autonomie**: Der in der akuten Entscheidungssituation geäußerte **freie Wille der Patient:innen** ist zu beachten, auch wenn er im Gegensatz zu zuvor getroffenen schriftlichen oder mündlichen Willensäußerungen steht.
2. **Prospektive Autonomie**: Der voraus verfügte Behandlungswille kann in schriftlicher (Patientenverfügung) oder mündlicher Form festgelegt und jederzeit formlos widerrufen werden (§ 1901a (1)

BGB). Außer einer handschriftlichen Unterschrift bedarf die **Patientenverfügung** (PV) keiner besonderen Form. Eine notarielle Beglaubigung ist ebenso wenig erforderlich wie eine Aktualisierung in bestimmten Zeitabständen, wobei letztere jedoch zu empfehlen ist. Wesentlich ist, dass das in ihr (Voraus-)Verfügte auf die aktuelle medizinische Situation anwendbar ist. In Ergänzung oder unabhängig von der PV kann eine **Vorsorgevollmacht** für verschiedenste Bereiche (z. B. für den medizinischen, den Aufenthalts-, den finanziellen, den postalischen Bereich) erteilt und diese ggf. auch verschiedenen Personen zugeordnet werden. Auch hier gilt, dass grundsätzlich keine notarielle Beglaubigung erforderlich ist. In Abhängigkeit von der persönlichen Situation (z. B. bei Vermögenswerten) kann sie jedoch empfehlenswert sein. Die Vorsorgebevollmächtigten sind per Gesetz verpflichtet, den Willen der Patient:innen uneingeschränkt zur Kenntnis zu bringen (§ 1901a BGB).

Eine **Betreuungsvollmacht** legt fest, welche Person für den Fall, dass eine Betreuung eingerichtet werden muss, diese für welchen Bereich (s. o.) erhalten soll.

Eine Sonderform stellen die Gespräche zur **vorausschauenden Behandlungsplanung am Lebensende,** auch Advance Care Planning (ACP) oder Behandlung im Voraus Planen (BVP®), dar (§ 132 g SGB V). Sie ist ein freiwilliges Angebot für Bewohner:innen von Einrichtungen der Alten- und Eingliederungshilfe zur Versorgungsplanung zur individuellen und umfassenden medizinischen, pflegerischen, psychosozialen und seelsorgerischen Betreuung in der letzten Lebensphase. Entsprechend einem gesetzlich vorgegebenen Curriculum mit theoretischen und praktischen Anteilen geschulte Gesprächsbegleiter:innen führen Gespräche mit Bewohner:innen von Einrichtungen der Alten-und Eingliederungshilfe bzw. ihren Vorsorgebevollmächtigten/gesetzlichen oder privaten Betreuer:innen zu den Behandlungswünschen der Bewohner:innen am Lebensende. Die Inhalte werden in speziellen Formularen dokumentiert. Die Mitwirkung der:des Haus-/Fachärzt:in ist obligatorisch.

Bei Erfüllung bestimmter Qualitätskriterien kann eine Vergütung des zusätzlichen Aufwandes durch die Krankenkassen erfolgen (siehe Rahmenvereinbarung des Spitzenverbandes – Bund der Krankenkassen – mit den Kostenträgern zu Inhalten und Anforderungen der gesundheitlichen Versorgungsplanung für die letzte Lebensphase).

3. **Der mutmaßliche Wille** muss in medizinischen Entscheidungssituationen außerhalb der Notfallsituation auf der Basis früherer Äußerungen/Verhaltensweisen/Lebensereignisse immer dann ermittelt werden, wenn keine schriftliche oder abgesichert mündliche Patientenverfügung vorliegt. Einmal ermittelt, hat er die gleiche Verbindlichkeit wie eine schriftliche Patientenverfügung.

Begriffsklärungen und Definitionen im Kontext von Sterbehilfe

Aktive Sterbehilfe oder Tötung auf Verlangen stellt einen aktiven Eingriff in den Lebensprozess mit dem Ziel der Lebensbeendigung dar. Sie ist in Deutschland gemäß § 216 StGB strafbar und wird von Palliativmedizin und Hospizbewegung in jeder Form abgelehnt.

Passive Sterbehilfe wie z. B. beim Verzicht auf Beginn und/oder bei (aktiver) Beendigung lebensverlängernder und/oder -erhaltender Maßnahmen ist grundsätzlich erlaubt, wenn dieses dem Willen der Patient:innen entspricht (s. auch Urteil des BGH 2010). Sie steht im Einklang mit den Prinzipien des Palliativ- und Hospizbewegung, die das Leben bejaht und Sterben als natürlichen Prozess ansieht.

Von **indirekter Sterbehilfe** wird gesprochen, wenn durch die Gabe eines Medikamentes oder das Ergreifen einer Maßnahme mit dem Ziel, das Leid der Patient:innen zu lindern (z. B. Schmerzen zu mindern) eine mögliche Lebensverkürzung z. B. durch Nebenwirkungen billigend in Kauf genommen wird. Ein solches Handeln ist zulässig, da es nicht den Tod der Patient:innen, sondern die Leidenslinderung zum Ziel hat (s. auch Urteil des BGH 1996).

Die Rechtslage bzgl. des **Tötens auf Verlangen bzw. des assistierten Suizids** ist in Deutschland aufgrund des BVerfG-Urteils vom Februar 2020 in der Diskussion. Dieses führt aus, dass das allgemeine Persönlichkeitsrecht die Freiheit einschließt, sich das Leben zu nehmen, hierfür bei Dritten Hilfe zu suchen und, soweit sie angeboten wird, in

Anspruch zu nehmen. Aufgrund dieses Urteils müssen sowohl das Gesetz zur Strafbarkeit der geschäftsmäßigen Förderung der Selbsttötung (kurz Sterbehilfegesetz § 217 StGB) von 2015 als auch die ärztlichen Berufsordnungen der jeweiligen Kammern reformiert werden.

Weil eine **Selbsttötung** nicht strafbar ist, kann die Beihilfe zum Suizid auch nicht strafbar sein. Inwieweit dieses auch für Ärzt:innen aufgrund ihrer besonderen Garantenpflicht für den Erhalt des Lebens gilt, ist aktuell umstritten. Hier nehmen die Berufsordnungen der Ärztekammern unterschiedliche Wertungen vor. Die Musterberufsordnung legt fest, dass Sterbehilfe grundsätzlich keine ärztliche Aufgabe ist.

Der Tatbestand einer **Körperverletzung** (am Lebensende) ist in dem Augenblick gegeben, in dem (auch medizinisch indizierte) Maßnahmen gegen den Patientenwillen oder medizinisch nicht indizierte Maßnahmen (unabhängig vom Patientenwillen) durchgeführt werden (§ 223 StGB). Letzteres wird aber juristisch in der Regel nicht verfolgt, weil es zu keiner Anzeige kommt.

Begriffsklärungen und Definitionen im Kontext von Therapiekonzepten

Eine **Therapiezieländerung** ist durch das Verlassen des Ziels der Heilung einer Erkrankung zugunsten der Lebensverlängerung/der Lebensqualitätsverbesserung (Palliation) gekennzeichnet. Diese muss mit den Patient:innen kommuniziert werden. Während dieser Zeitpunkt bei Krebserkrankungen zumeist gut erkennbar ist, ist dieser Übergang bei Nicht-Tumorerkrankungen zumeist ein fließender (Beispiele: Herzinsuffizienz, Lungenerkrankungen wie COPD, neurologische Erkrankungen wie Multiple Sklerose oder Demenz).

Das Konzept der **Frühen Integration von Palliativversorgung** in ein palliativ intendiertes Behandlungskonzept hat aufgrund seiner wissenschaftlich belegten Vorteile in Bezug auf Lebensqualität (und bei einigen Erkrankungen sogar Lebenszeit) zur Abkehr der Übergabe des Behandlungsregimes an die Palliativmedizin erst nach Beendigung der erkrankungsspezifischen (z. B. onkologischen) Therapien geführt und eine gleichzeitige Behandlung durch (onkologischen) Facharzt:innen und Palliativärzt:innen als Goldstandard festgelegt.

Die Linderung von erkrankungsbedingten Symptomen/Beschwerden/Belastungen ist Ziel von Palliative Care und Hospizarbeit. Weil eine Beseitigung von Symptomen im Sinne einer Kontrolle zumeist nicht möglich ist, wird stattdessen von **Symptomlinderung** gesprochen.

Die patientenzentrierte (Palliativ-)Versorgung basiert auf dem medizinethischen Prinzip der Patient:innen als Taktgeber für Art, Umfang und Inhalt der medizinischen, pflegerischen und therapeutischen sowie begleitenden (Palliativ-)Versorgung. Sie stellt eine Erweiterung des Konzeptes der mündigen Patient:innen dar.

Kulturell geprägte Sterbe- und Trauerbegleitung basiert auf der Hypothese, dass Sterben und Trauer in der Vielfalt individueller Reaktionen und Prägungen geschieht. Somit bedarf die Begleitung der Trauer einer kultursensiblen, inter- und transkulturellen Ausrichtung.

Die für die **kultursensible (Hospiz- und Palliativ-)Versorgung** existierenden Konzepte wurden zumeist aus der Pflege heraus auf Basis der Erfahrung, dass Kulturklischees und scheinbare Verhaltensmuster bei den immer komplizierteren Migrationsgeschichten eines großen Bevölkerungsanteils nicht mehr verfangen, entwickelt. Ihre Denk- und Herangehensweise ist von der Überzeugung bestimmt, dass die individuelle Kulturerfahrung und -geschichte einzigartig für jeden Menschen ist. Als Expert:in in eigener Sache sind die Erkrankten/die Angehörigen Taktgeber für ihre Integration in das Versorgungskonzept.

Definitionen und zentrale Begriffe

Zugangsgerechtigkeit (in der Hospiz- und Palliativversorgung) stellt neben der Zuverlässigkeit der Versorgung die zweite zentrale Forderung der Charta zur Betreuung schwerkranker und sterbender Menschen dar. Obwohl jeder Mensch ein (einklagbares) Recht auf eine angemessene Palliativversorgung hat, entscheiden oft mehr individuelles Engagement und Informationsgrad von Betroffenen, An- und Zugehörigen oder professionell Betreuenden denn die de facto gegebene individuelle Bedürftigkeit über den Zugang zu Hospiz- und Palliativversorgung.

Hospizliche Haltung drückt sich im Respekt vor der Würde und Selbstbestimmung des schwer kranken und sterbenden Menschen aus, nimmt seine Anliegen ernst, behält die ganzheitliche Sicht im Sterbeprozess bei, lässt die sterbende Person nicht allein und unterstützt Angehörige und Freund:innen, von denen die sterbende Person Nähe und Geborgenheit erwarten kann.

Trauerkultur beinhaltet die Gesamtheit aller Handlungen und Verhaltensweisen, die mit dem Sterben und dem Tod eines Menschen verbunden sind. Dazu zählen neben der Beisetzung die unterschiedlichen Formen des Abschiednehmens (z. B. religionsbezogene Rituale, freie Trauerredner:innen) und der Erinnerungskultur, des Umgangs mit der gemeinsam geteilten Vergangenheit. Trauerkultur ist stark von kulturellen, religiösen und gesellschaftlichen Rahmenbedingungen und Entwicklungen abhängig.

Spiritualität ist die dynamische Dimension menschlichen Lebens, die sich darauf bezieht, wie Personen (individuell und in Gemeinschaft) Sinn, Bedeutung und Transzendenz erfahren, ausdrücken und/oder suchen. Und wie sie in Verbindung stehen mit dem Moment, dem eigenen Selbst, mit den Anderen bzw. dem Anderen, mit der Natur, mit dem Signifikanten und/oder dem Heiligen (Definition der EAPC in der Übersetzung von T. Roser). Spiritualität ist in die ganze Lebenswelt eines Menschen hineingewachsen und ist – reflektiert oder nicht reflektiert – in den körperlichen, intellektuellen, psychischen und sozialen Lebensäußerungen eines Menschen als innerster Werte- und Beweggrund anwesend und mitbestimmend (Definition E. Weiher).

Spiritual Care ist die gemeinsame Sorge aller Teammitglieder, An- und Zugehörigen für die Teilnahme und Teilhabe des schwerkranken und sterbenden Menschen an einem als sinnvoll erfahrenen Leben im umfassenden Sinn. Sie ist keiner bestimmten Profession oder Religion oder Weltanschauung zugeordnet.

Existenzielle Kommunikation ist eine (trainierbare) Methode der empathischen Gesprächsführung. In ihr gehen Ärzt:innen, Pflegende und alle mit Behandlung, Versorgung und Begleitung von schwer erkrankten oder sterbenden Menschen Befassten auf deren existenziellen Not- und Frageerfahrungen ein. Sie ist nicht konfessionell, religiös oder weltanschaulich eingegrenzt, sondern versucht vor allem, die Dimension der Sinnfrage im Krankheits- und Gesundheitsverständnis zu erfassen.

Die **S3-Leitlinie Palliativmedizin** im Leitlinienprogramm Onkologie der Arbeitsgemeinschaft der Wissenschaftlichen Medizinischen Fachgesellschaften (AWMF) umfasst Leitlinien zur Behandlung einzelner Symptome ebenso wie solche zu Struktur und Organisation der PV. Auch wenn viele der Empfehlungen auf der Basis eines Expertenkonsenses ausgesprochen wurden, entspricht ihr Qualitätsniveau formal den Anforderungen der höchsten wissenschaftlichen Evidenzstufe.

Bei einer **therapeutischen oder palliativen Sedierung** erfolgt eine kontrollierte Gabe von sedierenden (beruhigenden) Medikamenten mit dem Ziel, das Bewusstsein so weit einzuschränken, dass anderweitig nicht ausreichend linderbares Leid für den Betroffenen erträglich wird. Die Sedierung erfolgt entsprechend international anerkannten Leitlinien. Sie hat nie eine Lebensverkürzung als Ziel, weshalb der ursprüngliche Begriff der terminalen Sedierung auch verlassen wurde. Nur innerhalb der Sterbephase darf sie dauerhaft durchgeführt werden, ansonsten ist eine Unterbrechung nach einem zuvor festgelegten Zeitpunkt zur Überprüfung ihrer Notwendigkeit zwingend erforderlich.

Das palliativmedizinische Basisassessment erfolgt zu Beginn einer PV mit dem Ziel, die Bedürfnisse der Patient:innen und ihre physische, soziale, psychische und spirituelle Situation möglichst vollständig zu erfassen und gut zu verstehen. Auf seiner Grundlage wird mit den Patient:innen ein Versorgungs-/Behandlungsplan erstellt. Seine Durchführung ist für die Abrechnung von Leistungen der spezialisierten Palliativversorgung verpflichtend (s. auch Empfehlungen der Deutschen Gesellschaft für Palliativmedizin zur Dokumentation).

Unter **End-of-Life-Care oder auch Sterbebegleitung** werden alle Maßnahmen zusammengefasst, die der:dem Erkrankten ein Sterben unter würdigen Bedingungen und entsprechend ihren:seinen Wünschen ermöglichen sollen. Sie ist Teil der Palliativversorgung, aber nicht identisch mit ihr (Council of Europe 2003: Recommendation 24).

Hilfreiche Ansprechpartner und nützliche Links

Der Hinweis auf hilfreiche Ansprechpartner wurde unter dem Aspekt der bundesweiten Bedeutung, der Verankerung der sie verantwortenden Institutionen im wissenschaftlichen Bereich sowie des Angebotes an weiterführenden Informationen ausgewählt. Diese Liste erhebt keinen Anspruch auf Vollständigkeit.

– Ansprechstelle des Landes NRW für Hospizarbeit und Palliativversorgung (ALPHA): https://www.alpha-nrw.de
– Akademie für Ethik in der Medizin: https://www.aem-online.de
– Bundesarbeitsgemeinschaft der Immigrantenverbände Deutschland (BAGIV): https://bagiv.de
– Bundesverband Trauerbegleitung (BVT): https://www.bv-trauerbeg leitung.de
– Charta zur Betreuung schwerkranker und sterbender Menschen in Deutschland: https://www.charta-zur-betreuung-sterbender.de
– Dachverband der Migrantinnenorganisationen e.V. (DaMigra): https://www.damigra.de
– Deutsche Gesellschaft für Palliativmedizin: https://www.dgpalliativ medizin.de
– Deutsche Krebshilfe – Die blauen Ratgeber: Palliativmedizin – Antworten.Hilfen.Perspektiven.: https://www.krebshilfe.de
– Deutscher Hospiz- und Palliativverband: https://www.dhpv.de
– Deutschsprachige interprofessionelle Vereinigung – Behandlung im Voraus Planen – Advance Care Planning: https://div-bvp.de
– Hinweise der Bundesärztekammer zum ärztlichen Umgang mit Suizidalität und Todeswünschen nach dem Urteil des Bundesverfassungsgerichts zu § 217 StGB: https://www.bundesaerztekammer .de
– Koordinierungsstelle für Hospiz- und Palliativversorgung in Deutschland: https://www.koordinierung-hospiz-palliativ.de

- Leitlinie Palliativmedizin im Leitlinienprogramm Onkologie der Arbeitsgemeinschaft der Wissenschaftlichen Medizinischen Fachgesellschaften (AWMF): https://www-leitlinienprogramm-onkologie.de
- Leitlinie zum Umfang und zur Begrenzung der ärztlichen Behandlungspflicht in der Chirurgie: https://www.springermedizin.de
- Nationales Hospiz- und Palliativregister: https://www.hospiz-palliativ-register.de
- Wegweiser Hospiz- und Palliativversorgung Deutschland: https://www.wegweiser-hospiz-palliativmedizin.de

Autorenverzeichnis

Priv.-Doz. Dr. med. Theodor Baars studierte Katholische Theologie, Philosophie und Medizin. Nach seiner Facharztausbildung war er als Intensivmediziner und interventioneller Kardiologe am Universitätsklinikum in Essen tätig. In dieser Zeit war er ärztliches Mitglied der Ethik-Kommission der Medizinischen Fakultät der Universität Duisburg-Essen. Seit 2020 arbeitet er unter Prof. Dr. med. Ali Canbay an der Ruhr-Universität Bochum, am Universitätsklinikum am Knappschaftskrankenhaus Bochum.

Dr. rer. nat. Ferya Banaz-Yaşar ist Biologin und arbeitet seit 2017 als Koordinatorin in der Hospizarbeit am Universitätsklinikum Essen mit dem Schwerpunkt kultursensible Hospizarbeit und kultursensible Trauerbegleitung. Sie ist Mitglied im Beirat des Hospiz- und Palliativ-Verbandes NRW e. V. Sie ist verheiratet und hat zwei Kinder.

Dr. Christina Berndt ist Wissenschaftsjournalistin bei der *Süddeutschen Zeitung* und Buchautorin. Ihr Bestseller „Resilienz" wurde in 19 Sprachen übersetzt. Für ihre journalistischen Arbeiten erhielt sie zahlreiche Auszeichnungen, 2021 wurde sie zur „Wissenschaftsjournalistin des Jahres" gewählt.

Anja Bröker startete ihre journalistische Laufbahn 1997 beim WDR und ging als Korrespondentin nach Moskau, Peking und New York. 2013 wurde sie Planerin im ARD-Morgenmagazin und arbeitete für die Recherchekooperation von WDR, NDR und *Süddeutscher Zeitung*. Als Moderatorin präsentierte sie diverse ARD-Sendungen. Seit 2020 leitet Anja Bröker den Newsroom der Deutschen Bahn.

Univ.-Prof. Dr. Ali Canbay ist Direktor der Medizinischen Universitätsklinik am Knappschaftskrankenhaus Bochum. Er studierte Medizin und promovierte an der Medizinischen Fakultät der Universität Bochum. Nach einem Forschungsaufenthalt in der Abteilung für Gastroenterologie des Mayo Clinic College of Medicine (Rochester, MN,

USA) schloss er seine klinische Ausbildung in der Abteilung für Gastroenterologie und Hepatologie des Universitätsklinikums Essen ab. Von Januar 2017 bis Oktober 2019 war Prof. Canbay Direktor der Universitätsklinik für Gastroenterologie, Hepatologie und Infektionskrankheiten der Otto-von-Guericke-Universität Magdeburg.

Marti Faber studierte Grafik-Design, sowie freie Kunst unter anderem an der Kunstakademie in Málaga. Sie erwarb sich durch markanten Stil und Professionalität international einen hervorragenden Ruf im Agenturbereich und Industrie-Design. Zahlreiche Preise und Auszeichnungen bei nationalen und internationalen Kunstwettbewerben begleiten ihr Schaffen. Immer steht für sie der Mensch im Mittelpunkt in seiner Vielfalt und Verletzlichkeit. Das Spektrum ihres Schaffens reicht von großen Stahlskulpturen im öffentlichen Raum bis zu fragil-lyrischen Ereignissen auf Papier.

Prof. Dr. Markus Gabriel ist einer der weltweit bekanntesten Vertreter eines Neuen Realismus in der Philosophie, was ein wesentlicher Baustein seines Projekts einer Neuen Aufklärung ist. Mit nur 29 Jahren wurde er zum jüngsten Philosophieprofessor Deutschlands berufen. Seit 2009 hat er den Lehrstuhl für Erkenntnistheorie und Philosophie der Neuzeit an der Universität Bonn inne und ist Direktor des Internationalen Zentrums für Philosophie. Er ist zudem Direktor des Center for Science and Thought.

Ulrich Harbecke studierte Theaterwissenschaft, Kunstgeschichte und Musikwissenschaft. Als Autor, Redakteur und Regisseur beim WDR-Fernsehen entwickelte er herausragende, zum Teil stilbildende Programme. Gleichzeitig entstanden Sachbücher, Romane, Erzählungen, lyrische Texte und Kompositionen. Die hier gezeigten Texte veröffentlichte er nach einer Begegnung mit der Künstlerin Marti Faber und ihren Zeichnungen letzter Lebenszeichen sterbender Menschen.

Prof. Bodo Hombach ist Vorsitzender des Vorstandes der Brost-Stiftung und war davor von 2011 bis 2020 stellvertretender Vorsitzender. Er ist Präsident der Bonner Akademie für Forschung und Lehre praktischer Politik (BAPP) und der Brost-Akademie. Hombach lehrt als Honorarprofessor an der Universität Bonn. Zuvor war er u. a. als Chef des Bundeskanzleramtes sowie als Sonderkoordinator des Stabilitätspaktes für Südosteuropa in Brüssel tätig. Von 2002 bis 2012 war er Geschäftsführer der WAZ-Gruppe in Essen.

Prof. Dr. Stefan Huster studierte Rechtswissenschaft und Philosophie in Bielefeld und Frankfurt/M., seine Promotion und Habilitation erlangte er an der Juristischen Fakultät der Universität Heidelberg. 2002 folgte der Ruf an die FernUniversität in Hagen, seit 2004 ist er Inhaber des Lehrstuhls für Öffentliches Recht, Sozial- und Gesundheitsrecht und Rechtsphilosophie an der Ruhr-Universität Bochum. Er ist Mitglied der Leopoldina Nationale Akademie der Wissenschaften.

Dr. rer. medic. Birgit Jaspers ist Philosophin, Germanistin und Medizinwissenschaftlerin. Sie arbeitet in der palliativmedizinischen Forschung und Lehre an den Universitäten Bonn und Göttingen. Ihre Schwerpunkte sind ethische und medizinethische Fragestellungen, internationale Projekte zur Qualitätssicherung in der Palliativversorgung und Arbeiten für politische Gremien.

Dr. med. Marianne Kloke ist Fachärztin für Innere Medizin, Spezielle Schmerztherapie, Palliativmedizin und Klinische Ethikberaterin im Ruhestand. Bis 2020 war sie Direktorin der Klinik für Palliativmedizin und des Instituts für Palliative Care an den Kliniken Essen-Mitte und Leiterin des Netzwerks Palliativmedizin Essen. Sie wirkte u. a. bei der Charta zur Betreuung schwerstkranker und sterbender Menschen sowie den S3 Leitlinien Palliativmedizin mit.

Michael Krons ist leitender Redakteur beim Informationssender Phoenix von ARD/ZDF. Seine beruflichen Stationen führten ihn zur *Frankfurter Allgemeinen Zeitung*, der Parlamentsredaktion der ARD in Bonn und der Redaktion „frontal" des ZDF. Er ist zudem Dozent an der Universität Bonn.

Reinhold Messner hat als Felskletterer, Höhenbergsteiger und Abenteurer immer wieder Grenzen versetzt. In über fünfzig Büchern und einem Dutzend Filmen erzählt Reinhold Messner das Abenteuer Berg und Wüste, das den aufgeklärten Menschen seit 250 Jahren umtreibt. Mit seiner Stiftung, der Messner Mountain Fundation, seiner „Final Expedition", einer Vortragsreise rund um die Welt sowie seinem Messner Mountain Heritage, eine von ihm inspirierte Museumskette in den verschiedensten Gebirgen der Erde, übernimmt Reinhold Messner soziale Verantwortung für die Bergvölker und für eine nachhaltige Erzählung des traditionellen Alpinismus.

Univ.-Prof. Dr. Dr. med. habil. Dr. phil. Dr. theol. h. c. Eckhard Nagel war von 2010 bis 2015 Vorstandsvorsitzender des Universitätsklinikums Essen und ist heute Geschäftsführender Direktor des Instituts für Medizinmanagement und Gesundheitswissenschaften sowie Sprecher des „MedizinCampus Oberfranken" der Universität Bayreuth. Zudem ist er Ärztlicher Direktor der Sonderkrankenanstalt für Kinder und Jugendliche vor und nach Organtransplantation „Ederhof" und Vorsitzender des Vorstandes der Deutschen Gesellschaft für Integrierte Versorgung im Gesundheitswesen (DGIV). Seine enge Zusammenarbeit mit China findet Niederschlag in der Gastprofessur an der Tongji Medizinischen Fakultät der Huazhong Universität für Wissenschaft & Technologie und als deutscher Präsident des Tongji Klinikums, Wuhan, China. Von 2001 bis 2008 war der habilitierte Transplantationschirurg Gründungsmitglied und Vorstand des Nationalen Ethikrats und von 2008 bis 2016 des Deutschen Ethikrats. Seit 2001 ist er Mitglied im Präsidium des Deutschen Evangelischen Kirchentages und war 2005 wie 2010 dessen Präsident.

Prof.'in Dr. med. Jeanne Nicklas-Faust ist Fachärztin für Innere Medizin und verfasste ihre Dissertation zur Akzeptanz von Patientenverfügungen. Neben ihrer klinischen Tätigkeit zwischen 1989 und 2010 war sie von 2001 bis 2005 Referatsleiterin bei der Ärztekammer Berlin sowie von 2005 bis 2010 Professorin an der Evangelischen Hochschule Berlin und Lehrbeauftragte für Ethik in der Medizin an der Humboldt Universität. Seit 2011 ist sie Bundesgeschäftsführerin der Bundesvereinigung Lebenshilfe e. V.

Bischof Dr. Franz-Josef Overbeck studierte Theologie in Münster und in Rom, wo er 1989 die Priesterweihe empfing. Nach der Bischofsweihe 2007 war er zunächst Weihbischof im Bistum Münster, bevor er 2009 Bischof von Essen wurde. Overbeck ist zudem Katholischer Militärbischof für die Deutsche Bundeswehr, verantwortlich für das Hilfswerk „Adveniat", Vorsitzender der Glaubenskommission der DBK sowie Vizepräsident der Kommission der europäischen Bischofskonferenzen.

Dr. med. Marta Przyborek ist Oberärztin der Klinik für Palliativmedizin am Universitätsklinikum Bonn. Ihr wissenschaftlicher Schwerpunkt liegt in der Etablierung der Behandlungspfade in der Palliativmedizin.

Prof. Dr. med. Lukas Radbruch ist Direktor der Klinik für Palliativmedizin am Universitätsklinikum Bonn und Leiter des Zentrums für Palliativmedizin am Helios Krankenhaus Bonn/Rhein-Sieg. Er ist Vorsitzender der International Association for Hospice and Palliative Care. Seine wissenschaftlichen Schwerpunkte liegen in der Symptomerfassung, Opioidtherapie, und ethischen Fragestellungen in der Palliativmedizin.

Prof. Dr. Traugott Roser ist evangelischer Pfarrer, Krankenhaus- und Altenheimseelsorger und seit 2013 Professor für Praktische Theologie an der Evangelisch-Theologischen Fakultät der Westfälischen Wilhelms-Universität Münster, vorher Inhaber des ersten Stiftungslehrstuhls für Spiritual Care an der Medizinischen Fakultät der LMU München (gem. mit Eckhard Frick SJ). Er ist u. a. Mitglied des Bayerischen Ethikrats, der Ethikkommission der Ärztekammer Westfalen-Lippe, der Ständigen Konferenz für Seelsorge der EKD. Publikationen u. a.: Handbuch der Krankenhausseelsorge (Hg., 2019), Spiritual Care (2. Aufl. 2017).

Ulla Schmidt, Bundesministerin a. D., war als Lehrerin einer Förderschule im Kreis Aachen tätig. Sie gehörte bis 2021 dem Deutschen Bundestag an, mit den Arbeitsschwerpunkten Arbeit, Soziales, Familie und Gesundheit. Von 2001 bis 2009 war sie Bundesministerin für Gesundheit, von 2013 bis 2017 Vizepräsidentin des Deutschen Bundestages. Ehrenamtlich engagiert sich Ulla Schmidt u. a. seit 2012 als Vorsitzende des Kuratoriums der Hospizstiftung Aachen, ebenfalls seit 2012 ist sie Vorsitzende der Bundesvereinigung Lebenshilfe e.V., die sich für Menschen mit sogenannter geistiger Behinderung und ihre Familien einsetzt.

Ute Schwarzwald ist Diplom-Sozialwissenschaftlerin und arbeitet als Redakteurin im Rhein-Ruhr-Ressort der Westdeutschen Allgemeinen Zeitung (WAZ). Zu ihren journalistischen Schwerpunkten gehört der Bereich Medizin. Mit den Themen Palliativversorgung und Hospizar-

beit befasste sie sich unter anderem im Rahmen einer großen Leserak-
tion: „Wie haben Sie das Sterben Ihrer Eltern erlebt?"

Dr. med. Nicole Selbach absolvierte ihre internistische Facharztausbildung im Universitätsklinikum Essen sowie im Evangelischen Krankenhaus Essen-Werden unter Herrn Prof. Heit. Nach Erwerb der Zusatzbezeichnung Palliativmedizin wechselte sie 2013 zu Frau Dr. Kloke
in die Klinik für Palliativmedizin in den Kliniken Essen-Mitte, wo sie
stationäre und auch ambulante palliativmedizinische Expertise (SAPV)
erwerben konnte. Seit 2020 arbeitet sie als Sektionsleiterin der Palliativmedizin unter Herrn Prof. Canbay an der Ruhr-Universität Bochum
am Universitätsklinikum Knappschaftskrankenhaus.

Dr. med. Thomas Sitte ist Krankenpflegehelfer und Palliativmediziner, Gründungsstifter und ehrenamtlicher Vorstandsvorsitzender der
Deutschen PalliativStiftung. Er studierte Medizin in Bochum, Bonn,
Würzburg und Berlin und promovierte 2016 in Homburg/Saar. Er
war beruflich in allen Ebenen der Hospizarbeit und Palliativversorgung tätig. Seine Forschungs- und Publikationsschwerpunkte sind die
Linderung von Atemnot und der Aufbau insbesondere der ambulanten Palliativversorgung, gerade auch in Pflegeeinrichtungen unter der
Corona-Pandemie. Hierbei ist er auch gefragt für (politische) Stellungnahmen und berät z. B. als Experte in der PALLIFE-Advisory-Group
die Päpstliche Akademie für das Leben.

Prof.'in Dr. Christiane Woopen hat eine Heinrich-Hertz-Professur
der Universität Bonn inne und leitet die Gründung und den Aufbau des „Center for Life Ethics". Zuvor war sie geschäftsführende
Direktorin des interfakultären Zentrums ceres, Professorin für Ethik
und Theorie der Medizin sowie Leiterin der Forschungsstelle Ethik
an der Universität zu Köln. In den letzten Jahren war sie Mitglied
zahlreicher internationaler Expertengruppen, u. a. als Vorsitzende des
Europäischen Ethikrats, Vorsitzende des Deutschen Ethikrates und
Präsidentin des 11th Global Summit of National Ethics/Bioethics Com-
mittees. Sie ist Mitglied der Academia Europaea, der Berlin-Branden-
burgischen Akademie der Wissenschaften und der Nordrhein-Westfä-
lischen Akademie der Wissenschaften und der Künste.